U0311690

Wheat
Belly

Lose the Wheat,
Lose the Weight,
and Find Your
Path Back to Health

小麦肚

小麦食品让你变胖、生病、加速衰老的惊人真相

〔美〕威廉·戴维斯 —— 著

李盼 —— 译

机械工业出版社
CHINA MACHINE PRESS

中国纺织出版社有限公司

国家一级出版社
全国百佳图书出版单位

图书在版编目（CIP）数据

小麦肚：小麦食品让你变胖、生病、加速衰老的惊人真相/（美）威廉·戴维斯（William Davis）著；李盼译 . —北京：中国纺织出版社有限公司，机械工业出版社，2019.11（2024.5 重印）

书名原文：Wheat Belly: Lose the Wheat, Lose the Weight, and Find Your Path Back to Health

ISBN 978-7-5180-6968-2

I. 小… II.①威… ②李… III. 小麦 - 食品营养 IV. R151.3

中国版本图书馆 CIP 数据核字（2019）第 256732 号

北京市版权局著作权合同登记 图字：01-2018-1130 号。

小麦肚
小麦食品让你变胖、生病、加速衰老的惊人真相

出版发行：机械工业出版社（北京市西城区百万庄大街 22 号 邮政编码：100037）
　　　　　中国纺织出版社有限公司（北京市朝阳区百子湾东里 A407 号楼 邮政编码：100124）

责任编辑：朱婧琬		责任校对：李秋荣
印　刷：涿州市京南印刷厂		版　次：2024 年 5 月第 1 版第 3 次印刷
开　本：170mm×242mm　1/16		印　张：17.25
书　号：ISBN 978-7-5180-6968-2		定　价：69.00 元

客服电话：（010）88361066　68326294

翻一下你父母或祖父母的家庭相册，你很可能会诧异于他们每个人看上去是多么瘦。女人们可能穿着 4 码（相当于 S 号）的连衣裙，男人们则穿着傲人的 32 英寸⊖腰围的衣服。所谓超重也只不过多几磅⊜而已；肥胖更是罕见。超重的儿童？几乎没有；42 英寸的腰围？不可能；200 磅的青少年？当然没有。

为什么 20 世纪五六十年代的居家主妇们（还有其他人）比我们在沙滩、商场和自己的镜子里看到的现代人要瘦得多呢？那个时代的女人往往重 110 ~ 115 磅，男人重 150 ~ 165 磅，而我们现在比那时的人重了 50 磅、75 磅甚至 200 磅。

那个时代的女人也根本不健身（也被认为是不体面的，就像在教堂里有不洁的想法一样）。你见过几次，你的母亲穿上跑鞋外出跑上 30 英里⊜？对我的母亲来说，用吸尘器打扫楼梯就是健身了。现在无论我什么时候去户外，都会看到数十名女性在慢跑、骑车、暴走——这些都是我们在四五十年前绝对不会看到

⊖ 1 英寸 ≈ 2.54 厘米。

⊜ 1 磅 ≈ 0.45 千克。

⊜ 1 英里 ≈ 1.6 千米。

的。尽管如此，我们还是一年年地变得更胖。

我妻子是一名铁人三项运动员和指导员，所以我每年都能看上几次这种极端的赛事。运动员要高强度地训练数月甚至数年，才会参加比赛：在公开水域游泳 1～2.5 英里，骑自行车 56～112 英里，最后再跑上 13～26 英里。光完成比赛本身就已经很了不起了，因为这需要数千卡路里的热量和惊人的耐力。大多数"铁人"都遵循着相当健康的饮食习惯。

但为什么这些专业的运动员，有 1/3 都超重呢？他们不得不多携带 30 磅、40 磅或者 50 磅的重量，这让我更加敬重他们——但考虑到那极端的运动强度和苛刻的训练计划，为什么他们仍然超重呢？

如果遵循传统的逻辑，那么这些超重的铁人三项运动员为了减重，应该多动少吃——我认为这个理念是非常荒谬的。我将要阐述的是，绝大多数美国人的饮食和健康问题不是因为胖、不是因为糖、不是因为互联网的兴起和乡村生活的没落，而是因为小麦，或带有"麦"字的任何商品。

你会发现我们现在吃的（聪明地伪装成了麸皮松饼或意大利拖鞋面包）根本就不是真的小麦，而是经过 20 世纪后半叶基因研究改造过的产物。现代的小麦不是真的小麦，就像大猩猩绝不是人类一样。虽然毛茸茸的灵长类亲戚与我们人类共享 99% 的基因，但它们的手臂更长，浑身长有毛发，也不能在电视上的智力竞赛中拔得头筹——我相信你可以立即看出那 1% 的不同意味着什么。与仅仅 40 年前的祖先相比，现代的小麦甚至会差得更远。

我相信，正是因为摄入了更多的谷物（更精确地说，是这种经过基因改造的、被称为现代小麦的东西），才造成了这样的反差：一边是 20 世纪 50 年代那些天天坐着的瘦子，一边是 21 世纪超重的胖子（包括铁人三项运动员）。

我知道，宣称小麦是邪恶的食物，把一种标志性的主食贬低为公共健康的敌人，可能看起来荒唐，甚至像叛国了。但我会说明，世界上最流行的谷物也正是世界饮食中最具毁灭性的食材。

小麦对人的特定影响，目前有记录的有：刺激食欲，使大脑暴露在有活性的外啡肽（与体内分泌的内啡肽不同）下，夸张的血糖波动让人在贪婪的食欲与饱足之间循环，糖化过程引发疾病和衰老，炎症和酸碱变化侵蚀软骨、损害骨骼，引发混乱的免疫反应。大量的疾病是由摄入小麦引起的，比如乳糜泻（由于接触小麦中的麸质引起的灾难性的肠道疾病）和一系列神经类疾病、糖尿病、心脏病、关节炎、皮疹以及妄想型精神分裂症。

如果被称为小麦的这种东西有如此大的问题，那么剔除它应该会产生巨大的、意想不到的好处。是的，事实就是这样。作为一名心脏病医生，我见过、治疗过上千名面临心脏病、糖尿病和各种与肥胖有关的风险的患者，我亲眼见到，当患者从饮食中除去小麦之后，他们那隆起的、压过腰带的大肚子消失了，他们在头几个月内往往会掉 20 磅、30 磅或者 50 磅的体重。除迅速、省力的减重外，通常还伴随着各种健康效果——在上千次地见证这种奇迹之后，直到今天我仍然觉得不可思议。

我看到了人们在健康情况上的急剧反转，比如一个 38 岁的女性患有溃疡性结肠炎，就要切除结肠了，但是通过不吃小麦被治愈了，结肠完好无损；一个 26 岁的男性，由于关节疼痛失去正常的生活能力，几乎不能走路了，在把小麦从食谱中剔除后，他体会到了完全的解脱，可以随意走或跑了。

这些结果虽然听起来很不寻常，但其实有充足的科学研究表明，小麦是这些疾病的根源，剔除小麦能减轻甚至完全消除症状。你将会看到我们做了愚蠢的交易，用方便、充裕和廉价换掉了健康，小麦肚、粗大腿和双下巴就是证明。我在接下来的章节中做出的大量论证都已被科学研究证明，这些研究的文章每个人都能看到。不可思议的是，我了解到的许多知识在数十年前的医学研究中都已被证明，但由于各种原因从未在媒体上被披露，也未被公众意识到。我只是把这些简单地放在一起，就出现了令你震惊的结论。

这不是你的错

在电影《心灵捕手》(*Good Will Hunting*) 中，马特·达蒙 (Matt Damon) 饰演的角色拥有异常的天赋，但为过往受虐的心魔困扰，当罗宾·威廉斯 (Robin Williams) 饰演的心理学家不断重复着"这不是你的错"时，马特泣不成声。

同样，我们中的许多人一边挺着难看的小麦肚，一边责怪自己：热量太多了，锻炼太少了，自制力太差了。但更准确地说，是我们得到的"多吃健康的全谷物"的建议让我们失去了对食欲和冲动的控制，于是我们尽管有好的动机，尽管做了最大的努力，却仍然在变胖，变得不健康。

建议人吃健康的全谷物，就像告诉一个酒鬼：如果喝一两杯没事，那么九杯、十杯也许会更好。采纳这种建议将给健康带来灾难性的后果。

这不是你的错。

如果你发现自己带着隆起的、不舒服的小麦肚，再怎么努力也不能穿上去年的牛仔裤，一再向医生保证，你没有吃得不健康，但就是超重，就是有糖尿病前期症状，有高血压和高胆固醇，或者绝望地想掩饰那一对丢人的男性乳房，那么不妨考虑一下跟小麦告别。

剔除小麦，剔除问题。

除了你的小麦肚、男性乳房和大屁股之外，你还会失去什么呢？

目录

CONTENTS

第三部分
和小麦说再见

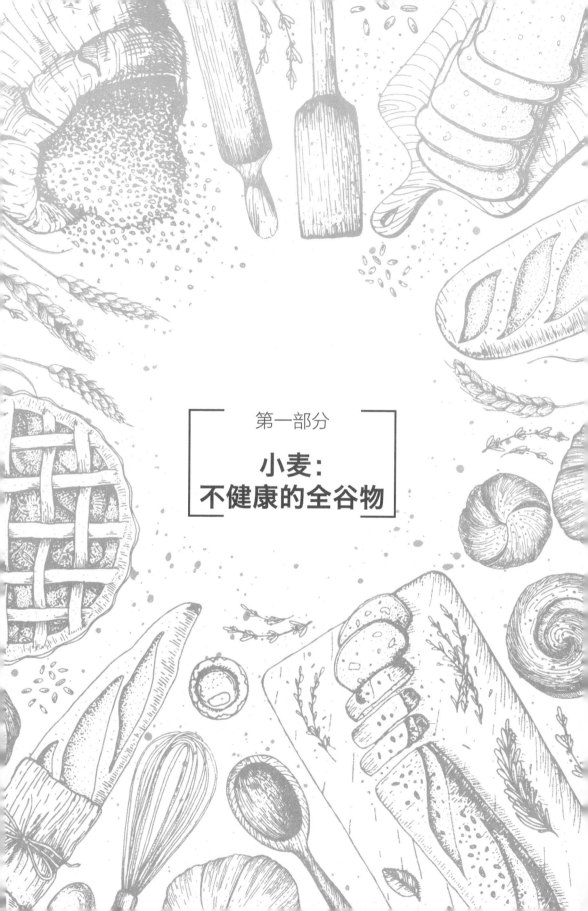

第一部分

小麦：
不健康的全谷物

第1章

CHAPTER1

小麦肚是什么

> 内科医生乐于依据最佳科学证据来为面包确立标准……在清晰地理解了它对消化以及成长的影响的基础上，这样的产品既可以加入到病人的膳食中，也可以加入到健康人的膳食中。
>
> ——莫里斯·费什拜因（Morris Fishbein），医学博士、编辑，《美国医学会杂志》（*Journal of the American Medical Association*），1932

在过去的几百年中，突出的肚子一直是一种特权符号，代表了财富和成功，标志着不用亲自去清洗自己的马厩或犁自己的田地。到了21世纪，你不必去自己耕地了。而到了今天，肥胖也已经变得大众化：每个人都可以有个大肚子。你的父亲可以把自己那20世纪中叶遗留下来的大肚子叫作啤酒肚。但是，不喝啤酒的足球妈妈、孩子，以及你半数的朋友和邻居又和啤酒肚有什么关系呢？

我在这里先把它称为小麦肚，或者我也可以毫不犹豫地把这种情况称作椒盐饼大脑、贝果肠或者饼干脸，因为人体没有任何一个器官或系统躲过了小麦的影响。但是小麦对腰围所造成的影响具有最明显、最典型的特征，这是人类在食用这种谷物后所产生的奇怪畸变的外在表达。

小麦肚代表了因长年食用能够触发胰岛素（一种影响脂肪存储的荷

⊖ soccer mom，指非常重视小孩休闲活动，亲自开车接送孩子参加运动（比如踢足球）的母亲。——译者注

尔蒙）分泌的食物而引起的脂肪堆积。虽然有些人存储脂肪的部位是臀部和大腿，但是大多数人在身体的中段积累了难看的脂肪。这种"中心"脂肪或"内脏"脂肪非常独特：区别于身体其他部位的脂肪，这类脂肪会引发炎症、扭曲胰岛素反应，并且会向身体其他部位发出不正常的新陈代谢信号。在不知不觉中，那些长有小麦肚的男性体内的内脏脂肪还会产生雌性激素，从而制造出"男性乳房"。

但是食用小麦所造成的后果并不仅仅显露在人体表面，小麦还能深入影响几乎身体的每个器官，从肠道、肺、心脏、甲状腺一直到大脑。事实上，鲜有器官不会受到小麦某种潜在的破坏性影响。

气喘吁吁和大汗淋漓

我是密尔沃基市的一位医生，专科是心脏病预防。就像很多美国中西部城市一样，密尔沃基是一座很宜居的城市。市政服务运作得很不错、图书馆一流、我的孩子上的是高质量的公立学校，而城市人口总量又刚好，足以让我们享受大城市的文化，比如优秀的交响乐和美术馆。住在这里的居民是一群很友善的人。然而……他们是胖子。

我说的不是有点儿胖。我的意思是真的很胖，是那种爬一段楼梯就会气喘吁吁、大汗淋漓的胖。这包括 240 磅重的 18 岁姑娘、严重侧倾于驾驶员一边的 SUV、双倍宽度的轮椅、无法满足 350 磅以上病人的医院设备（这类人不仅无法进入 CT 扫描仪或者其他成像设备，而且就算他们勉强进去了，你也无法看到任何东西。因为这就像要确定黑暗的海水中的一个影像究竟是一只比目鱼还是一只鲨鱼）。

曾几何时，体重能够达到 250 磅以上的人凤毛麟角；但是今天，在逛商场的男男女女中，这种景象已经很常见了，就像 Gap 卖牛仔裤一样稀松平常。退休的老人要么超重，要么肥胖，而同样的情况在中年人、年轻人、青少年，甚至孩子身上也出现了。白领工作者是胖子，蓝领工作者也是。久坐的人是胖子，运动员们也一样。白人胖，黑人胖。拉美裔人胖，亚裔人胖。肉食者胖，素食者胖。美国人受肥胖困扰的严重程度是人类在历史上从未经历过的。现在没有任何一种形式的人口统计可以避免涉及增重危机。

如果你去问问美国农业部（USDA）或者打电话给美国卫生局局长办公室，它们都会告诉你，美国人之所以胖，是因为喝了太多的软饮料，吃了太多的薯片，喝了太多的啤酒，而且没有进行足够的锻炼。尽管这些可能确实都是事实，但绝对称不上是事情的全部真相。

事实上，很多超重的人都是很有健康意识的。问问任何一个体重超过 250 磅的人：你认为是什么造成了你如此惊人的体重增长？你可能会惊讶于有多少人不会说"我喝大杯可乐、吃夹心饼干，并且整天看电视"。大多数人都会说出类似这样的话："我不明白。我每周锻炼 5 天。我还减少了脂肪的摄入并且增加了健康的全谷物饮食。但我好像就是无法停止增重！"

我们是怎么走到这种境地的

这种减少脂肪和胆固醇摄入并且增加碳水化合物热量的饮食搭配在美国各地都流行了起来，这种风尚现在已经造成了一种独特的现象：以小麦为原料的产品不仅越来越多地出现在了我们的膳食中，甚至主导了我们的饮食。对于大多数美国人来说，每一顿饭和零食中都含有由小麦粉制成的食品。它可能是主菜，可能是配菜，还可能是甜品——它可能是任何食物。小麦的健康形象已经在全美国范围内深入人心——"吃更多的健康全谷物"。我们是这么听说的，食品工业也乐得推波助澜，为所有我们喜爱的小麦产品都创造了塞满全谷物的"心健康"版本。

一个令人伤感的事实是，美国人的饮食结构中，小麦产品所占比例的增长等同于我们腰围尺寸的增长。美国国家心肺血液研究所在 1985 年通过"国家胆固醇教育计划"发布了一项建议，该建议提倡人们减少脂肪和胆固醇摄入，并用全谷物食品来代替那部分热量，而这和美国人体重急剧攀升的开始时间是完全一致的。具有讽刺意义的是，同样是在 1985 年，美国疾病预防控制中心（CDC）开始对体重数据进行追踪，这些数据有条不紊地记录下了从那一年开始激增的肥胖和糖尿病人数。

人类的膳食中有那么多谷物，为什么要专挑小麦来说？这是因为小麦是人类膳食中麸质蛋白的主要来源（比其他来源多出好多）。除非你是尤厄尔·吉布森（Euell Gibbons）[⊖]，否则大部分人不会吃很多的黑麦、大麦、斯佩尔特小麦、焦干碎麦、卡姆小麦，或其他不太常见的麸质来源；小麦的消耗量完全压倒了其他含有麸质的谷物的消耗量，该比例甚至超过了 100 ∶ 1。小麦还具有其他谷物所不具备的独特属性，而这些属性对于我们的健康来说尤其具有破坏性，关于这部分内容，我会在后面的章节中讲到。但是我之所以聚焦于小麦，是因为在绝大多数美国人的膳食中，食用麸质和食用小麦是可以互换的。（而同样是）因为这个原因，我也经常会用小麦来表示所有含麸质的谷物。

小麦、普通面包小麦以及它的其他远亲对人类健康造成了一系列的奇特影响，从口腔到肛门，从大脑到胰腺，从阿巴拉契山的主妇到华尔街的套汇者，无一幸免。

如果这听起来很疯狂，那么请忍耐一下。因为我问心无愧地得出了这些结论。

营养麦"骗"

出生于 20 世纪中期的大部分孩子，都是在神奇面包[⊜]和 Devil Dogs（一种夹心蛋糕）的陪伴下成长起来的，和他们一样，我和小麦之间的私人关系也是亲密且悠长的。我和我的姐姐们是名副其实的早餐麦片专家，

⊖ 尤厄尔·吉布森（Euell Gibbons）是 20 世纪 60 年代的一位野外生存专家以及自然膳食的支持者。——译者注

⊜ 20 世纪 60 年代，在美国家长和青少年中流行一种"富含维生素"的神奇面包（Wonder Bread），它能"以 12 种方式帮助身体成长"。——译者注

我们不仅会去调配专属于自己的脆谷乐、谷维滋以及果脆圈，而且会急切地把碗底那些被染成五颜六色的甜奶喝光。当然，"伟大的美国加工食品体验"绝不会止步于早餐。我的妈妈会为我在学校的午餐准备花生酱或腊肠三明治——作为用玻璃纸包裹着的 Ho Ho 巧克力蛋糕和巧丽友派的前奏。有时候，她也会装一些奥利奥或者维也纳夹心饼干进去。晚餐时，我们喜欢坐在电视机前享用自带锡纸的食物，因为这样我们就可以一边看《糊涂侦探》（Get Smart），一边吃掉炸鸡、玉米玛芬，以及苹果千层酥。

上大学的第一年，我有了一张食堂的自助餐卡，于是早餐时我嘴里大嚼的是华夫饼和薄煎饼，午餐时我尽情地享用意大利宽面条，晚餐时我的肚子里则填满了意大利面和意大利面包。把罂粟籽玛芬和天使蛋糕当作甜点？那是当然！于是 19 岁时，我不仅肚子上长了一个硕大的游泳圈，而且总是感觉精疲力竭。在接下来的 20 年中，我一直在和这种影响做斗争，无论我每晚睡多少个小时，白天都要挣扎着甩掉这种无处不在的恍惚状态，即便我喝了大量的咖啡也是如此。

但是所有这些根本算不了什么，直到我看到了一张我妻子拍摄的我和孩子们一起在佛罗里达州马可岛度假的照片，那时候孩子们的年龄分别为 10 岁、8 岁和 4 岁。当时是 1999 年。

照片中，我在沙滩上睡得正香，我松弛的肚子摊在两边，我的双下巴搭在我交叉在前的瘫软的双臂上。

这是真正打击到我的时刻：我需要甩掉的不是多出来的几磅肉，光在肚子上我就积攒了满满 30 磅的脂肪。当我对病人提出关于饮食的忠告时，他们会怎么想？我可没比那些在 60 多岁时一边吞云吐雾一边却在建议病人过健康生活的医生强多少。

为什么我的皮带下会积攒这些多余的脂肪？毕竟我每天都要跑 3～5 英里，而且饮食合理又均衡（其中并没有包含过量的肉或脂肪），我回避垃圾食品和零食，并且专注于摄取大量的健康全谷物。可这到底是怎么回事呢？

当然，我有过自己的怀疑。我不禁注意到当我早餐吃了吐司、华夫饼或者贝果时，我就必须要熬过持续几小时的困意和倦怠。可是在我吃了含有乳酪的三个煎蛋时却感觉良好。但话又说回来，一些基本的实验结果让我无法继续这样吃下去，即甘油三酯：350 mg/dl；HDL（"好"）胆固醇：27 mg/dl，而且我患有糖尿病，空腹血糖为 161 mg/dl。我每天都慢跑，但我为什么超重还患上了糖尿病？我的膳食中肯定有一些根本性的错误。在所有我以健康为名对膳食做出的改变中，增加健康全谷物的摄入一直都是重中之重。使我变胖的就是这些谷物吗？

那一刻对肥胖的领悟为我开启了一段旅程，在这条路上，我一直追寻着超重和所有健康问题留下的线索。但是当我超越了自身经历，在更大数量的人群中观察到甚至更严重的后果时，我才确信这里面确实存在着一些值得我去研究的东西。

从无小麦试验获得的经验

一个有趣的事实：全麦面包（GI [译者注] 为 72）升高血糖的能力大于等于食糖或蔗糖（GI 为 59）。（葡萄糖可以把血糖升高到 100，所以它的 GI 就是 100。一种特定食物相对于葡萄糖升高血糖的程度决定了该食物的升糖指数。）所以，当我设计一种能够帮助具有糖尿病倾向的超重病人高效地降低血糖的策略时，我意识到要想获得成果，最快速、最简单的方法就是剔除导致血糖升高最为严重的食物：换句话说，不是糖，而是小麦。所以我提供了一份简单的资料，告诉人们，为了创造出健康的膳食，他们应该如何用其他低升糖指数的天然食品来替代以小麦为基础的食物。

3 个月后，我的病人再次进行抽血化验。正如我预料的那样，病人的血糖确实从糖尿病范围（大于等于 126 mg/dl）降低到了正常范围，只

⊖ Glycemic Index 的简称，意为血糖生成指数，也叫升糖指数。——译者注

有很少的特例。没错，糖尿病患者变成了非糖尿病患者。就是这样：在很多情况下，糖尿病是可以通过从膳食中剔除碳水化合物（特别是小麦）而治愈的——而不只是控制。我的很多病人同时也减掉了 20 ～ 40 磅。

但是我没想到的事情发生了。

患者报告说，胃酸反流的症状消失了，而且肠易激综合征的周期性腹痛和腹泻也不见了。他们的精力变得更加旺盛，注意力增强了，睡眠也更深了。已经出现了数年的皮疹也没有了。他们的类风湿性关节炎的疼痛改善或者消失了，这使得他们可以减少甚至取消原本用来治疗这种病的乱七八糟的药物。哮喘症状改善或完全消解了，使得很多人扔掉了自己的吸入器。运动员报告说自己的运动表现更加稳定了。

更瘦。更有活力。思维更清晰。更健康的肠道、关节，以及肺。屡试不爽。相信这样的结果给你足够的理由摒弃小麦了。

更让我信服的是，在很多案例中，人们将膳食中的小麦去掉之后又允许自己放纵一下：几片椒盐脆饼干、鸡尾酒会的小食组合。几分钟之内，很多人就会产生腹泻、关节肿胀和疼痛，或者哮喘。再次复发，再次恢复，这种现象会反复出现。

最开始以降低血糖为目的的简单试验扩展成了一次对多种健康状况和减重问题的深度考察，直到今天，我仍然会为这些现象感到惊讶。

激进的小麦"切除术"

对于很多人来说，把小麦从饮食中拿走，至少在心理上，就像是在没有麻醉的情况下进行牙根管治疗一样痛苦。对于有些人来说，这个过程确实会产生一些令人不适的副作用，就像戒烟或戒酒一样。但是为了病人的康复，这个手术是必须要做的。

本书探索了这样一个命题：从疲劳到关节炎、从肠胃不适到肥胖，美国人的健康问题都是由每天早晨就着咖啡吞下去的那块看似无辜的麸皮玛芬或肉桂葡萄干贝果产生的。

好消息是：小麦肚（你也可以称其为椒盐饼大脑、贝果臀，或者饼干脸）是可以治好的。

治疗的本质就是：去除这种食物［这部分人类文化比拉里·金（Larry King）[⊖]主持节目的时间还要长一些］，会让你变得更容光焕发、更聪明、更敏捷，而且更快乐。特别是减重的速度，将会快得让你无法想象。而且你能有选择性地甩掉最明显、最抑制胰岛素、最容易造成糖尿病、最容易产生炎症、最容易导致尴尬的脂肪——腹部脂肪。这个过程几乎是在不需忍受饥饿的情况下完成的，同时还会带来广泛的健康益处。

那么我们为什么要剔除饮食中的小麦而不是糖或者全部谷类？在下一章中我将会解释，小麦迅速转化成血糖的能力为什么在现代谷物中如此独树一帜。除此之外，它还含有一种尚未被我们完全理解和研究的基因组成，其上瘾特性实际上会导致我们吃得更加过量；除了与超重相关的疾病外，它还与数十种影响人体健康的疾病有直接关系；而且，小麦也渗入了我们饮食的方方面面。没错，摒弃精制糖确实是个好主意，因为这种糖不仅不会提供任何营养益处，而且会对血糖造成负面影响。但是要想把力气使在刀刃上，剔除饮食中的小麦绝对是保卫健康、缩小腰围的最为简单而有效的方法。

⊖　拉里·金（Larry King），1933 年 11 月 19 日出生，美国著名主持人，他主持的《拉里·金现场》（*Larry King Live*）是美国有线新闻网（CNN）收视率最高的节目，他的电视主持生涯从 1978 年开始，在 2010 年结束。——译者注

第2章

CHAPTER2

不同于祖母时代的玛芬：现代小麦的产生

他和面包一样好。

——米格尔·德·塞万提斯（Miguel de Cervantes），

《堂吉诃德》（*Don Quixote*）

在美国的食品体验中，小麦所承担的角色比其他任何食物（包括糖、脂肪以及盐）都要重要，这种风潮在奥奇遇到哈丽特[⊖]之前就已经开始了。小麦在很多方面变成了美国人膳食中不可或缺的部分，于是，小麦似乎也变成了我们生活方式的重要组成。一盘鸡蛋怎能没有吐司？午餐怎能没有三明治？啤酒怎能没有椒盐脆饼？野餐怎能没有热狗面包？蘸料怎能没有薄饼干？鹰嘴豆泥怎能没有皮塔饼？熏鲑鱼怎能没有贝果？苹果派怎能没有馅饼皮？

小麦总动员

我曾经测量过我家附近超市的面包货架长度：21 米。

⊖ 《奥奇与哈丽特历险记》（*The Adventures of Ozzie and Harriet*）中的人物，这是一部美国情景喜剧，由美国广播公司（ABC）从 1952 年 10 月 3 日播放到 1966 年 4 月 23 日。——译者注

这是 21 米的白面包、全麦面包、杂粮面包、七谷面包、黑面包、粗裸麦面包、酵母面包、意式面包、法式面包、长棍面包、白贝果、葡萄干贝果、乳酪贝果、蒜香贝果、燕麦面包、亚麻籽面包、皮塔饼、小圆餐包、凯撒面包、罂粟籽卷、汉堡面包，以及 14 种各不相同的热狗面包。这还没算上面包店和另外 12 米装满各式各样"工艺"小麦产品的货架。

然后还有摆放了 40 多个牌子的薄饼干、27 个牌子的椒盐脆饼的零食货架。烘焙货架上有面包碎和油炸面包丁。乳制品货架上有数十种烘焙用的小袋包装，你撕开之后就可以用它们烤面包卷、丹麦包，以及牛角包。

早餐麦片自成一个世界，通常它们都会占据超市的一整排货架，从上到下。货架的很大一部分都给了盒装和袋装意大利面与其他面条：意大利细面、千层面、通心粉、弯管面、贝壳面、全麦意大利面、绿菠菜意大利面、橙番茄意大利面、鸡蛋面、小粒粗麦粉，还有 3 英寸宽的意面面皮。

冷冻食品呢？冰柜中有上百种面条、意大利面以及含有小麦的配菜，来搭配肉糕和原汁烤牛肉。

事实上，除了清洁剂和肥皂货架，几乎没有一个货架不含有小麦产品。你能怪美国人让小麦主宰了自己的餐桌吗？毕竟，小麦几乎无处不在。

小麦作为一种作物，已经在前所未有的范围内获得了成功，只有玉米在农业种植面积上超过了小麦。在很长一段时间内，小麦是地球上消耗量最大的谷物之一，构成了全球总卡路里消耗量的 20%。

而且无可否认，小麦也是一种经济上的成功。还有多少种方法可以让生产商把价值 5 美分的原材料变成价值 3.99 美元、受消费者喜爱的明星产品呢？而且最后包装上还要加上来自美国心脏学会的推荐。在大多数情况下，营销这类产品的成本要超过原料本身的价值。

由小麦来构成早餐、午餐、晚餐，以及零食的一部分或者全部，已经变成了一条规则。确实，这样的养生之道会让美国农业部、全谷物理事会、全麦理事会、美国饮食协会、美国糖尿病学会，以及美国心脏学会都满意，因为它们知道自己发布的吃更多"健康全谷物"的建议已经被人们广泛而热切地接受了。

　　为什么这种喂饱了一代又一代人的看似无害的植物忽然之间开始伤害我们了呢？因为现在的小麦不是我们的祖先研磨成粉，做成面包的那种谷物。曾经小麦在数百年间只进行了温和的自然进化，但是在过去50年中，它在农业科学家的影响下经历了巨大的改变。为了达到抵御环境影响（干旱或病原体，比如真菌）的目的，人们对小麦品种进行了混合、杂交，以及种质渗入。但最重要的是，人们还以增加亩产为目的来诱发基因改变。现代美国农场的平均亩产比100年前农场总产量的10倍还要多。毫无疑问，产量上如此巨大的增幅需要遗传密码上的巨大改变，包括把过去骄傲的"金色麦浪"变成今天18英寸高、僵硬而高产的"矮杆"小麦。你将会看到，这样根本性的基因改变是要付出代价的。

　　即使在你的祖母刚熬过禁酒令[⊖]、跳过大苹果舞[⊜]后的二三十年中，小麦也已经经历了无数的改变。随着遗传科学在过去50年中的发展，人类干涉产生的影响可以比大自然通过逐年培育而产生的缓慢影响快得多，变化的步伐呈指数型增长。你的高科技罂粟籽玛芬经历了一系列进化加速才获得了现在的基因基础，这些技术让我们看起来就像是被困在早更新世[⊜]的能人[⊛]一样。

从纳图芬粥到甜甜圈洞

　　"我们日用的饮食，今日赐给我们。"

　　⊖　美国在1920～1933年进行的全国性宪法性禁酒运动。——译者注
　　⊜　在20世纪30年代流行于美国的一种圆圈舞舞蹈，该舞蹈起源于非裔美国人社区。
　　　　——译者注
　　⊜　Pleistocene，又称洪积世，是地质时代第四纪的早期。——译者注
　　⊛　Homo habilis，是生活在距今260万～150万年前非洲的古人类。能人是最早制造并使
　　　　用工具的人类，后演化成为直立人。——译者注

这是《圣经》里面说的。在"申命记"中，摩西把应许之地描述为"那地有小麦、大麦、葡萄树"。面包对于宗教仪式来说至关重要。犹太人庆祝逾越节要用到未发酵的硬面饼，为的是纪念以色列人迁徙出埃及的过程。基督徒要吃代表着基督身体的圣饼。在《圣经》中，面包是大丰收、富足、免于饥荒，甚至救赎的隐喻。

我们不是要和朋友、家人共用圣餐（面包）吗？"比切开的面包更好"形容的不正是新鲜而美好的东西吗？"从某人的嘴里拿走面包"指的是剥夺这个人的必需品。面包几乎是一种通用的主食：印度的 chapati、希腊的 tsoureki、中东的 pita、丹麦的 aebleskiver、缅甸人早餐吃的 naan bya、美国任何时候都油光闪亮的甜甜圈。

一种如此基础、如此深入人心的食物对我们竟然是有害的，这个概念让人不安，并且和人们长期抱持的小麦和面包的文化观念相抵触。今天的面包和我们先祖在烤箱中烤的面包几乎没有什么相似之处。小麦身上所发生的变化就像现代纳帕谷赤霞珠和公元前 14 世纪格鲁吉亚酿酒师把酒瓮埋在地窖中所生产出的天然酵素之间的差距一样巨大。面包和其他由小麦做成的食物供养了人类很多个世纪，但是我们祖先的小麦不同于现在出现在你的早餐、午餐以及晚餐中的现代商业小麦。从早期人类收割的最原始的野草品系开始，今天的小麦已经增长到了 2.5 万个品种，几乎所有这些品种都是人类干涉的结果。

公元前 8500 年左右，更新世的末期，在任何基督徒或犹太人诞生之前，在埃及、希腊以及罗马帝国出现之前，纳图芬人在新月沃土（现在的叙利亚、约旦、黎巴嫩、以色列和伊拉克）上过着半游牧生活，他们通过收割本地植物来补充狩猎和采集。他们在开阔平原广袤丰饶的土地上收割现代小麦的祖先——单粒小麦。他们以小羚羊、野猪、飞禽及野生山羊作为主餐，野生谷物和水果作为相配的菜肴。在阿布胡赖拉丘（现在的叙利亚）发掘到的遗迹显示，人们能够熟练使用像镰刀和研碎这样的工具来收割和研磨小麦，也会使用贮藏窖来存放收割好的食物。在杰里科城以及其他地点的考古挖掘中，我们都发现了收割后的小麦的遗迹。通过用手研磨小麦，人们吃到了小麦粥，但是用酵母发酵面包的现代概念在几千年后才会出现。

纳图芬人收割野生单粒小麦，可能也会有目的地存储种子，用来在下一季播种到他们选择的区域上。单粒小麦最终变成了纳图芬人饮食中的重要组成部分，这种食物减少了狩猎和采集的需要。从收割野生谷物到耕种的转变意义重大，这种变化塑造了人们随后的迁移行为，并促进了工具、语言和文化的发展。它标志着农业文明的开始，这种生活方式需要人们长期待在相对固定的定居地，这是人类文明进程的转折点。种植谷物和其他食物会产生食物剩余，由此就会产生职业分化、政府，以及文化带有的所有复杂标志（与此相对的是，农业的缺位会遏制文化发展，使人们的生活保持在类似于新石器时代的水平）。

在过去 1 万年的大部分时间里，小麦在山洞、棚屋、砖房里以及人类的餐桌上都占据了重要的位置，这种最开始作为单粒小麦来收割的植物，后来变成了二粒小麦，然后又被培养成普通小麦，它的改变循序渐进而且断断续续。17 世纪的小麦也是 18 世纪的小麦，而它和 19 世纪以及 20 世纪上半叶的小麦也区别甚微。在这些世纪中，如果你坐着牛车穿过乡间，就会看到田野里 4 英尺⊖高的"金色麦浪"随风轻摆。原始的人类小麦培育产生的是概率性的、逐年渐进式的改变，有些会成功，但是大多数不会，最敏锐的眼睛也很难分辨出 20 世纪早期种植的小麦和几个世纪前的品种之间的区别。

在 19 世纪和 20 世纪早期（就像之前的很多世纪一样），小麦几乎没有变化。我的祖母在 1940 年做她最拿手的酸奶油玛芬所用到的皮尔斯伯里（Pillsbury）牌特级面粉和她的曾祖母在 60 年前所用的面粉区别不大，这样说来，它们和大约两个世纪前的面粉区别也不大。小麦研磨在 20 世纪变得更加机械化，从而在更大范围内生产出更加精细的面粉，但是面粉的基本组成仍然没有什么太大的变化。

⊖ 1 英尺 =30.48 厘米。

然而这些都在20世纪后半叶终结了，杂交方法的剧变改变了这种谷物。现在的所谓"小麦"身上发生的变化并非通过干旱、疾病的力量或者达尔文的生存竞争而获得，而是通过人类干涉。于是，小麦经历了比琼·里弗斯（Joan Rivers）⊖还夸张的变形，通过拉、缝、割，又重新缝到一起而产生了一种和原版相比完全不同，而且几乎无法辨识的东西，但它仍然被称为——小麦。

现代商业小麦生产专注于改善产出方面的特征，比如增加亩产、降低生产成本，以及大规模地生产一致性商品。但是从始至终，几乎没有人质疑过这些特征是否和人类的健康合拍。我认为，小麦在历史中发生了改变，这种改变或许发生在5000年前，但更有可能发生在50年前。

结果就是：今天的任何一块面包、饼干或者煎饼都不同于其1000年前所对应的食物，甚至也不同于我们的祖母所做的食物。它们的外形看起来可能是一样的，甚至尝起来也很相似，但存在着生物化学的区别。小麦蛋白结构的小改变可能就意味着针对小麦蛋白的破坏性免疫反应和平安无事之间的差异。

被遗传学家控制之前的小麦

小麦在适应环境方面的能力绝无仅有，它可以生长在海平面下259米的杰里科城，也可以生长在海拔3000米的喜马拉雅山区。小麦在纬度上的分布范围也很广，北到北纬65°的地区（比如挪威），南到南纬45°的阿根廷。小麦占据了美国6000万英亩⊜耕地，面积和俄亥俄州相等。在全世界范围内，小麦的种植面积十倍于这个数字，或者两倍于西欧的总面积。

世界上第一种被栽培的野生小麦就是单粒小麦，它是所有后来小麦

⊖　琼·里弗斯是美国著名演员、作家、制作人、电视节目主持人。经历多次整容之后，她被人形容为"塑料脸"。2014年9月4日，她在一次修复声带的小手术中意外去世。——译者注

⊜　1英亩≈4047平方米。

的祖先。单粒小麦的遗传密码是所有小麦中最简单的，只包含 14 条染色体。

大约在公元前 3300 年，强韧而耐寒的单粒小麦在欧洲很常见。正是这个时期为我们留下了提洛尔冰人，也就是大家熟知的奥兹冰人。这位新石器时代晚期的猎人被袭击者杀死后，在意大利阿尔卑斯山脉的高山冰川中冻结，随后他的尸体被自然木乃伊化。研究人员检查他的肠道后，在其中发现了以无酵饼形式摄入且部分消化了的单粒小麦残余，同时发现了植物、鹿，以及野生山羊肉的残余。[1]

在栽培第一株单粒小麦植株后不久，二粒类型的小麦［单粒小麦和一种不相关的野草（山羊草）的自然后代］就出现在了中东。[2] 山羊草把自己的遗传密码添加到单粒小麦中，由此产生了更加复杂、具有 28 条染色体的二粒小麦。像小麦这样的植物有能力保留它们祖先的基因总和。试想一下，如果你的父母创造你时没有混合出 46 条染色体，而是结合了母亲的 46 条染色体和父亲的 46 条染色体，那么你就有了总共 92 条染色体。当然，这种情况不会发生在高等物种中。我们把植物的这种添加式染色体积累叫作多倍体。

单粒小麦和它的进化继承者二粒小麦流行了几千年之久，这足以为它们赢得主要粮食和信仰符号的地位，虽然它们的亩产相对较低，而且烘烤特性相对于现代小麦来说也不太令人满意（这些更浓厚、更粗糙的面粉会做出差劲的夏巴塔或熊爪杏仁饼）。二粒小麦大概就是摩西提到的作物、《圣经》中提到的 kussemeth，以及直到罗马帝国建立之前一直盛行的品种。

我们相信苏美尔人建立了第一种书面语言，他们为我们留下了上万块楔形文字碑。有几块碑上涂写的象形文字符号可以追溯到公元前 3000 年，描述的是面包和点心的食谱，当时的人们都是通过研钵和研杵或手压研磨轮来处理二粒小麦的。人们经常会把沙子加入到混合物中，为的是加速艰苦的研磨过程，所以吃面包的苏美尔人就留下了被沙子磨损过的牙齿。

二粒小麦在古埃及兴盛发展，它的生长周期适应了尼罗河的季节性涨落。我们认为埃及人学会了如何通过增加酵母来让面包"长高"。犹太人逃离埃及时，匆忙之中，他们没有带上发酵的混合物，于是一路上不得不食用由二粒小麦制成的未发酵面包。

在圣经时代（Biblical times）之前 1000 年中的某个时间，具有 28 条染色体的二粒小麦和另一种草（节节麦）自然结合，产生了最初的 42 条染色体普通小麦，它和我们所谓的小麦在基因上最为相近。因为这种小麦用 42 条染色体承载了三种独特植物的染色体内容总和，所以它在基因上是最复杂的。但是它在基因上也是最"柔韧"的，在之后到来的新千年中，这个特性很好地帮助了遗传学研究者们。

经过一段时间，亩产量更高、更适合烘焙的普通小麦品种逐渐使它的双亲（单粒小麦和二粒小麦）黯然失色。在接下来的很多个世纪中，普通小麦几乎没有改变。18 世纪中期，伟大的瑞典植物学家、生物编目学家、物种分类学中林奈系统的创造者卡洛勒斯·林奈（Carolus Linnaeus）把 5 个不同的品种归纳到了小麦属植物类别下。

小麦在"新大陆"没有发生自然进化，而是被克里斯多弗·哥伦布（Christopher Columbus）引入的。1493 年，他的船员在波多黎各第一次种下了几颗谷粒。西班牙探险者在 1530 年时不小心通过一袋大米把一些小麦种子带到了墨西哥，随后又把小麦引入美国西南部。科德角的命名者和马萨葡萄园岛的发现者巴塞罗缪·戈斯诺德（Bartholomew Gosnold）在 1602 年第一次把小麦带到了新英格兰[⊖]，不久后清教徒们乘坐五月花号来到了这里，随身带着小麦。

真正的小麦

生长在 1 万年前，人们通过手工收割、在野外田地里获取的小麦长什么样？这个简单的问题把我带到了中东地区——或

⊖　位于美国东北部，包括缅因州、佛蒙特州、新罕布什尔州、马萨诸塞州、罗得岛州和康涅狄格州。——译者注

者更确切地说，是马萨诸塞州西部的一个小型有机农场。在那里，我找到了艾丽西瓦·罗格撒（Elisheva Rogosa）。艾丽（艾丽西瓦的昵称）不仅是老师，还是倡导可持续农业的有机农场主，她是传统小麦保护协会（www.growseed.org）的创始人，该组织致力于保护古粮食作物并按照有机原则进行栽培。艾丽曾经在中东地区生活了 10 年，她在那里配合约旦、以色列以及巴勒斯坦的基因库（GenBank）项目收集近乎灭绝的古老小麦品种。在此之后，艾丽带着古埃及和迦南的原始小麦留下的种子回到了美国。从那时起，她致力于栽培曾经养育了她祖先的古老谷物。

最开始我因为想要得到 2 磅单粒小麦谷物而开始与艾丽进行邮件联系。她总是忍不住要告诉我更多关于她那独特的农作物的知识，毕竟这可不是什么普通的古老小麦谷物。艾丽把单粒小麦面包的味道形容为"丰富、微妙，并且带有更加复杂的风味"，它不像用现代小麦面粉制作的面包，她认为现代小麦面粉做成的面包吃起来就像硬纸板。

艾丽对抨击小麦产品可能不健康的言论感到愤怒，她认为过去几十年中以增加产量和扩大利益为目的的农业实践才是使小麦产生不利于健康效果的根源。她把单粒小麦和二粒小麦视作解决方案，倡导恢复原始植物，在有机条件下种植，从而取代现代工业小麦。

就这样，小麦植株的种植地域逐渐扩张，但是起作用的只是那些适度而平缓的进化选择。

今天，单粒小麦、二粒小麦，以及原始的野生小麦和栽植普通小麦植株都已经被大批人类培育的普通小麦、硬质小麦（用作意大利面）以及密穗小麦（一种可以用来制作纸杯蛋糕和其他产品的十分精细的面粉）的现代后裔所取代。要想在今天找到单粒小麦或者二粒小麦，你就必须在有限的野生采集中碰运气，或者去散落在中东、法国南部以及意大利北部的现代人类苗圃中寻找。在人类设计的现代杂交的帮助下，今天的小麦属植物有成百甚至上千条基因不同于最开始通过自然育种而产生的单粒小麦。

今天小麦产品的育种目的是提高亩产，并产生像抗病、抗旱以及抗热这样的特性。事实上，人类已经极大程度地改变了小麦，以至于现代品种在没有人类支持（如施加硝酸盐肥料和进行害虫防治）的情况下，无法在野外生存。[3]〔你可以通过想象驯养动物来想象一下这种奇特的情况：一种动物只能在有人类协助（比如专门喂养）的情况下生存，否则它就会死亡。〕

纳图芬人的小麦和在 21 世纪被我们称为小麦的东西之间的差异哪怕对于肉眼来说也清晰可见。原始单粒小麦和二粒小麦属于"有壳"形态，在这种情况下，种子更容易和茎分开，这种特性让脱粒（把谷物的可食用部分和糠分开）更简单也更有效，该特性来自 Q 和 Tg（tenacious glume）基因上的突变。[4]但是两者还有其他更加显著的区别。现代小麦要矮得多。高大麦株在风中优雅飘动的浪漫场景已经被不到一两英尺高的"矮杆"和"半矮杆"品种（以提高亩产为目的的育种实验的另一种产物）所取代。

小才是大

自从人类开始农耕以来，农民就一直致力于增加亩产。在很多世纪中，娶一个以几亩农田为嫁妆的女人就是增加粮食产量的主要手段，这样的嫁妆通常还会附带几头山羊和一袋大米。20 世纪引入的机械化农机取代了畜力，并在人力投入更少的情况下提高了效率和产量，这种方式为人们提供了额外的亩产增量。虽然美国的粮食产量通常足以满足需求（分配受限更多是因为贫穷，而非供给），但全世界有很多国家没有能力喂饱自己的人民，于是就产生了大面积的饥饿。

到了现代，人们试图通过创造新品种、杂交不同的小麦和禾草，以及在实验室创造新的基因品种达到增加产量的目的。杂交技术包括基因渗入和"回交"——这种方法意味着植物育种的后代要和它们的双亲、其他小麦植株，甚至其他禾草交配。这些方法虽然早在1866年就由奥地利神父兼植物学家格雷戈尔·孟德尔（Gregor Mendel）引入，但是直到20世纪中叶，人们更好地理解了杂合性和基因显性的概念后，这种方法才正式开始启用。有了孟德尔早期的努力，遗传学家已经建立起复杂的技术来获取理想小麦的特性，但是这个阶段仍然需要很多的试错。

现今世界上大量有目的培育的小麦都是现代玉米和小麦改进中心（International Maize and Wheat Improvement Center，IMWIC）开发的品种的后代，该中心坐落于墨西哥城东部的东马德雷山脉脚下。在洛克菲勒基金会和墨西哥政府的合作下，IMWIC在1943年以一个农业研究项目的形式成立，目的是帮助墨西哥实现农业自给自足。这个项目后来变成了一个令人惊叹的全球性合作，致力于增加玉米、大豆以及小麦的产量，该项目减少世界饥饿人口的目标无疑是令人钦佩的。墨西哥为植物杂交提供了高效的试验场，因为这里的气候允许植物每年有两次生长期，所以杂交植株所需的时间就减半了。到了1980年，这些研究和尝试已经产生了上千种新型小麦品种，其中最高产的一种已经在世界范围内被采纳，从第三世界国家到现代的工业化国家，其中也包括美国。

在IMWIC增高产量的过程中解决的一个现实困难是：当人们把大量富氮肥料施加在麦田中时，植物顶部的种穗会长到惊人的比例，但是头顶重的种穗会使茎秆弯曲（农业科学家称之为"倒伏"），而弯折会杀死植株并且让收割变得困难。来自明尼苏达大学的遗传学者诺曼·博洛格（Norman Borlaug）在IMWIC工作，他成功开发出了一种非常高产，同时也更矮壮的矮秆小麦，这种小麦可以保持直立姿势，并能防止大种穗弯折茎秆。除此之外，高茎秆的生产率也很低；矮茎秆可以更快成熟，这就意味着我们可以用更短的生长期和更少的肥料来生产别无他用的茎秆。

博洛格博士在小麦杂交上的成就为他赢得了农业社区"绿色革命之

父"的称号、美国总统自由勋章、美国国会金质奖章，以及1970年的诺贝尔和平奖。当他在2009年去世时，《华尔街日报》(*Wall Street Journal*)颂扬他："比任何个人都更全面地展示出，自然在设定真正的生长限制方面是比不上人类的聪明才智的。"博洛格博士活着看到了自己的梦想成真：他的高产侏儒小麦确实解决了世界性的饥饿问题。

今天的矮杆小麦已经凭借自己卓越的高产能力在美国和世界很多地区彻底取代了大多数其他小麦植株。根据堪萨斯州立大学小麦育种专业教授艾伦·弗里茨（Allan Fritz）博士的说法，现在全世界超过99%的小麦都是矮杆小麦和半矮杆小麦。

糟糕的育种

育种活动所引起的变化中存在一种奇特的失察：虽然小麦和其他作物的基因组成发生了巨大的改变，各个机构（包括IMWIC）却没有在新创造的遗传品系上进行任何动物或人类的安全测试。增加产量的努力是如此急切，植物遗传学家对于杂交产生出可供人类食用的安全产品是如此自信，解决世界饥饿的事业是如此紧迫，以至于这些农业研究的产物从未经过人类安全的考量就进入了食物链中。

人们只是简单地假设，因为杂交和育种所产生的植物在根本上仍然是"小麦"，所以食用者也能很好地接受新的品种。事实上，农业科学家们嘲笑并且不相信杂交可能会产生对人类有害的品种。毕竟杂交技术（以更加天然的形式）应用于作物和动物的时间已有数百年之久。使两个品种的番茄交配，你得到的仍然是番茄，不是吗？有什么问题呢？动物或人类安全测试的问题从未被提出过。对于小麦，人们也是这样假设的，麸质含量和结构的变种、其他酶和蛋白质的修改、产生针对各种植物疾病的敏感性或抗性的特质，都会在毫无影响的情况下为人所用。

根据农业遗传学家的研究发现，这样的假设可能是毫无根据且完全错误的。如果对比分析小麦杂种与其双亲品系所表达的蛋白质，就可以看出，虽然后代表达的约 95% 的蛋白质与双亲是相同的，但还有 5% 是独特的，这部分蛋白质没有出现在双亲中的任何一方。[5] 特别是小麦麸质蛋白，这种蛋白在杂交过程中经历了相当大的结构改变。在一项杂交实验中，我们在后代中鉴定出了 14 种在其小麦植株双亲的任何一方中都没有出现过的新麸质蛋白。[6] 不仅如此，与 100 年前的小麦品种相比，现代普通小麦品种所具有的与乳糜泻相关的麸质蛋白的基因数量更加庞大了。[7]

变坏的好谷物

　　现代小麦与其进化前辈之间的基因差距已经演化得如此之大，我们是否有可能在食用像单粒小麦和二粒小麦这样的古代谷物时不被其他小麦产品所具有的有害效应所影响？

　　我决定测试一下单粒小麦，我把两磅全谷物磨成了面粉，随后用这些面粉来做面包。我还磨了一些常规有机全谷物的面粉。我用这两种面粉分别做了面包，只放水和酵母，没有添加糖或者香料。单粒小麦面粉看起来很像常规全麦面粉，但是当水和酵母加进来的时候，区别就变得明显起来：它那浅棕色的面团更没有弹性，更不柔软，比常规面团更黏，并且缺乏常规小麦面团的可塑性。面团的味道也不尽相同，单粒小麦面团闻起来更像是花生酱，而非标准面团的中性味道。它比现代面团膨胀得小很多，相比于现代面包翻倍的体积来说只会膨胀一点。而且正像艾丽西瓦·罗格撒所说的那样，最终面包成品的味道也确实不同：单粒小麦面包更厚重、有坚果香，还有一种涩嘴的余味。

　　我可以想象这块粗糙的单粒小麦面包出现在公元前 3 世纪亚摩利人或美索不达米亚人餐桌上的情景。

　　我有小麦过敏症。所以，为了科学，我做了自己的小实验：第一天食用 4 盎司[⊖]单粒小麦面包，而第二天食用 4 盎司

　　⊖　1 盎司≈28.35 克。

现代有机全麦面包。我做了最坏的准备，因为我过去的反应是很不愉快的。

除了观察我自己的生理反应之外，我还在吃了每种面包之后进行了手指针刺血糖化验。两者的差距令人震惊。

初始血糖是84mg/dl。在吃了单粒小麦面包后，血糖是110mg/dl。这大致符合食用碳水化合物后的反应。但是在此之后，我没有感觉到任何负面效应——没有瞌睡、没有恶心、没有痛苦。简单来说，我感觉不错。耶！

第二天，我重复了这个过程，用4盎司的常规有机全麦面包来代替。初始血糖是84 mg/dl。吃了常规面包之后，我的血糖是167 mg/dl。除此之外，我很快就感觉恶心，差点连午餐都没吃进去。这种反胃的感觉一直持续了36小时，与之伴随的还有胃痉挛，从刚吃完开始一直持续了数小时。当晚的睡眠断断续续，中间还穿插着生动的梦。我无法正常思考，第二天早上也不能理解我想要读懂的研究论文，于是我不得不重复阅读了四五遍。在整整一天半之后，我才感觉又恢复正常了。

我熬过了自己的小麦实验，但对实验结果很是震惊，我对古老小麦和现代小麦制成的面包的反应差别如此巨大，这里面肯定有蹊跷。

当然，我的个人经验并不满足临床试验的标准。但是这个实验却能引发一些有关古老小麦和现代小麦之间潜在差异的问题，在两者相隔1万年的时间跨度中，人类对小麦进行了基因干涉。

把这些变化乘以数万次小麦杂交，你就得到了植物特性（比如麸质结构）发生巨变的可能性，因为这些特性都是由基因决定的。请注意，对于小麦植株本身来说，杂交所产生的基因修饰在根本上是致命的，因为这上千种新型小麦品种无法独立生长在野外，它们必须依靠人类的帮助才能存活。[8]

小麦增产的新农业最开始受到了第三世界的怀疑，反对的声音主要基于守旧思想："我们以前不是这么做的。"小麦杂交的英雄博洛格博士通过谴责世界人口爆炸式的增长和倡导高科技农业的"必要性"来回应对高产小麦的批评。备受饥饿困扰的印度、巴基斯坦、哥伦比亚以及其他国家的粮食产量的巨大增长很快就使反对者闭了嘴。粮食产量的指数级增长把短缺变成了盈余，并且让小麦产品变得廉价且易于获得。

你能埋怨农民偏爱高产的矮秆杂种植株吗？毕竟很多小农场主在经济上很窘迫。如果他们能让亩产增长 10 倍，生长期更短而且作物更易收割，他们为什么不这样做呢？

在未来，基因修饰的科学还有潜力进一步改变小麦。科学家们不再需要培育植株、默默祈祷，然后期待正确的染色体交换出现。利用科学的方法，单独基因可以被有目的地插入或者移除，我们可以为抗病、抗虫、耐冷、耐干或其他任何由基因决定的特征来培育品种。不仅如此，人们还可以用基因定制新的植株，让它们适应于特定肥料或者杀虫剂。对于像嘉吉、孟山都以及 ADM 这样的大型农业综合企业兼种子和农药生产商来说，这是一种在经济上颇具回报的方法，因为具体种子的品系会受到专利保护，于是与之匹配的化学处理就可以进行溢价和促销。

基因修饰的构建前提是：一个单独的基因可以被插到正确的位置，而不会扰乱其他特性的基因表达。虽然这个概念听起来很合理，但实际情况不总是这样干净利落。在基因修饰的最初十年中，转基因植物不必接受动物或安全测试，因为人们认为这种操作和看似无害的杂交操作之间没什么区别。公众压力后来迫使监管机构［比如美国食品药品监督管理局（FDA）的食品控制分支］做出要求：转基因产品在进入市场之前，必须经过测试。然而基因修饰的批评者援引了许多鉴定出基因修饰作物具有潜在问题的研究。被喂食了耐草甘膦大豆（被称为抗农达，这些豆子在基因上被培育成允许农民自由喷洒除草剂农达而不伤害作物的品种）

的测试动物相比于食用常规大豆的动物表现出肝细胞、胰腺细胞、肠细胞以及睾丸细胞上的变化。我们认为这种变化来源于基因插入点周围意料之外的 DNA 重排，这种变化使食物中被改变的蛋白质具有潜在的毒性作用。[9]

直到基因修饰出现，才让"对基因改造植物的安全测试"的概念进入公众视野。公众的呼吁敦促国际农业社会制订了指导方针，例如成立了国际食品法典委员会，该组织是联合国粮农组织和世界卫生组织共同努力的结果，其作用是确定哪些新型转基因作物需要接受安全测试，应该进行什么类型的测试，以及应该测量什么指标。

但是几年前，当农民和遗传学家开展数万个杂交实验时，却没有这样的呼吁。没有人会质疑意料之外的基因重排可能会产生一些理想的属性，比如更好的抗旱性或生面特性，但是这些变化可能会伴随着眼睛、鼻子或者舌头所感知不到的蛋白质改变，而当时几乎没有任何人关注这些副作用。杂交实践还在继续，培育着新的"合成"小麦。虽然杂交在精确的基因修饰技术的对比下相形见绌，但是它仍然有可能不小心"打开"或"关闭"与预期效果无关的基因，产生独特的特性，然而并非所有这些特性在目前都可以鉴定。[10]

所以，对人类可能造成不良影响的小麦改变并不来源于基因插入或者删除，而来源于先于基因修饰出现的杂交实验。于是在过去的 50 年中，几千种新品系在未经任何安全测试的情况下进入人类商业食物供应中。这是一个会对人类健康造成巨大影响的事件，所以我要再重复一遍：尽管人们用遗传改造方法修改了成百甚至上千种由基因决定的现代小麦的特性，使现代小麦进入了全世界的食物供应中，但人们甚至连一个类似"这种食物是否适合人类食用"的问题都没问过。

因为杂交实验不需要动物或人类测试的记录，所以我们不可能精确定位具体杂种可能在何时、何地并以何种方法放大小麦的有害影响。我们也不知道是只有一部分还是所有小麦杂种都会对人类健康造成潜在的不良影响。

每一轮杂交引入的渐进式基因变异都可能大不相同。就拿人类男性和女性来说。虽然男性和女性在基因内核上大致相同，但是两者的差异使得男女之间的关系变得微妙，甚至有"男女搭配，干活不累"这样的说法。人类男性和女性之间的一系列关键性差异就来源于一个单独的染色体，小小的男性 Y 染色体和它的几个基因。有了男女间的这些差异，才有了几千年来人类的生活和死亡、莎士比亚的戏剧，以及《辛普森一家》(The Simpsons) 中辛普森夫妇之间的鸿沟。

这种由人类设计出来的被我们称为"小麦"的禾草就这样延续了下去。上千次人类设计的杂交所产生的遗传差异造成了小麦成分、外观以及特性上的实质差异，这些差异不仅对主厨和食品加工业来说很重要，对人类健康来说也具有潜在的重要影响。

第 3 章

解构小麦

无论是一条有机高纤维杂粮面包还是一块奶油夹心饼，你吃的到底是什么？我们都知道奶油夹心饼是一种让人沉溺的加工食品，传统的建议告诉我们，选择前一种食物更健康，它是纤维和维生素 B 的来源，并且富含"复合"碳水化合物。

但是故事永远有另外一层。让我们一起来窥探一下这种谷物的构成，并且尝试理解为什么（无论形状、颜色、纤维含量、是否有机）它会对人类造成潜在的诡异影响。

小麦：超级碳水化合物

把新石器时代培养的野草转化成现代的肉桂卷、法国小油饼，或者甜甜圈需要一些高超的熟练手艺。这些现代结构用古代的小麦面团是不可能完成的。

比如，如果你想用单粒小麦来做现代的果冻甜甜圈，就会做出一堆无法包住填料的易碎物，而且味道、口感以及外形都一团糟。植物遗传学家以增产为目的进行小麦杂交的同时，也试图生产出最适合加工的杂交品种，比如让小麦更适合变成一块酸奶油巧克力纸杯蛋糕或者一个七层婚礼蛋糕。

现代普通小麦面粉按重量算，平均70%是碳水化合物，蛋白质和不可吸收的纤维各占10%～15%。小麦面粉不多的剩余重量是脂肪，大部分是磷脂质和多元不饱和脂肪酸。[1]（有趣的是，古代的小麦有更高的蛋白质含量，例如二粒小麦的蛋白质含量就超过了28%。[2]）

小麦淀粉是营养师最爱的复合碳水化合物。"复合"意味着小麦中的碳水化合物是由单糖的聚合物（重复的链），即葡萄糖组成的，而不像简单碳水化合物（比如蔗糖）那样，是由一或两个单元组成的糖结构。（蔗糖是一种二糖分子，葡萄糖＋果糖。）我们从自己的营养师或者美国农业部那里听来的至理名言告诉我们，所有人都应该减少糖或软饮形式的简单碳水化合物的摄入，并且增加复合碳水化合物的摄入。

在小麦的复合碳水化合物中，75%是葡萄糖单元分支的链，叫作支链淀粉，25%是葡萄糖单元的直链，叫作直链淀粉。在人类的胃肠道中，支链淀粉和直链淀粉都被唾液和胃淀粉酶所消化。支链淀粉被淀粉酶高效地吸收为葡萄糖，而直链淀粉的消化效率没有那么高，它的一部分在未消化的状态下进入了结肠。于是，复合碳水化合物中的支链淀粉被迅速转化为葡萄糖并且被血流所吸收，因为它已经被充分消化，所以它要对小麦血糖升高效应的产生负主要责任。

其他碳水化合物类食物也含有支链淀粉，但是和小麦中的支链淀粉种类不同。支链淀粉的分支结构因其来源而各不相同。[3]豆类的支链淀粉叫作支链淀粉C，是最不易消化的一种——所以小孩子才会唱这样的歌，"豆子、豆子，对心好，吃得越多……越吵"。未经消化的支链淀粉一路进入结肠，于是幸福地生活在肠道里的共生菌开始尽情享受未消化的淀粉，并且生成氮气和氢气这样的气体，使你无法消化其中的糖。

支链淀粉B这种形态则出现在香蕉和土豆中，这种碳水化合物比支链淀粉 C 更易消化，但是仍然在一定程度上抵抗消化。支链淀粉中最易消化的形式是支链淀粉 A，也是在小麦中的存在形态。因为这是最易消化的形式，所以它会最热切地升高血糖。这就解释了为什么（以克为单位计算），小麦升高血糖的程度要超过芸豆或薯片。

无论复合与否，小麦产品的支链淀粉 A 都可以被视作一种超级碳水化合物，这种高度可消化形式的碳水化合物转化为血糖的效率几乎比其他所有碳水化合物食品（无论简单还是复合）都要高。这意味着并不是所有复合碳水化合物都生来平等，含有支链淀粉 A 的小麦，其升高血糖的能力要比其他复合碳水化合物更高。而且小麦独特的可消化支链淀粉 A 也意味着小麦产品的复合碳水化合物（以克为单位来计算）并没有比简单碳水化合物（如蔗糖）更好，甚至可能更糟。

当我们告诉人们全麦面包增加血糖的程度比蔗糖还要高时，他们通常会感到震惊。[4] 除了一些额外的纤维，吃两片全谷物面包通常和喝一听加糖苏打或吃一条甜巧克力棒没什么区别（有时甚至更糟）。

这不是什么新鲜事。多伦多大学在 1981 年发布了 GI 的概念，即碳水化合物的相对血糖影响：食用一种具体食物后血糖相对于葡萄糖升得越高，GI 就越高。最初的研究显示，白面包的 GI 是 69，而全谷物面包的 GI 是 72，碎麦片粥的 GI 是 67，而蔗糖（食糖）的 GI 是 59。[5] 没错，全谷物面包的 GI 比蔗糖还高。顺便说一下，玛氏棒（包含了牛轧糖、巧克力、糖、焦糖以及所有其他配料）的 GI 是 68。这比全谷物面包要好。土力架的 GI 是 41，比全谷物面包好得多。

事实上，从生成血糖的角度看，食品加工的程度不会产生太大的区别：小麦就是小麦，无论是经过各式各样的加工还是没有加工，简单还是复杂，高纤维还是低纤维，都会产生类似的高血糖。就像是"孩子终归是孩子"，支链淀粉 A 就是支链淀粉 A。在健康、苗条的志愿者中，两片大小适度的全麦面包会让血糖升高 30 mg/dl（从 93 mg/dl 升高到 123 mg/dl），和白面包无异。[6] 在患有糖尿病的人群中，白面包和全谷物面包都会让血糖在初始值之上升高 70 ～ 120 mg/dl。[7]

多伦多大学最初的研究以及随后的其他研究中还有一个一致的观察，就是意大利面的 2 小时 GI 更低：全麦意大利粉的 GI 为 42，与其相比的白面粉意大利粉的 GI 是 50。意大利面在小麦产品中独树一帜，一部分原因很可能在于挤压过程中小麦面粉的压缩减慢了淀粉酶的消化作用。（轧制的新鲜意大利面，如意大利宽面条，具有类似于压制意大利面的血糖特性。）而且意大利面经常是用硬粒小麦而非普通小麦制成的，这让这种食品在基因上更接近于二粒小麦。但是意大利面的良好 GI 评分也具有误导性，因为这只是 2 小时的观察，而意大利面具有在食用后产生 4 ～ 6 小时持续高血糖的奇特能力，在这段时间里它能让糖尿病患者的血糖升高 100 mg/dl。[8,9]

这些讨厌的事实并非没有引起农业和食物科学家的注意，他们试图通过基因操作来提高所谓的抗性淀粉（无法被完全消化的淀粉）的含量并且降低支链淀粉（amylopection）的总量。直链淀粉（amylose）是最为常见的抗性淀粉，在一些有目的杂交小麦品种中，这种淀粉能达到总重量的 40% ～ 70%。[10]

所以说，小麦产品提高血糖的能力几乎比其他任何碳水化合物都要强，无论是豆子还是巧克力棒。这个事实对于体重来说具有重要的意义，因为葡萄糖必然要伴随胰岛素，这种荷尔蒙允许葡萄糖进入身体的细胞中，把葡萄糖转化为脂肪。进食后血糖越高，胰岛素的水平就越高，于是储存的脂肪也就越多。这就是为什么吃一个不会刺激葡萄糖增长的三蛋煎蛋卷不会增加身体的脂肪，而吃两片全麦面包却会让血糖增长到很高的水平，从而触发胰岛素和脂肪生长，特别是腹部脂肪和深层内脏脂肪。

小麦奇怪的葡萄糖反应还不止这些。食用小麦后由支链淀粉 A 引起的葡萄糖和胰岛素升高是一种会持续 120 分钟的现象，在这个过程中会产生葡萄糖峰值的"高点"以及其后不可避免的葡萄糖降低的"低点"。高点和低点会制造出 2 小时过山车式的饱足感和饥饿感，这种感觉会不断重复一整天。葡萄糖"低点"就是早上 9 点钟时肚子饿得咕咕叫的原因，在吃下一碗麦片或者一份英式玛芬早餐的 2 小时后，上午 11 点我们又会迎来午餐前的饥饿，与之相随的还有精神模糊、疲劳，以及血糖最低点所带来的颤抖。

反复和（或）持续触发高血糖就会造成更多的脂肪累积。"葡萄糖胰岛素脂肪"沉积的后果在腹部会尤其明显——没错，从而导致小麦肚。你的小麦肚越大，你对胰岛素的反应就越差，因为小麦肚的深层内脏脂肪和人体对胰岛素糟糕的响应性或"抗性"有关，于是人体就需要越来越高的胰岛素水平，这种情况会发展成糖尿病。不仅如此，男性的小麦肚越大，脂肪组织就会生产出越多的雌性激素和更大的乳房。你的小麦肚越大，就会触发越多的炎症反应：心脏病和癌症。

因为小麦具有像吗啡一样的效果（将在下一章中讨论）以及支链淀粉 A 所产生的葡萄糖 – 胰岛素周期，所以我们可以说小麦具有食欲兴奋剂的效果。因此，把小麦从饮食中剔除的人会摄入更少的热量，在本书的后面我会说到。

因为摄入小麦而激起的"葡萄糖胰岛素脂肪"是增重背后的主要问题，而将小麦从饮食中剔除将会逆转这种现象。现实中的情况也是如此。

很多年来，我在乳糜泻患者中持续观察到与小麦相关的减重，这些病人必须从膳食中剔除所有含麸质的食物，从而叫停偏离正轨的免疫反应，如不加以阻止，这种反应会在根本上破坏乳糜泻患者的肠道。

然而，在饮食中剔除小麦的减重效果在临床研究中却并不清晰。很多乳糜泻患者在忍受病痛的几年后才被确诊，并开始在严重营养失调的状态下接受饮食改变，这都要归功于持续的腹泻和受损的营养吸收系统。体重不足、营养不良的乳糜泻患者事实上可能会在剔除小麦后增重，因为他们的消化功能改善了。

但是如果只看那些在确诊时没有严重营养不良的超重人群，我们就会清晰地发现，当他们把小麦从饮食中剔除后就能减掉大量的体重。梅奥医学中心和艾奥瓦大学研究了 215 位肥胖的乳糜泻患者，他们在进行无小麦饮食的最初 6 个月就减掉了 27.5 磅体重。[11] 在另一项研究中，小麦剔除法在一年的时间内削减了半数被归为肥胖的人（BMI ≥ 30）。[12]奇怪的是，进行这些研究的调查者通常把无小麦、无麸质饮食的减重效果归功于食品多样性的缺乏。（顺便说一句，正如我将要论述的那样，剔除小麦后的食品选择仍然可以既广泛又美妙。）

食用更多健康全谷物的建议使支链淀粉 A 形式的小麦碳水化合物的摄入增加，而食用这种形式的碳水化合物实际上和在糖罐里舀糖吃没什么区别，在有些方面甚至更糟。

麸质：这才是你的真面目！

如果你往小麦面粉中加水，把混合物揉成面团，然后把面团放在水龙头下冲洗，去掉淀粉和纤维的话，那么留下的就是一团叫作麸质的蛋白质混合物。小麦是膳食中麸质的主要来源，不仅因为小麦产品在餐桌上占据了统治地位，也因为大多数美国人没有食用丰富的大麦、黑麦、焦干碎麦、卡姆小麦或者黑小麦等其他麸质来源的习惯。所以实际上，当我们讨论麸质时，我主要指的就是小麦。

虽然小麦的大部分重量都是支链淀粉 A 形式的碳水化合物，但麸质蛋白才是让小麦成为"小麦"的东西。麸质是小麦的独特成分，它使面团变得"像面团一样"：有弹性、可弯曲、可延展、可扭转，它的"烘焙体操术"是大米面粉、玉米粉或者其他任何谷物所不能比拟的。因为有了麸质，比萨师傅可以揉搓和投掷面团并将其塑造成标志性的扁平形状；它使面团可以在酵母的发酵作用下充满气泡并延伸和长高。小麦面粉和水的简单混合物所具有的独特的面团特性（食物科学家称其为黏弹性和黏结性）都是拜麸质所赐。虽然小麦的大部分成分都是碳水化合物，只有 10% ～ 15% 的蛋白质，但蛋白质的 80% 都是麸质。没有麸质的小麦会失去面团变成贝果、比萨或佛卡夏面包的独特品质。

下面是对"麸质"这种东西的快速了解（你可以把这种学习定位为

"知己知彼")。麸质是小麦植株的贮藏蛋白，是一种为种子发芽生长成为新小麦植株而存储碳和氮的手段。发酵是小麦和酵母结合后所产生的"膨大"过程，该过程在没有麸质的情况下不会发生，所以这个过程也是小麦面粉所独有的。

"麸质"这个名称包含有两种蛋白质家族——醇溶蛋白和麦谷蛋白。醇溶蛋白就是能最猛烈地触发乳糜泻中免疫反应的一组蛋白质，它有三个子类型：α/β 醇溶蛋白、γ 醇溶蛋白，以及 ω 醇溶蛋白。像支链淀粉一样，麦谷蛋白也是结构更简单的大型重复结构或聚合物。面团的强度来自大型聚合麦谷蛋白，这种经过基因设计而获得的特征是植物育种者进行有目的选择的结果。[13]

一种小麦品系的麸质在结构上和另一种可能会有很大的不同。例如，单粒小麦生产的麸质蛋白和二粒小麦产生的麸质蛋白截然不同，同样，它们也和普通小麦的麸质蛋白有所不同。[14,15] 因为含有 14 条染色体的单粒小麦包含有所谓的 A 基因组，而它的染色体组是最小的，所以它能产生的麸质数量和类型也是最少的。

含有 28 条染色体的二粒小麦不仅含有 A 基因组，另外还增加了 B 基因组，它们能产生出更多种类的麸质。含有 42 条染色体的普通小麦具有 A、B 以及 D 基因组，它具有最高的麸质多样性，甚至在人类进行任何育种操纵之前就是如此。过去 50 年，人类在杂交上的努力已经让普通小麦的基因（正是它们设计并创造出了麸质）产生出无数种附加变化，大部分变化都集中在对 D 基因组的修改上，而这些修改的目的都是提升面粉的烘焙特性和美观特性。[16] 也确实，D 基因组中的基因最经常被确定为导致乳糜泻的麸质的来源。[17]

这就是为什么现代普通小麦的 D 基因组积累了大量麸质蛋白特征（由基因决定）的改变，因为植物遗传学家一直以来都把该基因组作为各式各样的基因恶作剧的焦点。这些改变可能就是很多食用小麦的人所经历的奇怪健康现象的根源。

并不全是麸质的错

　　麸质并不是唯一一个可能在小麦面粉中潜藏的坏人。除了麸质，小麦中剩下的 20% 左右的非麸质蛋白质包含有清蛋白类、醇溶谷蛋白以及球蛋白，每类蛋白的各个品种不尽相同。总的来说，有 1000 多种其他蛋白质是用来达到各种生存目的的，包括保护谷物不受病原体的伤害、提供抗水性以及生殖功能。这些蛋白中有凝集素、氧化酵素、α 淀粉酶、丝氨酸蛋白酶抑制剂以及脂酰辅酶 A 氧化酶，更别说还有 5 种形式的甘油醛 –3– 磷酸脱氢酶。我也不应该漏下 β 嘌呤硫素、籽粒蛋白 a 和 b，以及淀粉合成酶。小麦并不只有麸质，就像美国南方菜并不全是粗玉米粉一样。

　　就好像这场蛋白质 / 酶的盛宴还不够丰盛似的，食品生产商还找到真菌酶（如纤维素酶、葡萄糖化酶、木聚糖酶以及 β 木糖苷酶）来提升小麦产品的发酵和质感。很多面包师还会在他们的面团里添加大豆粉来提高调和度和亮度，但这也就引入了另外一类蛋白质和酶。

　　在一般被认为与小麦相关的肠道疾病（虽然仍诊断不足）乳糜泻中，麸质蛋白，具体来说就是 α 醇溶蛋白，会激发出一种使小肠感染的免疫反应，从而导致使人失能的腹部绞痛和腹泻。治疗方法很简单：完全避免任何含有麸质的食物。

　　但是除了乳糜泻之外，还存在针对非麸质蛋白的过敏反应或致敏反应（这种严重的反应会导致休克），这些非麸质蛋白包括 α 淀粉酶、硫氧还蛋白以及甘油醛 –3– 磷酸脱氢酶，另外还有大概十几种其他蛋白质。[18] 与这些蛋白质接触的易感人群会产生哮喘、皮疹（过敏性皮肤炎和荨麻疹），以及一种奇怪而危险的症状，即小麦依赖运动诱发的过敏性休克（wheat-dependent exercise-induce anaphylaxis，WDEIA）——运动过程中引发的皮疹、哮喘或过敏。WDEIA 最常见的诱因与小麦有关（也会被贝类触发），并且被证实由各种 ω 醇溶蛋白和麦谷蛋白引起。

　　简而言之，小麦不仅是一种带有麸质和糠的复合碳水化合物，还是一个复杂的集合，这个集合由生化上独一无二的各种化合物组成，而这些化合物因为遗传密码的不同而差异巨大。例如，当你看到罂粟籽玛芬时，你无法分辨出其中种类惊人的醇溶蛋白、麸质蛋白以及非麸质蛋白，而这些现代矮杆小麦所独有的成分就是你的玛芬的原料。咬下第一口时，你会马上享受到玛芬的支链淀粉 A 所带来的甜味，因为它会让你的血糖一飞冲天。

接下来我们会探索一下你的玛芬蛋糕以及其他含有小麦的食品所带来的影响甚广的健康后果。

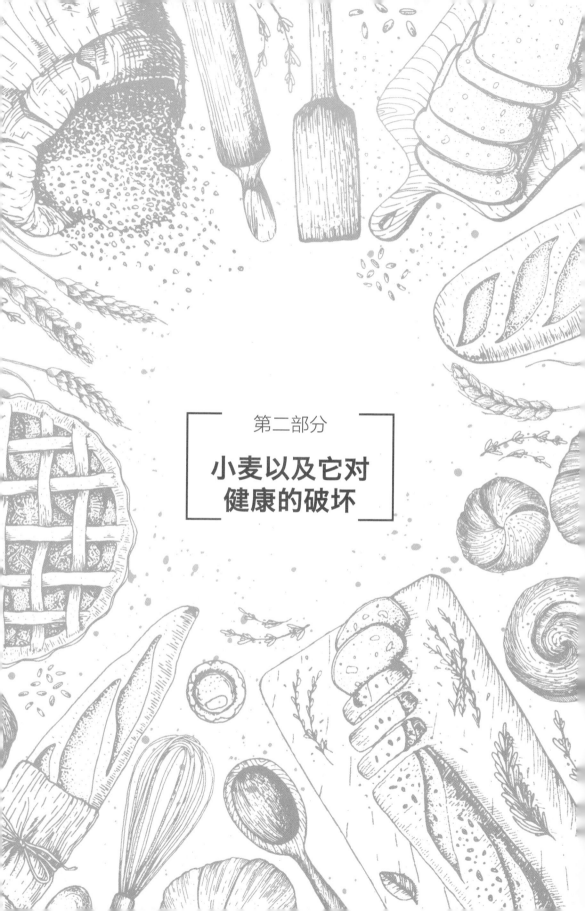

第二部分

小麦以及它对
健康的破坏

第 4 章

嘿，来点外啡肽吗？小麦的成瘾特性

成瘾。戒瘾。妄想。幻觉。我说的不是精神疾病或者《飞越疯人院》（ *One Flew Over the Cuckoo's Nest* ）中的场景。我说的是被你请回家，与朋友分享并且泡在咖啡里的这种食物。

我将说明为什么小麦因其对大脑造成的奇特影响而在众多食品中独树一帜。这解释了为什么有些人在试图将小麦从饮食中剔除时遇到了惊人的困难。这不仅仅只是决心不够坚定、不方便，或者打破旧习惯的问题；这件事的本质是与一种掌握了你的精神和情绪的东西切断关系，这个过程与吸毒者戒毒并无不同。

虽然你会在知情的情况下通过摄入咖啡和酒精来获得特定精神效果，但你摄入小麦的理由会是"营养"，而非"嗨一下"。你可能甚至都不知道这玩意——虽然获得了所有"正式"机构的支持——正在扰乱你的头脑。

把小麦从饮食中剔除的人通常会反映自己的情绪有所改善、情绪波动更少、集中精力的能力增强，并且睡眠更深，而这仅仅是他们戒掉贝果或千层面几天或几周后的效果。但是我们大脑中的这类"软性"主观经验很难被验证。这些体验也会受到安慰剂效应的影响，人们只是认为自己感觉更好了。我却为这些观察结果的一致性而感到震撼，这种效果会出现在大多数人的最初戒瘾效应（精神模糊和疲劳）平息后。我曾亲自体验并在几千人身上见证了这些效应。

我们很容易低估小麦在心理上的吸引力。毕竟，一块无辜的麸皮玛芬能有多危险呢？

"面包就是我的药！"

小麦的一个无人能敌的潜能是对大脑和神经系统造成绝无仅有的影响。毫无疑问，对于某些人来说，小麦是令人上瘾的。甚至对某些人而言，小麦的成瘾性会达到令人沉迷的程度。

一些有小麦成瘾的人也知道自己对小麦上瘾。或者他们会将这种症状看作对某种含有小麦的食物的依赖，比如意大利面或比萨。甚至在我告诉他们之前，他们就已经认识到自己所依赖的小麦食品会带来一点儿"嗨"的感觉。当一位穿着讲究、生活在市郊的足球妈妈绝望地向我坦白"面包是我的药，我就是戒不掉"时，我仍然忍不住打寒战。

小麦可以决定食物选择、热量消耗、正餐和零食的时间。它能影响人的行为和情绪。它甚至会主导思考。当我向一些患者提出从膳食中剔除小麦的建议后，报告显示，他们对小麦产品的痴迷甚至达到了连续几周朝思暮想、念念不忘，甚至染指垂涎的程度。他们告诉我："我总是忍不住想面包。我甚至会梦到面包！"于是一些人就屈服于欲望，狂吃小麦制品并且在戒瘾开始的几天后就放弃了。

当然，成瘾还有另外一面。当人们和小麦制品划清界限时，30%的人还会经历一种只能被称为"戒瘾效应"的体验。

我就见证了上百人报告说自己在远离小麦的最初几天到几周后，会感到极度疲劳、精神模糊、易怒、无法正常工作或上学，甚至抑郁。一个贝果或者纸杯蛋糕就能让人完全治愈（令人难过的是，更有可能是四个贝果、两个纸杯蛋糕、一袋椒盐脆饼、两个玛芬，以及少量布朗尼，紧跟着的是第二天早晨痛苦的懊悔）。这是一个恶性循环：戒除一种物质，然后跟随的是一种明显令人不快的体验；复用，令人不快的体验停止了——在我看来这很像是上瘾和戒瘾的过程。

没有体验过这些效应的人对此感到鄙视，他们认为需要充分的理由才能相信像小麦这样平凡的东西能像尼古丁或者可卡因那样影响到中枢神经系统。

对于成瘾现象和戒瘾效应，科学上都有可信的依据。小麦不仅会影响到正常大脑，而且会影响到非正常的脆弱大脑，其结果超越了简单的成瘾和戒瘾。研究小麦对非正常大脑造成的影响可以让我们了解到为什么小麦会和这种现象有关，以及小麦是如何参与其中的。

小麦和精神分裂的头脑

我们在研究小麦对精神分裂症患者造成的影响时学到了小麦影响大脑的第一课。

精神分裂症患者的生活很艰难。他们努力想要分辨现实和内在幻想，经常抱有被害妄想，甚至相信自己的思想和行动都被外部力量所控制。［还记得"山姆之子"大卫·伯科威茨（David Berkowitz）吗？这个纽约连环杀手根据从自己家的狗那里接收到的指示跟踪受害者。令人庆幸的是，暴力行为在精神分裂症患者中并不常见，但是这个案例让我们了解到了病状可能达到的程度。］

一旦被确诊为精神分裂症，患者几乎就不可能拥有正常的工作、家庭，以及孩子了。摆在患者面前的是制度化的生活、具有可怕副作用的药物治疗，以及与内在黑暗心魔的无止境斗争。

那么小麦会对精神分裂症患者脆弱的大脑造成什么影响呢？

小麦效应和精神分裂症患者大脑之间的正式联系最早是从心理学家

柯蒂斯·杜汗（F. Curtis Dohan）的研究开始的。杜汗博士的观察从美国一直扩展到欧洲和新几内亚，他之所以会沿着这条路线一路调查下来，是因为他观察到在第二次世界大战期间，芬兰、挪威、瑞典、加拿大，以及美国民众因为精神分裂症而住院治疗的人数少之又少，而当时的食物短缺使面包供给不足，而小麦消耗量在战后恢复后，住院治疗的人数才出现了增长。[1]

杜汗博士在新几内亚采集狩猎者的石器时代文化中观察到了类似的模式。在引入西方文化之前，精神分裂症几乎闻所未闻，6.5万名居民中只有2名被诊断为精神分裂症。随着西方饮食习惯渗入到新几内亚，并且发展出小麦产品、大麦做的啤酒，加上后来引入的玉米，杜汗博士观察到精神分裂症的发病率飞升到以前的65倍。[2]在这个背景下，他开始建立观察体系，为的是确认小麦消耗量和精神分裂症之间是否存在因果关系。

20世纪60年代中期，在美国费城的退伍军人管理局医院工作期间，杜汗博士和他的同事决定把小麦产品从精神分裂症患者的膳食中去掉，而这件事是在患者不知情、未允许的情况下进行的。（那时还没有进入参与者必须知情同意的时代，臭名昭著的塔斯基吉梅毒实验⊖也尚未公开，这起事件激起了公众的愤怒并由此引发了要求实验参与者必须在完全知情的情况下同意的立法。）4周无小麦的饮食后，这种疾病的标志性特征就出现了清晰且可度量的改善：幻听数量减少、妄想减少、更少与现实分离。精神病医生之后把小麦产品重新添加到患者的饮食中，患者的幻觉、妄想，以及社会脱离性又重新回到了以前的水平。再次去掉小麦后，患者的症状就又好转了；加回来，就会变得更糟。[3]

⊖ 塔斯基吉梅毒实验是美国公共卫生部性病部门1932～1972年间在阿拉巴马州与塔斯基吉大学合作，对近400名非洲裔男性梅毒患者及200多名健康非洲裔男性所进行的一系列人体试验。经济大萧条导致经费补助中断后，参与者不再有机会接受任何医学治疗，但研究者仍在未告知参与者的情况下继续进行实验。自始至终，研究者都不曾对罹患梅毒的参与者告知罹患梅毒的实情（而是宣称患者接受的是败血症治疗），也从不曾施予参与者有效的治疗方式。——译者注

关于精神分裂症的费城观察被英国谢菲尔德大学的精神病学家所证实，他们也得出了类似的结论。[4] 在此之后甚至还有关于这种疾病完全缓解的报告，例如杜克大学的医生描述的一位患有精神分裂症的 70 岁女性，她在 53 年间一直存在妄想、幻觉，以及用尖锐物品和洗涤液自杀的企图，在停止食用小麦的 8 天之后，她就彻底摆脱了精神错乱和自杀渴望。[5]

虽然与小麦的接触不太可能导致最初的精神分裂，但是杜汗博士和其他人的观察显示，小麦与可度量的症状恶化有关。

另外一种小麦可能影响到脆弱大脑的情况就是自闭症。自闭症儿童常存在社交和沟通能力损伤。这种病症的发病频率在过去 40 年中提高了，已经从 20 世纪中期的罕见病发展到了 21 世纪 1∶150 的患病比例。[6] 最初的小面积受试者在移除小麦麸质饮食后表现出了自闭症反应的改善。[7,8] 最全面的临床试验涉及 55 位患有自闭症的丹麦儿童，在移除麸质后（同时也去除了乳制品中的酪蛋白），研究人员对自闭症反应的正式测量显示出了改善。[9]

这虽然仍然是一个有争议的话题，但很大比例患有注意缺陷多动障碍的儿童和成人可能同样对移除小麦后的饮食有所反应。然而因为患者对其他膳食组成（比如糖、人工甜味剂、添加剂以及乳制品）存在敏感性，所以这些反应经常不够清晰。[10]

与小麦接触不太可能是最初引起自闭症或注意缺陷多动障碍的罪魁祸首，但是就像精神分裂症一样，小麦似乎与这种病的症状特征恶化有关。

虽然费城退伍军人管理局医院对毫无戒心的精神分裂症患者实施的实验鼠疗法让我们这些生活在"完全知情同意"的 21 世纪的人感到脊背发凉，但是这次实验为我们勾勒出了小麦对心智功能造成的影响。可小麦到底为什么会加重精神分裂症、自闭症和注意缺陷多动障碍呢？这种谷物中的什么物质会使精神病和其他非正常反应恶化呢？

美国国立卫生研究院的调查员正努力想要找到一些答案。

外啡肽：小麦和心智之间的联系

美国国立卫生研究院的克里斯汀·齐欧卓（Christine Zioudrou）和她的同事把小麦的主要蛋白（麸质）放到了一个模拟消化过程中来模仿我们在食用了面包或其他含有小麦的产品后的情况。[11] 在接触了胃蛋白酶（一种胃酶）和盐酸（胃酸）后，麸质被分解为一种多肽的混合物。这种多肽随后被分离出来，并被提供给实验鼠。研究人员发现，这些多肽具有渗透血脑屏障的奇特能力，而血脑屏障正是将血流和大脑分开的物质。这道屏障之所以存在，是因为大脑对于能够进入血管的很多种物质都高度敏感，某一些物质一旦进入杏仁核、海马体、大脑皮层或者其他大脑结构，就会引发不良反应。小麦多肽一旦进入大脑，就会和大脑中的吗啡受体相结合，而该受体正是和鸦片类药品相结合的脑组织。

齐欧卓和她的同事把这些多肽称作"外啡肽"，作为外源类吗啡化合物的简称，以此和内啡肽相区分，这种内源类（源自内部）吗啡化合物可能会在"跑步跑嗨了"时产生。他们把跨越血脑屏障的主要多肽命名为"麸吗啡"（gluteomorphin）或者"来自麸质的类吗啡化合物"（虽然在我听来这个名字更像是打在屁股上的[⊖]一针吗啡）。研究者推测，来自小麦的外啡肽可能正是导致精神分裂症状恶化（在费城退伍军人管理局医院和其他地方出现的情况）的积极影响因素。

更有说服力的是，来自麸质的多肽所产生的大脑影响会被药物纳洛酮阻挡。

假设你是一个住在城市棚户区的瘾君子。你在一次不顺利的毒品交易中被匕首捅伤，然后被送到最近的急诊室。因为海洛因的效力还没过去，所以在急诊室的工作人员帮助你时你又踢又叫。于是这些好心人就会把你捆住，然后给你注射一种叫作纳洛酮的药，之后你毒品的药效马上就会过去。因为化学的魔力，纳洛酮立即逆转了海洛因或者其他鸦片类药品（如吗啡或羟考酮）的作用。

⊖ 臀部注射的英文为 glute injection，与麸吗啡（gluteomorphin）类似。——译者注

在实验动物身上，服用纳洛酮会阻断小麦外啡肽和脑细胞的吗啡受体相结合。没错，阻断鸦片的纳洛酮会防止来自小麦的外啡肽和大脑结合。为滥用毒品的瘾君子关闭海洛因开关的药品同样也会阻断小麦外啡肽的作用。

在世界卫生组织对 32 个具有严重幻听症状的精神分裂症患者的研究中，纳洛酮被证实可以减少幻觉。[12] 不幸的是，研究者们并没有继续进行下一步的合理研究，即对比进行"正常"（含有小麦）饮食并且服用纳洛酮的精神分裂症患者和无小麦饮食并且服用纳洛酮的精神分裂症患者。（不支持使用药物的临床研究经常被略过。在这种情况下，如果实验证实纳洛酮对食用小麦的精神分裂症患者有好处，那么我们就会得出一个不可避免的结论：应该剔除饮食中的小麦，而非开药方。）

精神分裂症患者的经验告诉我们，小麦外啡肽具有向大脑施加独特影响的潜能。我们这些没有罹患精神分裂症的人不会因为洋葱贝果里的外啡肽而产生幻听，但是这些化合物仍然存在于大脑之中，使我们和精神分裂症患者无异。这些事实还强调了小麦在谷物中是多么与众不同，因为其他谷物（比如小米或亚麻）不会生成外啡肽（因为它们缺乏麸质），也不会培养强迫行为、导致正常或非正常大脑的戒瘾效应。

这就是你食用了小麦的大脑：消化所产生的类吗啡化合物结合到大脑的鸦片受体上，由此诱发出一种奖励、一种温和的欣快感。当这种效应被阻断或者不再食用会产生外啡肽的食物后，一些人就会体验到一种明显令人不快的戒瘾效应。

如果正常人（也就是非精神分裂症患者）服用鸦片阻断类药物会怎么样呢？在一个由南卡罗来纳大学精神病学研究所主导的研究中，相对于服用安慰剂的参与者，食用小麦的参与者在服用纳洛酮后午餐少摄入了 33% 的热量，晚餐则少摄入了 23% 的热量（在这两餐中大致总共减少摄入 400 卡路里）。[13] 在密歇根大学，研究者安排参加社交聚会的食客在一个装满食物的房间中待一小时［点子来自一档叫作《最大赢家》（*The Biggest Gainer*）的电视节目］。在服用纳洛酮的情况下，参与者们少吃了 28% 的小麦咸饼干、面包条，以及椒盐脆饼。[14]

换句话说，阻断小麦的欣快感奖励，热量摄入就会下降，因为小麦不会再产生鼓励重复进食的良好感觉。（可以想见，制药工业正在根据这种策略来商业化一种含有纳曲酮的减重药品，该药品的口服效力和纳洛酮相同。据说这种药的目的是阻断深藏在大脑中的中脑缘奖励系统，而海洛因、吗啡以及其他物质所带来的愉悦感正是由这部分大脑产生的。愉悦感可以被烦躁或者不快所取代。所以人们也会将纳曲酮与抗抑郁和戒烟药安非他酮一起使用。）

从戒瘾效应到精神病幻觉，小麦和一些特殊的神经现象如影随形。这里我简要重述一下。

- 普通小麦在经过消化之后，会产生能够跨界进入大脑并和鸦片受体结合的多肽。
- 来自小麦的多肽（如麸吗啡这样的外啡肽）的功效，可以被鸦片阻断药物纳洛酮和纳曲酮所阻断。
- 正常人或具有不可控食欲的人服用鸦片阻断类药物后会减少食欲、渴望，以及热量摄入，同时也会使心情沮丧，而这种效果似乎特别针对含有小麦的产品。

事实上，小麦几乎是唯一一种能够对中枢神经系统施加强大影响的食物。除了像乙醇这样的致醉剂（比如你最喜欢的梅洛葡萄酒或霞多丽葡萄酒），小麦是为数不多的能够改变行为、引发愉悦效应，并在去除后产生戒瘾症状的食物之一。而对精神分裂症患者的观察使我们了解到了这些效应。

被治愈的深夜欲望

在拉里的记忆里，他一直都为自己的体重而苦恼。这一切对他来说都不合理：他锻炼，并且经常强度惊人。50 英里的自行车骑行他并不陌生，15 英里的丛林或沙漠步行也是常事。作为工作的一部分，拉里很享受美国很多不同地区的地形。他经常要去美国西南部，在那里他徒步远行的时间会达到 6 小时。他也为自己所保持的健康膳食而自豪：限制红肉和油脂的摄入，吃大量的蔬菜和水果，当然，还有丰富的"健康全谷物"。

我与拉里认识是因为他的心率问题，解决这个问题并不困难。但他的血液功能是另一个问题。简而言之，情况非常糟糕：血糖水平处于糖尿病范围的下限、甘油三酯高达 210 mg/dl、高密度脂蛋白（HDL）低至 37 mg/dl，而且他的低密度脂蛋白（LDL）粒子的 70% 是会引起心脏病的类型。血压也是一个重要问题，因为他的心脏收缩（"高压"）值达到了 170 mmHg，而心脏舒张（"低压"）值为 90mmHg。另外，拉里身高 1.73 米，重 243 磅，超重了约 80 磅。

"我不明白。我锻炼得比谁都多。我真心喜欢锻炼。但无论我怎么做，就是无法减重。"拉里细数了他的各种膳食尝试，包括全米饭饮食、蛋白饮料计划、"排毒"养生法，甚至催眠。这些方法都会让他瘦上几磅，但是体重很快又会涨回来。他承认自己有一个方面特别过分："晚上我的食欲会特别强。在晚餐后，我无法抑制吃零食的冲动。我会尽量吃一些健康的东西，比如全麦椒盐脆饼，我用这些全麦脆饼蘸着酸奶吃。但是有时候我会吃一晚上，从晚餐后一直到上床前。我不知道为什么，但晚上就是无法遏制这种冲动。"

我建议拉里去掉他饮食中的头号食欲兴奋剂——小麦。拉里用"这个办法不简单"的眼神看了我一眼。他大大地叹了一口气之后，同意试一试。因为他家里有 4 个十几岁的孩子，所以彻底清除架子上的小麦产品是一项浩大的工程，但他和他的妻子还是照做了。

6 周之后，拉里回到我的办公室。他报告说，在 3 天之内他晚上的食欲就彻底消失了。他现在吃完晚饭后就饱了，不再有吃零食的需求。他还注意到自己白天的食欲下降了很多，而且对零食的欲望几乎消失了。他还承认，现在他对食物的渴望大不如前，而他的热量摄入和食物量只是以前的零头。在没有改变锻炼习惯的基础上，他"只"掉了 11 磅。但是除此之外，他还感觉自己对食欲和冲动有了更好的控制，而他本以为这种感觉在几年前就已经离他而去了。

小麦：食欲兴奋剂

在吸毒窝点黑暗的角落里注射毒品的可卡因 / 海洛因瘾君子对于摄入扰乱自己心智的物质并没有任何不安。但是像你和你的家人这样遵纪守法的市民呢？我猜提起扰乱心智，你第一个想到的应该是烈酒，而非星巴克那些温和的产品或者在周末频频举起的喜力啤酒。但是摄入小麦就意味着你已经在不知不觉中摄入了人类已知最为常见的刺激头脑的"保健食品"。

在效果上，小麦是一种食欲兴奋剂：它会让你想吃更多——更多饼干、纸杯蛋糕、椒盐脆饼、糖果和软饮，更多贝果、玛芬、炸玉米片、潜艇三明治、比萨。它会让你既想吃含有小麦的食物，又想吃不含小麦的食物。

除此之外，对于某些人来说，小麦是一种毒品，或者至少能够产生类似毒品的特殊神经影响，而这些影响是可以被抗麻醉药物所逆转的。如果你对服用像纳洛酮这样的药物心存恐惧，那么可能会问："如果不用化学方法阻断小麦对大脑的影响，而只是彻底去掉小麦呢？"没错，这也是我一直以来试图回答的问题。

如果你能忍受戒瘾效应（虽然令人不快，但戒断综合征大体上是无害的，除了你从被激怒的爱人、朋友，以及同事那里得到的怨念），那么饥饿感和食欲会消退，热量摄入会减少，心情和幸福感会增加，体重会下降，小麦肚会收缩。

理解了小麦，特别是麸质所产生的外啡肽可能会引发精神欢欣、成瘾行为，以及食欲刺激，就意味着我们拥有了控制体重的潜在方法：甩掉小麦，就甩掉了体重。

第 5 章

CHAPTER 5

你的小麦肚露出来了：
小麦和肥胖之间的关系

也许你经历过下面这种场面。

你遇到一位好久不见的朋友，然后兴奋地呼喊："伊丽莎白！什么时候生啊？"

伊丽莎白［停顿］"生？我不知道你是什么意思。"

你倒吸一口气……

没错。小麦肚的腹部脂肪看起来非常像孕妇的大肚子。

为什么小麦会特别引起腹部而非头皮、左耳或者背部的脂肪堆积呢？而且除了偶尔"我没怀孕"的倒霉事件，这件事为什么重要？

为什么剔除饮食中的小麦就能让我们丢掉腹部脂肪？

接下来就让我们一起来探索一下小麦肚体质独特的特性。

小麦肚、游泳圈、男人胸，以及"食品婴儿"

以上这些都是食用被我们称为"小麦"的现代谷物后产生的奇怪临

床表现。无论坑坑洼洼还是光滑、多毛还是无毛、紧致还是松弛，有多少人，小麦肚就有多少种形态、颜色，以及尺寸。但是所有这些肚子的背后都有着相同的代谢原因。

我将要用实例说明小麦制品或含有小麦的食品都会让你变胖。我甚至可以这么说：狂热的小麦摄入就是美国产生肥胖和糖尿病危机的主要根源。这就是吉莉恩·迈克尔斯（Jillian Michaels）要折磨《超级减肥王》（*The Biggest Loser*）中的参赛者的很大原因。这也解释了为什么运动员比如棒球运动员和三项全能运动员比以往任何时候都要胖。当你飞机上的座位被旁边 280 磅的大胖子挤压时，就埋怨小麦吧。

当然，加糖的软饮和久坐不动的生活方式加剧了问题。但是对于绝大多数不会放纵这些明显增重行为的有健康意识的人来说，增重的主要原因则是小麦。

事实上，美国饮食中小麦的激增为食品工业和医药工业带来的无与伦比的财政富矿会让你不禁思考这种"完美风暴"是否是某种方式下的人造物。是否有一群位高权重的人在 1955 年召开了一次神秘会议？也许这次会议制定了一个批量生产高产量、低成本的矮秆小麦的邪恶计划，策划了由政府批准的"吃健康全谷物"建议的发布，安排了大型食品公司售卖价值上千亿美元的加工小麦食品——所有这些导致了肥胖以及数十亿美元针对糖尿病、心脏病，以及所有其他由肥胖引发的健康问题的药物疗法。这些听起来荒唐至极，但从某种角度上说，事实正是如此。下面就是发生的过程。

小麦肚女神

塞莱斯特感觉自己不"酷"了。

在 61 岁时，塞莱斯特报告说她曾经在二三十岁时体重逐渐增长，但是一直在正常体重范围内（120 ～ 135 磅）。到了 40 多岁的时候，情况发生了变化，甚至在生活习惯没有很大改变的情况下，她逐渐增长到了 182 磅。

"我比自己以前任何时候都要重。"她抱怨道。作为一位现代艺术教授，塞莱斯特周围是一群相当时髦的人，而她的体重让她感觉尤其难为情而且不相称。在仔细聆听了她的问题后，我向她解释了我的关于剔除小麦产品的饮食方法。

在最初的 3 个月中她就减掉了 21 磅，这已经足以让她相信这个计划的有效性。当时她就已经开始在衣柜中搜寻过去 5 年中都穿不上的衣服了。

塞莱斯特坚持这种食谱，并向我坦言这种饮食已经很快变成了自己的第二本能：没有对食物的渴望、鲜有吃零食的需要，在每顿饭之间舒服地游弋已经让她感到满足。她指出，工作压力经常让她无法享用午餐或晚餐，但是延长的不进食时间验证了这种轻松感。我提醒她，健康的零食（如未加工的坚果、亚麻籽饼干，以及奶酪）都可以加入她的饮食计划，但她觉得大多数时候零食都没什么必要。

在采用小麦肚饮食计划的 14 个月后，当 127 磅的塞莱斯特返回我的办公室时忍不住笑了——上一次在这个体重时她还是 30 多岁。她已经从体重峰值减掉了 55 磅，包括腰围少了 12 英寸（从 39 英寸减到了 27 英寸）。她不仅能重新穿上 6 码（相当于 L 号）的裙子，而且她和具有艺术气质的人交往时也不会觉得不舒服。她不再需要在宽松的上衣或罩衫下隐藏松弛的小麦肚。她可以自豪地穿上最紧的奥斯卡·德拉伦塔的酒会礼服，而绝不会出现鼓鼓的小麦肚。

全谷物，半真相

在营养圈，全谷物是当今的食谱宠儿。这种美国农业部支持的"心健康"配方，这种膳食建议的供应商认为你应该吃得更多的东西，事实上会让你变得饥饿而肥胖，比人类历史上其他任何时期都要更饿、更胖。

拿起一张上面随机有 10 个美国人的现代照片，和 20 世纪早期或之前任何时期的这样一张照片相比，你就会发现明显的差别：现在的美国人更胖了。根据美国疾病预防控制中心的数据，34.4% 的成人超重（BMI 为 25 ～ 29.9），而另外 33.9% 的成人肥胖（BMI 在 30 以上），余下的体重正常的人不足 1/3。[1] 从 1960 年开始，肥胖者数量增长最快，几乎在过去 50 年中增长了 3 倍。[2]

在美国建国最初的两个世纪中，很少有人超重或肥胖。（我们收集的用于对比 20 世纪前的 BMI 值，大部分来自美国军方制作的体重和身高的数据表。19 世纪末期军队中男性的平均 BMI 小于 23.2，无论其年龄如何；到了 20 世纪 90 年代，军队中男性的平均 BMI 已经达到了超重水平。[3] 我们可以轻松推测，如果新兵的情况是这样，那么平民的情况就更糟糕了。）自从美国农业部和其他机构开始告诉美国人该吃什么，体重增长的速度就达到了最高点。相应地，虽然肥胖者的数量从 1960 年开始逐渐增长，但是肥胖数量的加速增长却是在 20 世纪 80 年代中期开始的。

20 世纪 80 年代以及其后进行的研究发现，当精加工白面粉产品被全谷物面粉产品取代后，结肠癌、心脏病，以及糖尿病的数量就减少了。这是真实而毋庸置疑的。根据人们业已接受的膳食智慧，如果一种对你有害的东西（白面粉）被一种不那么有害的东西（全麦）所取代，那么大量那种"不那么有害"的东西肯定是对你有益的。在这种逻辑下，如果高焦油香烟对你有害而低焦油香烟没那么有害，那么大量的低焦油香烟就应该是对你有益的。或许这是一个不恰当的比喻，但是指出了鼓吹增加膳食中的谷物的这种做法背后的逻辑缺陷。小麦已经接受了大量农业基因工程上的改变，将这个事实和前面所说的逻辑相结合，你就得到了一种能够创造出一个国家的胖子的配方。

美国农业部和其他"官方"意见制造者认为，之所以有超过 2/3 的美国人超重或肥胖，是因为我们懒惰而贪吃。我们坐在自己的肥屁股上看了太多电视真人秀，花了太多时间上网，而且不运动。我们喝了太多的加糖苏打、吃了太多的快餐和垃圾零食，怎么就是吃不够！

这些糟糕的习惯最终当然会让健康付出代价。但是我遇到的很多人都告诉我，他们严格遵循着"官方"营养指南，回避垃圾食品和快餐，每天锻炼1小时，但还是在不停地长肉。很多人遵循着美国农业部食物金字塔（每天6～11份谷物，其中至少应该有4份全谷物）、美国心脏学会、美国饮食协会，或者美国糖尿病学会设立的指导原则。所有这些营养指导的基石是什么？"吃更多的健康全谷物。"

这些机构和小麦种植者、种子公司以及化肥公司串通一气了吗？事实可比这复杂得多。

"吃更多的健康全谷物"其实是20世纪60年代医疗机构所倡导的"减肥"运动的必然产物。当时的流行病学观察认为，更高的膳食脂肪摄入与更高的胆固醇水平及心脏病风险有关，于是美国人获得的建议是：减少饱和脂肪和总脂肪的摄入。以谷物为基础的食物被用来替代脂肪摄入减少后留下的热量缺口。而全谷物比白面更好的言论进一步推进了这种转变。

低脂肪、多谷物的信息也为加工食品工业带来了巨大的利益。它引发了加工食品的大爆炸，而大部分这样的产品只需要价值几美分的基本原料。小麦面粉、玉米淀粉、高果糖浆、蔗糖，以及人工色素就是所有美国现代超市中心货架上产品的主要成分（像蔬菜、肉类，以及乳制品这样的完整食材经常都位于商店的边缘位置）。大型食品公司的收入膨胀。光卡夫集团自己现在就能产生481亿美元的年收入，从20世纪80年代晚期开始，它的收入增长了1800%，其中很大一部分来自以小麦和玉米为基础的零食。

就像烟草工业利用香烟的成瘾特性创造并维持了市场一样，饮食中的小麦对于无助而饥饿的消费者来说也是一样。从食品销售者的角度上说，小麦是一种完美的加工食物配料：吃得越多，就越想吃。美国政府提供的金光闪闪的支持（也就是对美国人吃更多"健康全谷物"的敦促），甚至让食品工业的境况更上一层楼。

抓住我的游泳圈：内脏脂肪的独特属性

小麦会触发由胰岛素驱动的饱足和饥饿周期，与此相伴的还有欣快和戒瘾效应的起伏、神经功能的扭曲，以及成瘾效应，而所有这些都会造成脂肪沉积。

血糖和胰岛素的极端水平尤其会造成内脏器官上的脂肪生长。在一次又一次的激素作用下，内脏脂肪累积起来，形成肥胖的肝脏、肥胖的肾脏、肥胖的胰腺、肥胖的大肠和小肠，以及我们熟悉的外部表现——小麦肚（甚至你的心脏也会变胖，只是你无法通过半刚性的肋骨窥见）。

环绕在你或你爱人腰身上的"米其林轮胎"是腹腔内部以及围绕在腹部器官上的内脏脂肪的外在表现，这些脂肪来自由高血糖和高血胰岛素组成的成年累月的反复周期，在胰岛素的驱动下，脂肪沉积了下来。鼓鼓的肥胖内脏没有造成手臂、臀部或者大腿的脂肪沉积，而是造成了环绕腹部的松弛大腹的脂肪沉积。（葡萄糖－胰岛素新陈代谢失调具体为什么会优先造成腹部而非你的左肩或者头顶的内脏脂肪累积，仍然是一个亟待解决的医学问题。）

臀部或大腿脂肪就是那样：不多不少。你坐在它们上面、把它们挤进牛仔裤里，你为它们造成的橘皮组织而悲叹。这些脂肪代表了超过正常消耗的过剩热量。虽然食用小麦会增加臀部和大腿脂肪，但是从新陈代谢的角度来说，这些部位的脂肪是相对沉寂的。

内脏脂肪不同。虽然它作为你爱人的"游泳圈"可能是有用的，但它也能引发大量的炎症。填满并环绕小麦肚腹腔的内脏脂肪是一种全年无休的独特新陈代谢工厂，而这所工厂生产的是炎症信号和不正常细胞因子，或者细胞与细胞之间的荷尔蒙信号分子，比如瘦素、抵抗素，以及肿瘤坏死分子。[4,5] 内脏脂肪越多，释放到血流中的不正常信号就越多。

所有身体脂肪都能产生另一种细胞因子——脂联素，这是一种减少心脏病、糖尿病，以及高血压风险的保护分子。但是随着内脏脂肪的增加，脂肪产生保护性脂联素的能力就会减退（原因不明）。[6]脂联素的缺失再加上瘦素、肿瘤坏死因子，以及炎症的增加，就会为不正常的胰岛素反应、糖尿病、高血压，以及心脏病提供基础。[7]内脏脂肪引发的其他一系列健康状况正在增长，现在已经包含了痴呆、类风湿性关节炎，以及结肠癌。[8]这就是为什么腰围被证明是所有这些症状，乃至死亡率的强大预测指标。[9]

内脏脂肪不仅会产生不正常的高水平炎症信号，而且内脏脂肪本身也在发炎，它含有大量各种各样的炎症细胞（巨噬细胞）。[10]由内脏脂肪产生的内分泌物和炎症分子被直接倾泻到肝脏中（通过门脉循环，从肠道抽血），而接下来的反应就是产生另外一组炎症信号和不正常蛋白。

换句话说，人体中的所有脂肪并非是平等的。小麦肚脂肪是一种特殊脂肪。它并不只是过剩比萨热量的被动贮藏室；事实上它是一种内分泌腺，就像你的甲状腺或者胰腺一样，当然它是一种大而活跃的内分泌腺（具有讽刺意味的是，我祖母40年前把超重的人称为有"腺"问题的人是正确的）。和其他内分泌腺不同的是，内脏脂肪内分泌腺不按常理出牌，它遵循着一种有害于人体健康的行为方针。

所以小麦肚不仅难看，而且极不健康。

"高"了的胰岛素

为什么小麦对体重的影响比其他食物大得多？为小麦肚的增长提供动力的核心症候就是高血糖。高血糖反过来会激发高血胰岛素。（胰腺根据血糖的变化分泌胰岛素：血糖越高，就需要有越多的胰岛素来把糖分转移到人体细胞中，如肌肉细胞和肝脏细胞。）当胰腺生产胰岛素的能力因为血糖升高而过剩时，糖尿病就形成了。但就算你不是糖尿病人，也会有高血糖和高血胰岛素：非糖尿病人也能轻松获得促成小麦肚的高血糖，主要原因就在于小麦制成品可以非常轻易地转化为糖。

高血胰岛素会刺激内脏脂肪累积——这是人体储存多余能量的方式。当内脏脂肪累积时，它产生的源源不断的炎症信号会导致组织（如肌肉和肝脏）对胰岛素的响应降低。这种所谓的胰岛素抵抗意味着胰腺必须生产出越来越多的胰岛素才能代谢糖分。最终，恶性循环形成了：胰岛素抵抗增加，胰岛素生产增加，内在脂肪沉积增加，胰岛素抵抗增加，依此类推……周而复始。

营养学家在30年前就确认了一个事实：小麦增加血糖的程度比食糖还要严重。正如我们在前文讨论的那样，GI是营养学家对进食后血糖在 $90 \sim 120$ 分钟内升高水平的测量。通过测量得出，全麦面包的GI是72，而单纯的食糖的GI是59（虽然有些实验室得出了高达65的结果）。相比之下，菜豆的GI是51、西柚的GI是25，而非碳水化合物食物，如三文鱼和核桃的GI基本上等于零。也就是说，吃这些食物不会对血糖造成影响。事实上，几乎毫无例外，只有极少的食物具有像小麦一样高的GI。除了富含糖分的干果（如大枣和无花果）外，唯一具有和小麦一样高GI的食品是粉状淀粉，如玉米淀粉、大米淀粉、土豆淀粉，以及木薯粉。（需要注意的是，这些东西就是构成"无麸质"食物的碳水化合物。稍后我们会具体讲解。）原因在于小麦碳水化合物（独特的可消化支链淀粉）几乎比其他任何食物（如巧克力棒、糖或者冰激凌）都更能引起血糖的陡增，它还能触发更多的胰岛素分泌。更多的支链淀粉意味着更高的血糖、更多的胰岛素、更多的内脏脂肪沉积……还有更大的小麦肚。

再加上不可避免的血糖降低（即低血糖症，是高胰岛素水平的自然结果），你就能看出为什么人们总会有无法抗拒的饥饿感，因为身体正在保护你不受低血糖的侵害。你为了增加血糖而狼吞虎咽，然后周期又开始循环，每两小时重复一次。

现在把小麦诱发的外啡肽欣快效应对你大脑的影响（以及在没有下次"过瘾"时出现的潜在戒瘾效应）算进来，环绕在你腰上的小麦肚越长越大也就没什么好奇怪的了。

男士内衣在二楼

小麦肚不仅是美观问题，还是一种具有真正健康后果的症候。除了产生炎症荷尔蒙（如瘦素）之外，内脏脂肪对于两种性别来说都是生产雌性激素的工厂，而雌性激素正是让青春期女孩具有例如臀部变宽以及胸部生长的女性特征的物质。

直到更年期，成年女性的雌性激素水平都很高。但是，内脏脂肪产生的过剩雌性激素会极大地增加患乳腺癌的风险，因为高水平的雌性激素会刺激乳腺组织。[11] 所以，女性身上的内脏脂肪增长被认为与乳腺癌风险的增长（高达 4 倍）有关。绝经后的妇女如果长着由内脏脂肪构成的小麦肚，那么她罹患乳腺癌的风险是苗条且没有小麦肚的绝经后妇女的 2 倍。[12] 虽然存在明显的关联，却没有任何研究检验过无小麦、能够"甩掉内脏脂肪小麦肚"的饮食会对乳腺癌患病率造成什么影响（真是难以置信）。如果我们简单地把事实联系起来，那么就能预计出显著的减少。

男性拥有的雌性激素只有女性的零头，所以男性对于任何增加雌性激素的东西都很敏感。男性的小麦肚越大，内脏脂肪组织生产的雌性激素就越多。因为雌性激素会刺激乳腺组织的增长，所以升高的雌性激素水平会导致男性生长出更大的乳房——可怕的"男人乳房""男人胸"，或者更专业的说法是："男子女性型乳房"。[13] 内脏脂肪还会让催乳素这种激素的水平增长到正常水平的 7 倍。[14] 正如其名字暗示的那样（催乳素的意思是"促进哺乳"），高水平的催乳素会刺激乳腺组织生长和乳汁生成。所以男性身上变大的乳房不仅是一种会被你讨厌的侄子取笑的尴尬身体特征，而且是一个"B 罩杯"的证据，证明了挂在你腰上的炎症与荷尔蒙工厂所增加的雌性激素和催乳素水平。

为了帮助因为乳房变大而苦恼的男性，现在发展出了一个完整的产业。男性乳房缩小术正在兴起并以双位数的速率在全美范围内增长。其他"解决方案"包括特制服装、压缩背心，以及锻炼计划。［也许《宋飞正传》（*Seinfeld*）中克雷默发明的男性胸罩并没有那么疯狂。]

增加的雌性激素、乳腺癌、男人胸……都来自你在办公室分享的一袋袋贝果。

乳糜泻：减重实验室

正如前面所说，乳糜泻是一种已经被确定与小麦有关的病症。乳糜泻患者得到的建议是把小麦从他们的饮食中剔除，以避免疾病发展过程中会产生的各种各样的可怕并发症。乳糜泻患者的经验能让我们对剔除小麦的效果有什么了解呢？事实上，通过对移除小麦麸质食物的乳糜泻患者进行临床研究，我们可以收集到很多亟待确立的关于减重的重要发现。

内科医生对乳糜泻的不重视，再加上这种病的众多异常表现（如没有肠道症状，却有疲劳或偏头痛），意味着从症状出现到诊断之间有长达11年的平均延误时间。[15,16] 于是乳糜泻患者被确诊时可能已经因为受损的营养吸收系统而发展出严重的营养失调。对于患有乳糜泻的儿童来说尤其如此，相对于同龄人，这些孩子可能既体重不足又发育不良。[17]

一些乳糜泻患者在自己的病因被确认之前都消瘦了下去。哥伦比亚大学2010年对369位乳糜泻患者做了一个研究，这些参与者中64位（17.3%）的 BMI 指数小于等于18.5。[18]（身高162厘米的女性如果 BMI 为18.5，那么她的体重就是105磅，或者对于一位身高177厘米的男性来说，体重就是132磅。）成年累月的营养和热量吸收问题，再加上频繁的腹泻，让很多乳糜泻患者都体重不足、营养不良，并且面临着维持体重的困难。

剔除小麦麸质就能消除毁坏肠黏膜的攻击性介质。一旦肠黏膜再生，人体就能更好地吸收维生素、矿物质，以及热量，而体重也会因为营养的改善而增加。此项研究中记载了体重不足、营养不良的乳糜泻患者在剔除小麦后所发生的体重增长。

由于这个原因，乳糜泻在传统上被看作孩子和瘦弱成年人的劫难。

但是，乳糜泻专家在过去三四十年中观察到，新近被诊断为乳糜泻的患者越来越多地超重或者肥胖。一个记录了最近十年首次被确诊的乳糜泻患者的表格显示，39% 的人在最开始时超重（BMI 为 25 ～ 29.9），而且 13% 的人在最开始时肥胖（BMI ≥ 30）。[19] 根据这个估计，美国超过半数现在被诊断为乳糜泻的患者都处于肥胖或者超重状态。

如果我们只关注在诊断时没有严重营养不良的超重人群，那么乳糜泻患者在剔除小麦麸质后实际上会减掉大量的体重。梅奥诊所和艾奥瓦大学的一项研究跟踪了 215 位剔除小麦麸质的乳糜泻患者，那些开始时肥胖的人在最初 6 个月中就减掉了 27.5 磅。[20] 在刚才提到的哥伦比亚大学的研究中，剔除小麦的方法在一年内把肥胖的出现率砍掉了一半，50% 以上 BMI 为 25 ～ 29.9 的超重者平均减掉了 26 磅。[21] 彼得·格林（Peter Green）医生是哥伦比亚大学的临床病学教授，也是这项研究中的首席胃肠病学家，他推测"不确定是减少的热量还是饮食中的另一种因素"产生了无麸质饮食的减重效果。根据你所了解到的一切，剔除小麦明摆着不就是大幅度减重的原因吗？

针对儿童也有类似的观察。剔除患有乳糜泻的儿童饮食中的小麦麸质后，这些儿童增长了肌肉并且恢复了正常的发育，但是脂肪量仍然低于未患乳糜泻的儿童。[22]（跟踪孩子的体重变化之所以复杂，是因为他们仍然在成长。）另外一项研究显示，50% 患有乳糜泻的肥胖儿童在采用了小麦麸质消除法后接近了正常的 BMI。[23]

这项研究之所以惊人，是因为除了麸质消除法外，乳糜泻患者的饮食并没有受到进一步的限制。这些研究并不是有目的的减重计划，所以只采用了小麦和麸质消除法。项目中不涉及热量计算，也没有分量控制、锻炼，或者任何其他减重方法——只是剔掉小麦。没有碳水化合物或脂肪含量的要求，只是去掉小麦麸质。这意味着有些人甚至在饮食中加入了会导致体重增长的"无麸质"食物（比如面包、纸杯蛋糕，以及饼干）。［我们稍后将会讨论，如果你的目的是减重，那么你就不能用一类增重食物（无麸质食品）来替换另一种增重食物（小麦）。］很多无麸质计划实际上是鼓励人们吃无麸质食物的。即便这是一种有问题的膳食计划，但是结果仍然不变：超重的乳糜泻患者在剔除饮食中的小麦麸质后出现了明显减重的现象。

进行这些研究的调查者虽然也怀疑"其他因素"，但从未提出因为剔除小麦这种能造成大幅度增重的食物而实现减重的可能性。

有趣的是，即使麸质以外的食物并未受到限制，这些患者一旦进入无麸质饮食计划，就会减少大量的热量摄入（与没有进行无麸质饮食计划的人相比）。在无麸质饮食计划中，患者每天平均的热量摄入降低了14%。[24]另一项研究发现，严格遵守麸质剔除法的乳糜泻患者每天比不配合计划并在饮食中保留小麦麸质的患者少摄入了418卡路里。[25]对于一个每天摄入2500卡路里的人来说，这代表热量摄入量减少了16.7%。猜猜这会对体重造成什么影响？

常规关于营养原则的偏见贻害颇深。第一个研究中的调查者把痊愈的乳糜泻患者曾经遵循的饮食称为"不均衡的"，因为无麸质饮食不包含意大利面、面包或者比萨，但包含有更多"错误的天然食品"（是的，他们就是这么说的），比如肉、蛋，以及乳酪。换句话说，研究者们证实了无小麦饮食降低食欲的能力以及从真正的食物中获取热量是有价值的，但没打算继续进行研究，甚至没有意识到自己所做的事。例如，最近一篇由两位德高望重的乳糜泻专家所写的对乳糜泻的全面回顾中，完全没有提到麸质剔除法所带来的减重效果。[26]但是这些结论就在数据里，一清二楚：去掉小麦，就能减掉体重。这些研究中的研究者还倾向于把无小麦、无麸质饮食的减重效果误看作剔除小麦后食物多样性的缺乏，而非因为剔除小麦本身。（正如你将在后面看到的，剔除小麦不会造成食物多样性的缺乏；无小麦生活方式中仍然有许多很棒的食物。）

触发饥饿感的可能是外啡肽的缺乏、胰岛素葡萄糖周期的还原，或者一些其他因素，但是剔除小麦每天确实会减少350～400卡路里热量的摄入——没有针对热量、脂肪、碳水化合物，或者分量的进一步限制。不用换更小的盘子，延长咀嚼时间，或者少食多餐。只是把小麦从你的餐桌上赶走。

我们没有理由相信剔除小麦的减重效果只针对乳糜泻患者。对于麸质敏感人群和不敏感人群，情况亦是如此。

所以正如我在几千位病人身上所观察到的，当我们把剔除小麦的方法外推到没有乳糜泻的人身上时，看到了同样的现象：突然的大幅减重，这和我们在肥胖乳糜泻人群中看到的类似。

甩掉小麦肚

14 天，10 磅。我知道，这听起来就像电视购物节目播放的另一个"快速瘦身"产品，但是我已目睹了一次又一次：剔除所有形式的小麦，就会甩掉好几磅，甚至经常是一天一磅。不需要小花招，不需要定制膳食，不需要特殊配方，不需要"代餐"饮料或者"排毒"养生法。

很明显，这种速度的减重只能维持一段时间，否则你就会变成一堆尘土了。但是初始减重速度可能令人震惊，和你直接进行断食的效果差不多。我发现这个现象很神奇：为什么剔除小麦会产生和断食一样的减重效果？我怀疑这是"葡萄糖－胰岛素－脂肪沉积"周期终止和自然热量摄入减少的综合结果。我在行医的过程中曾见证过一次又一次。

剔除小麦的方法经常是低碳水化合物膳食的一部分。不断积累的临床研究证实了低碳水饮食的减重优势。[27,28] 事实上，低碳水饮食的成功在我看来很大程度上要归功于剔除小麦。剔除碳水化合物，你就不得不剔除小麦。因为小麦主导了现代成人的膳食，去掉小麦就去掉了最大的问题源。（我也见证了低碳水饮食的失败，因为膳食中唯一保留的碳水化合物就是含有小麦的产品。）

糖和其他碳水化合物也算数。换句话说，如果你去掉小麦但是每天喝含糖的苏打、吃巧克力棒和玉米片，就会抵消掉剔除小麦方法的大部分减重效果。但是大部分理性的成年人已经知道，避免加大杯饮料和巧克力冰激凌是减重必不可少的部分。只有小麦看起来是违反直觉的。

在快速全方位减重方面，剔除小麦是一种被严重低估的策略，尤其是对于内脏脂肪来说。我见证过上千次小麦肚的减重效果：剔除小麦后，体重会快速、轻松地下降，经常一年能减掉 50 磅、60 磅、100 磅甚至更多，具体取决于初始超重程度。在我的诊所采用剔除小麦法的最近 30 位患者，其平均减重速度是 5.6 个月 26.7 磅。

剔除小麦方法的神奇之处在于，去除这种激发食欲和成瘾行为的食物会塑造一种你和食物之间的全新关系：你之所以吃东西，是因为你需要它来补充生理能量，不是因为你需要一些奇怪的食品配料来按下食欲"开关"，从而增长食欲和冲动去吃更多东西。你会发现自己在中午时会对午餐兴致寥寥，轻易就能走过超市的面包柜台，眼都不眨一下就能拒绝公司休息室里的甜甜圈。你会与那个无助的、被小麦驱动着想要越来越多食物的自己划清界限。

一切完全说得通：如果你去掉能够触发过激血糖和胰岛素反应的食物，就能去掉饥饿和暂时满足感的循环；如果你去掉成瘾性外啡肽的膳食来源，就会越来越容易满足。

超出的重量消失了，你就会回到生理上的理想体重。你会丢掉肚子上奇怪又难看的游泳圈：跟你的小麦肚说再见。

减了 104 磅，还差 20 磅

当我第一次遇见杰诺时，他长着一张"熟悉"的脸：苍白的脸色、疲倦，几乎有点漫不经心。他身高 178 厘米，重 322 磅，腰带上有一个硕大的小麦肚在晃动。杰诺找到我询问关于冠状动脉预防计划的意见，因为他忧心于自己不正常的心脏扫描"分数"，该"分数"指示出冠状动脉粥样硬化性斑块以及心肌梗死的潜在风险。

不出意料，杰诺的腰围伴随有多个非正常的新陈代谢变化，包括已经达到糖尿病范围的高血糖、高甘油三酯、低 HDL 胆固醇，以及其他几个指标，这些都是造成冠状动脉斑块以及

心肌梗死风险的因素。

虽然他看起来一脸漠然，但不知为何我说动了他。我相信这大概是因为我得到了他的主厨兼采购员（杰诺的妻子）的帮助。他一开始对于剔除所有"健康全谷物"（包括他最爱的意大利面）感到困惑，而且替代食物是他原以为绝不能碰的东西，比如坚果、油类、蛋、奶酪，以及肉类。

6个月后，杰诺回到我的办公室。可以毫不夸张地说，他整个人都变了。机警、专注，而且有微笑，杰诺告诉我，他的生活发生了改变。他不仅减掉了惊人的64磅体重和14英寸的腰围，而且重新获得了年轻的能量，重新想要与朋友们社交、和妻子一起旅行、去户外散步和骑行、睡得更沉，同时他还找回了自己的乐观精神。

而且他也获得了相应的化验结果：血糖处在正常范围，HDL胆固醇翻倍了，甘油三酯从几百毫克降低到了完美的范围。

又过了6个月，杰诺又减掉了40磅，现在他的体重是218磅，他在一年中一共减了104磅。

"我的目标是198磅，那是我结婚时的体重。"杰诺说，"就差20磅了。"他面带微笑地告诉我。

要无麸质，但是不要吃"无麸质"

麸质是小麦的主要蛋白质，而且正如我解释的那样，它是食用小麦产生的一些（虽然不是全部）副作用的原因。麸质是乳糜泻患者肠道发炎受损的罪魁祸首。乳糜泻患者必须小心地避免含有麸质的食物。这意味着他们需要在饮食中剔除小麦，还有大麦、黑麦、斯佩尔特小麦、卡姆小麦，甚至可能包括燕麦。乳糜泻患者总是在寻找小麦制品的仿制品——"无麸质"食物。为了满足他们的无麸质需求，诞生了一整个行业，产品从无麸质面包到无麸质蛋糕和甜点。

但是，很多无麸质食品都是用玉米粉、大米粉、马铃薯淀粉，或者木薯淀粉（从木薯植株中提取的淀粉）来替代小麦面粉。对于想要减掉20磅、30磅或者更多体重的人来说，这是尤其危险的，因为无麸质食物虽然不会触发小麦麸质的免疫反应或神经学反应，但会触发能导致你增重的葡萄糖－胰岛素反应。虽然小麦产品升高血糖和胰岛素的能力比大多数其他食物都要强，但是请记住：用玉米粉、大米粉、马铃薯淀粉，或者木薯淀粉制成的食品属于为数不多的几种比小麦产品提升血糖水平还高的东西。

所以，无麸质食品不是没有问题的。无麸质食品很有可能解释了超重的乳糜泻患者在剔除小麦后仍然无法减重的现象。在我看来，除了偶尔放纵一下，无麸质食品毫无用武之地，因为这些食物的代谢效应无异于吃一碗胶质软糖。

所以，剔除小麦不只是要剔除麸质。剔除小麦意味着剔除小麦的支链淀粉，这种形式的复合碳水化合物提高血糖的程度实际上比食糖和巧克力棒还要高。但是你不会希望用能够快速吸收的碳水化合物（大米粉、玉米粉、马铃薯淀粉，或者木薯淀粉）来替代小麦的支链淀粉。简而言之，不要用能够快速吸收的碳水化合物来替代小麦的热量，因为这类碳水化合物会触发胰岛素和内脏脂肪沉积。如果你采用无麸质饮食的话，也要避免无麸质食物。

在本书的后面，我会讨论小麦去除法的来龙去脉，以及如何在戒除小麦的过程中通过选择健康的替代食物来把控方向。我提供的观点来自第一手的实战经验，来自我见证的几千次的成功。

但是，深入剔除小麦的细节之前，我们先来谈谈乳糜泻。即使你没有罹患这种破坏性的疾病，理解它的成因和治疗仍然能为你提供一个有效的框架，帮助你思考小麦在人类膳食中的角色。除了教给我们减重方面的经验，乳糜泻还可以为没有患这种病症的人提供其他有用的健康视角。

那么就让我们放下肉桂卷，来谈谈乳糜泻吧。

第6章

"你好，肠道。是我，小麦。"小麦与乳糜泻

你可怜、毫无防备的肠道。就在那儿，它每天恪尽职守，把消化了一部分的晚餐残余推过6米长的小肠、1.5米长的大肠，最终生产出占据了退休人员大部分谈话内容的东西。它从不休息，尽忠职守，从不要求加薪或者医保福利。芥末蘸蛋、烤鸡，或者菠菜沙拉全都转化成消化的常见产物，在现代社会中，人们会毫不犹豫地把这些胆红素着色的半固体废物直接冲走。

这时候，闯入了一个扰乱整个快乐系统的东西——小麦麸质。

智人和我们的直接祖先在几百万年的时间里都在食用通过狩猎和采集获得的有限食物，在此之后，小麦进入人类的膳食中，这是近1万年才逐渐发生的事。这段相对短暂的时间（300代）不足以让所有人都适应这种独特的作物。对小麦不适最强烈的证据就是乳糜泻，这是小麦麸质对小肠健康的一种扰乱。还有其他一些对食物不适的例子，比如乳糖不耐受，但是乳糜泻在反应的严重性和表现的差异性上可以说是独树一帜。

即使你没有乳糜泻，我也建议你继续读下去。本书不是一本讲乳糜泻的书，但是说到小麦对健康的影响，就不能不说到乳糜泻。乳糜泻是小麦不耐受的原型，是我们用来对比所有其他形式小麦不耐受的标准。出现乳糜泻的人数也在增长，过去50年中增长了4倍，我相信这个事实反映了小麦本身所经历的改变。你在25岁时没有乳糜泻，不代表你在45岁时就不会得这种病，而且除了肠道功能紊乱之外，这种病越来越多地以各种新的方式出现。所以即使你的肠道非常健康，比起你祖母成功的通便故事来也毫不逊色，但你也无法确定其他身体系统是否受到了类似乳糜泻的影响。

要想华丽地描述乳糜泻患者的标志性腹泻问题就要从古希腊物理学家亚里士多德开始，他建议乳糜泻患者进行断食。随后的几个世纪中并不缺乏各种各样的理论，试图解释乳糜泻患者为什么要承受顽固的腹泻、腹痛，以及营养不良问题。由此产生出很多无用的疗法，比如蓖麻油法、频繁地灌肠，以及只食用烤过的面包。有些治疗方法获得了一定程度的成功，包括19世纪80年代塞缪尔·吉（Samuel Gee）的只含贻贝的饮食计划，以及西德尼·哈斯（Sidney Haas）"每天8个香蕉"的饮食计划。[1]

乳糜泻和食用小麦之间的联系最早是由荷兰儿科医生威廉-卡雷尔·迪克（Willem-Karel Dicke）建立的。这个发现来自一位乳糜泻患儿母亲的偶然观察，她发现当她不喂儿子吃面包后，孩子的疹子有所改善，这个现象让迪克医生第一次产生了怀疑。第二次世界大战即将结束时出现了食物短缺时期，当时面包变得甚为稀缺，而迪克见证了儿童乳糜泻症状的改善，只有在瑞士的救济飞机把面包投放到荷兰后病情才发生了恶化。迪克医生随后仔细测量了孩子们的发育和粪便脂肪含量，最终确认小麦、大麦以及黑麦中的麸质是这种危及生命的病症的根源。移除麸质所带来的治疗效果在极大程度上改良了香蕉贻贝食疗法。[2]

虽然乳糜泻不是小麦不耐受最常见的表现形式，但它为小麦在遇到毫无准备的人类肠道时的所作所为进行了生动且让人印象深刻的描绘。

乳糜泻：小心万能的面包屑

乳糜泻是一个严重的问题。不可思议之处在于，这样一种使人衰弱并潜在致命的疾病竟然是由一块小小的、貌似无害的面包屑或面包丁引发的。

约 1% 的人无法耐受小麦麸质，即使少量也不行。把麸质喂给这些人，小肠黏膜（也就是把初期粪便与你身体的其他部位分离开来的纤弱屏障）就会被损坏。于是这些人就会发生腹痛、腹泻，以及出现漂浮在马桶中的黄色粪便（因为脂肪未消化）。如果放任这种情况不管，几年后乳糜泻患者就会无法吸收营养、体重减轻，并且出现营养缺乏问题，比如缺乏蛋白质、脂肪酸，以及维生素 B_{12}、维生素 D、维生素 E、维生素 K、叶酸、铁和锌。[3]

损坏的肠道黏膜会让小麦中各种各样的成分进入它们本不该进入的地方，比如血流中，诊断这种病症的一个现象就是：血液中出现抵抗醇溶蛋白（麸质的成分之一）的抗体。这种症状还会导致身体产生抵抗受损肠道黏膜本身的抗体，比如转谷氨酰胺酶和肌内膜，这两种肠道肌肉蛋白还会为乳糜泻诊断的另外两种抗体检查，即转谷氨酰胺酶抗体和肌内膜抗体提供基础。通常栖居于肠道内、原本"友好"的细菌也被允许把自己的产物送入血液中，从而启动另外一个范围的非正常炎症和免疫反应。[4]

直到几年前，乳糜泻仍被认为是仅仅影响几千分之一人口的稀有疾病。随着诊断方式的发展，这种病出现在人群中的概率提升到了 1/133。直系亲属中患有乳糜泻的人罹患这种病的可能性是 4.5%。具有疑似肠道症状的人的概率则达到了 17%。[5]

正如我们将要看到的那样，不仅更好的诊断测试发现了更多的乳糜泻病症，而且这种疾病本身的发病率也提高了。尽管如此，乳糜泻仍然是一个隐藏得很深的秘密。在美国，有 1/133 的人（相当于 200 万人）罹患乳糜泻，但是只有不到 10% 的人知道自己有病。180 万美国人不知道自己患有乳糜泻的原因之一就是，它是"伟大的模仿者"（这是以前授予梅毒的称号），能以多种不同的方式表现自己。虽然50%的患者在一段时间后会经历典型的腹痛、腹泻，以及体重下降，但是另外一半人则表现为贫血、偏头痛、关节炎、神经学症状、不育、身材矮小（儿童）、抑郁、慢性疲劳，或其他各种各样乍看之下似乎和乳糜泻毫无关系的症状和失调。[6]还有一些人，这种病可能不会导致任何症状，但是会在其晚年以神经功能缺损、失禁、痴呆或胃肠癌的形式显现。

乳糜泻显现自身的方式也在改变。直到20世纪80年代中期，儿童在2岁前被诊断的依据通常是"发育停滞"（体重降低、发育不良）、腹泻，以及腹胀。最近，儿童被诊断为乳糜泻更有可能是因为贫血、慢性腹痛，或者没有任何症状，而且诊断通常发生在8岁之后。[7,8,9]在加拿大埃伯塔省埃德蒙顿市的斯托勒里儿童医院进行的一次大型临床研究中，被诊断患有乳糜泻的儿童在1998～2007年增长了11倍。[10]有趣的是，在医院进行抗体检测后并未显示出任何乳糜泻症状的儿童中，有53%在采用麸质消除法后反映自己感觉更好了。

乳糜泻的类似变化也出现在成人身上，更少有人抱怨腹泻和腹痛的"经典"症状，更多的人被诊断为贫血，更多人抱怨像疱疹样皮炎和过敏这样的皮疹，而且更多人没有显示出任何症状。[11]

研究者们对乳糜泻为什么可能发生改变或发病率为什么升高没有达成共识。当今最流行的理论是：更多的母亲在进行母乳喂养。（是的，我也笑了。）

很多乳糜泻变化的外在表象肯定可以归功于广泛应用的诊断辅助手段：抗体血液化验。但是疾病本身似乎也在发生着根本性的改变。乳糜泻外在表象的变化是否可能源自小麦本身？这可能会让矮杆小麦的开发者诺曼·博洛格博士气得爬出坟墓，但是有数据显示，小麦中的某种东西确实在过去的50年中发生了改变。

梅奥诊所进行的一项有趣的研究为半个世纪前的美国居民乳糜泻发生率提供了一份独特的样本，没有什么方式能比这份样本更接近于时间机器给我们的回答了。研究者们获得了 50 年前为链球菌感染研究而抽取并冷冻至今的血样。冷冻血样是在 1948 ～ 1954 年从美国怀俄明州的沃伦空军基地的 9000 名男性新兵身上收集的。在确定了长期冷冻血样的可信性之后，他们开始对血样进行乳糜泻标记（转谷氨酰胺酶抗体和肌内膜抗体）的测试，并将结果和两个现代组的血样进行比对。研究者选取的现代"控制"组包含 5500 个出生年份和当年新兵类似的男性，从 2006 年开始抽取血样（平均年龄 70 岁）。第二个控制组包含 7200 个和空军新兵抽血时年龄类似的男性（平均年龄 37 岁）。[12]

虽然非正常乳糜泻抗体标记出现在 0.2% 的空军新兵中，但是有 0.8% 出生年份类似的人和 0.9% 的现代年轻人带有非正常乳糜泻标记。结果指出，从 1948 年开始，美国男性随着年龄增长而出现乳糜泻的概率增长了 4 倍，并且在现代男性中出现乳糜泻的概率也增长了 4 倍。（女性的发生率可能会更高，因为女性的乳糜泻发生率要高于男性，但是所有初始研究中的新兵都是男性。）带有阳性乳糜泻标记的新兵在提供血样之后的 50 年中的死亡概率也是其他人的 4 倍，通常死于癌症。

我问这项研究的首席研究员约瑟夫·默里（Joseph Murray）医生，他是否预期到乳糜泻发生率的明显升高。"不。我最初的假设是乳糜泻一直都在那里，而我们只是没有发现它。虽然这在一定程度上是事实，但是数据告诉了我另外一件事：这种病真的正在增多。显示出乳糜泻首次发生在老年患者身上的研究支持了这项指控：某种东西（而不只是婴儿喂养方式）正在影响着所有年龄段的人。"

一组芬兰的研究者进行了一项结构类似的研究，该研究隶属于一个更大的项目，该项目致力于记录随着时间推移而发生的健康变化。7200位超过 30 岁的芬兰男性和女性在 1978 ～ 1980 年为测试乳糜泻标记提供了血样。20 年后，2000 ～ 2001 年，另外 6700 位同样 30 岁以上的芬兰男性和女性提供了血样。在测量了两组人的转谷氨酰胺酶抗体和肌内膜抗体水平之后，研究者发现，非正常乳糜泻标记的频率从早期参与者的 1.05% 升高到了 1.99%，几乎翻了一倍。[13]

给抗体命名

现在有三组应用甚广的血液检查可以诊断出乳糜泻或者至少明确显示出针对麸质的免疫反应已经被触发。

抗麦胶蛋白抗体。短命的 IgA 抗麦胶原蛋白抗体和长命的 IgG 的抗麦胶蛋白抗体经常被用作乳糜泻的筛查。虽然应用广泛，但是这种方法不太可能诊断出所有患者，它的诊断失败率为 20%～50%。[14]

转谷氨酰胺酶抗体。肠道黏膜的麸质损伤暴露出了触发抗体形成的肌肉蛋白。转谷氨酰胺酶就是这样一种蛋白。我们可以在血流中测量到这种蛋白的抗体，而且可以用这种抗体来评估正在发生的自身免疫反应。与肠道组织切片检查相比，转谷氨酰胺酶抗体测试能鉴定出 86%～89% 的乳糜泻病例。[15,16]

肌内膜抗体。和转谷氨酰胺酶抗体检查一样，肌内膜抗体可鉴别出另外一种能够触发抗体反应的肠组织蛋白。这种检查出现在 20 世纪 90 年代中期，是最准确的抗体检查，能够鉴定出超过 90% 的乳糜泻病例。[17,18]

如果你已经与小麦划清了界限，那么请注意，这些测试结果可以在几个月之内变成阴性，并且几乎肯定可以在 6 个月之后变成阴性或者有所减少。所以只有对现在还在食用小麦产品或者最近刚刚停止食用小麦产品的人来说，测试结果才会有价值。幸运的是，我们还有其他一些可选的检查。

HLA DQ2、HLA DQ8。这些不是抗体，而是人类白细胞抗原（human leukocyte antigens，HLA）的基因标记，如果存在的话，其携带者就更有可能患上乳糜泻。超过 90% 通过肠道组织切片检查确诊患有乳糜泻的人都携带两种 HLA 标记中的一种，最常见的是 DQ2。[19]

悖论在于：40% 的美国人口携带能使携带者具有乳糜泻倾向的 HLA 标记中的一种（或许还有抗体标记），但是这些人没有表现出任何症状或其他免疫系统紊乱的迹象。然而，后者在采用麸质消除法后也出现了健康情况的改善。[20] 这意味着小麦麸质对非常大的一部分人有潜在影响。

直肠挑战。这并非一个新的电视游戏节目，而是一种测试，需要把麸质样本放进直肠，然后观察是否会产生炎症反应。虽然这种方法非常准确，但是长达 4 小时的测试在实施上的困难使它的可用性受到了限制。[21]

小肠组织切片检查。通过内窥镜进行的空肠（小肠最上面的部分）活组织检查是度量所有其他测试的"金本位"。优势在于，这种诊断得出的结论置信度很高。劣势在于，需要内窥镜检查和活组织检查才能完成。

在出现可能症状（如慢性腹痛和腹泻）并且抗体检查提示乳糜泻的可能性时，大部分胃肠病学家会建议患者做小肠组织切片检查来确诊。但是一些专家认为（而且我也认同），抗体检查（比如肌内膜抗体检查）越来越高的可靠性可能已经让肠道组织切片检查变得不那么重要，甚至可能已经完全没有必要了。

大部分乳糜泻专家倡议从肌内膜（或者还有转谷氨酰胺酶）检查开始，如果检查结果呈阳性，接下来再做肠道组织切片检查。偶尔出现极强的乳糜泻症状表征但是抗体检查为阴性时，他们仍然会考虑让患者做肠道组织切片检查。

传统思维认为，如果一个或多个抗体检查显示不正常，但是肠道组织切片乳糜泻检查呈阴性，那么麸质消除法就是没有必要的。我认为这真是大错特错，因为很多这些所谓的麸质敏感者或潜在乳糜泻患者要么会在一段时间后患上乳糜泻，要么会产生乳糜泻的其他一些表现，比如神经功能缺损或类风湿性关节炎。

另一种观点是，如果你认可从饮食中去掉小麦（以及其他麸质来源，如黑麦和大麦）的概念，那么检查可能就是没有必要的。只有在严重的症状下或潜在的小麦不耐受信号出现时才有必要进行检查，而且病历对于排除其他可能病因来说也很有帮助。知道自己携带乳糜泻的标记可能还会增强你严格遵守无麸质饮食的决心。

于是我们有了很好的证据可以证明乳糜泻（或者至少是麸质的免疫标记）的明显增长并不只是因为有了更好的检验方式：疾病本身的发生率增加了，在过去 50 年中增长了 4 倍，在过去 20 年中增长了 2 倍。更糟糕的是，与乳糜泻共同增长的还有 1 型糖尿病、自体免疫疾病（比如多发性硬化和克罗恩病），以及过敏症。[22]

越来越多的证据指出，与现代小麦所带有的麸质的更多接触至少能解释乳糜泻发生率升高的一部分原因。荷兰的一项研究对比了 36 个现代小麦品种和 50 个 100 年前的小麦品种的代表。通过寻找触发乳糜泻的麸质蛋白结构，研究者们发现，引发乳糜泻的麸质蛋白在现代小麦中的基因表达水平更高，而未引发乳糜泻的蛋白则表达得更少。[23]

简而言之，虽然乳糜泻通常出现在抱怨体重减轻、腹泻，以及腹痛的人群当中，但是在 21 世纪，无论你既肥胖又便秘，还是既苗条又通畅，都仍然可能患上这种疾病。而且你比你的祖父母患病的可能性要大。

虽然对于葡萄酒和贷款来说，20 ~ 50 年可能是一段很长的时间，但是对于人类的基因改变来说非常短暂。两项记录乳糜泻抗体增加的研究时间（一项在 1948 年，一项在 1978 年）也对应着现在占据全世界大部分农场的小麦类型（具体来说就是矮杆小麦）的变化时间。

连蛋白：小麦是怎么挤进血流中的

小麦麸质的醇溶蛋白（存在于所有类型的小麦中，从松软的切片面包到最粗糙的有机多谷物面包）具有独特的能力，能让你的肠道变得"可渗漏"。

肠道本不应该可以自由渗漏。你已经知道人类的肠道是各种各样奇怪东西的归宿，你每天早上在马桶上例行"公事"时，就能看到很多。从火腿三明治或意大利辣香肠比萨，到你身体成分的神奇转化（残余被丢弃）真的很令人着迷。但是这个过程需要经过严格的管理，在消化过程中，肠道应该只允许食物和液体中被选中的成分进入血液中。

如果各种讨厌的混合物误入血液中会怎么样？其中的一个不良反应就是自身免疫，即身体的免疫反应被"哄骗"后激活并且攻击正常器官，比如甲状腺或关节组织，于是就会产生自身免疫性疾病，比如桥本甲状腺炎以及类风湿性关节炎。

所以，管理肠道的渗漏性是排在脆弱肠壁上的细胞的根本功能。最近的研究指出，正是小麦醇溶蛋白触发肠道分泌了一种叫作连蛋白（zonulin）的蛋白质，而醇溶蛋白正是肠道渗漏性的管理者。[24] 连蛋白有拆解紧密连接（tight junetion，是肠细胞之间通常安全的屏障）的特殊效果。当醇溶蛋白触发连蛋白分泌时，肠道的紧密连接就被破坏了，而有害的蛋白（如醇溶蛋白）和其他小麦蛋白碎片进入了血液中。能够激发免疫反应的淋巴细胞，如 T 细胞，随后被触发并开始抵抗各种"自身"蛋白的发炎进程，接下来发生的是由小麦麸质和醇溶蛋白引发的症状，诸如乳糜泻、甲状腺疾病、关节病，以及哮喘。醇溶蛋白类似于一把能打开任何门的万能钥匙，会让有害的闯入者进入它们本不该去的地方。

除醇溶蛋白之外，很少有东西能够拥有如此这般破坏肠道的开锁天赋。触发连蛋白并破坏肠道渗漏性的其他因素包括能够导致霍乱和痢疾的致病因子。[25] 当然，区别在于你因为消化受到排泄物感染的食物或水而患上霍乱或阿米巴肠病，而因为吃包装精美的椒盐脆饼或恶魔纸杯蛋糕而患上了小麦疾病。

没准你还想得痢疾呢

在你读过了乳糜泻的一些长期潜伏效果后，可能还希望自己得痢疾呢。关于乳糜泻的传统概念围绕着腹泻而存在：没有腹泻，就没有乳糜泻。事实并非如此。乳糜泻不只是腹泻的肠道病症，它可以延伸到肠道以外，并且以很多其他不同的方式展示自己。和乳糜泻有关疾病的广度着实令人惊叹，从儿童（1型）糖尿病到痴呆，再到硬皮症。

这些关联也是我们了解最少的。所以我们也不清楚麸质敏感性的预期（移除所有麸质）是否会（比如说）减少或消除儿童糖尿病的发展——这确实是一个吸引人的前景。这些病症（比如乳糜泻）在测试各种乳糜泻抗体标记时都呈阳性，而且它们都是由免疫和炎症现象所触发的，而这些现象正是因为遗传易感性（HLA DQ2 和 HLA DQ8 标记的存在）以及接触麸质引发的。

和乳糜泻相关的病情最麻烦的地方之一就是腹腔肠道的症状可能不会表现出来。换句话说，乳糜泻患者可能患有神经功能缺损，如失去平衡或痴呆，但没有诸如腹痛、腹泻或者体重减轻这样的特征。缺少肠道症状的明显迹象也可能意味着正确诊断的数量少之又少。

这到底是不是乳糜泻？一个真实的故事

我来告诉你关于温蒂的故事。

有十多年的时间，温蒂一直无望地在和溃疡性结肠炎做斗争。她是一位36岁的学校老师，也是三个孩子的母亲，她长期忍受着腹痛、腹泻，以及频繁的便血，所以不得不偶尔进行输血。她需要忍耐三种结肠镜检查并需要服用三种处方药来控制病情，包括有剧毒的甲氨蝶呤，这种药也被用来进行癌症治疗和药物流产。

我之所以遇见温蒂，是因为与此无关的关于心悸的小抱怨，由于病情属良性，所以她不需要接受具体的治疗。但是她告诉我，因为她的溃疡性结肠炎对药物没有反应，所以胃肠医生建议她通过回肠造口术把结肠切除。回肠造口术指的是在腹部表面为小肠（回肠）开一个孔口，这个孔口的作用是连上袋子来容纳持续排出的粪便。

　　听了温蒂的病史之后，我鼓励她尝试麸质消除法。

　　"我真的不知道是否会奏效。"我告诉她，"但因为你面临的是结肠切除和回肠造口术，所以我觉得你应该试一试。"

　　"但是为什么？"她问道，"我已经检查过乳糜泻，而医生说我没有这种病。"

　　"是的，我知道。但是你这么做也没什么损失。尝试4个星期。你就知道自己是否有反应了。"

　　温蒂心存疑虑，但是答应尝试一下。

　　3个月后她回到我的办公室，我没看见回肠造口袋。"怎么样了？"我问。

　　"首先我减了38磅。"她把手放到腹部指给我看，"而且我的溃疡性结肠炎几乎消失了。不再腹痛或者腹泻。我什么药都不吃了，除了美沙拉嗪（这是阿司匹林的一种衍生物，经常被用来治疗溃疡性结肠炎）。我感觉真的很棒。"

　　从那一年开始，温蒂开始小心地避免小麦和麸质，同时也不再服用美沙拉嗪，症状没有回来。治愈了。没错，治愈了。没有腹泻，没有便血，没有腹痛，没有贫血，没有更多的药，也没有回肠造口术。

　　那么如果温蒂的结肠检查没有发现乳糜泻抗体，但她对麸质消除法有反应（确切来说是被其治愈了），那么我们应该把这种病叫作什么？我们应该称其为抗体阴性乳糜泻还是抗体阴性小麦不耐受？

　　把温蒂这样的病症归到乳糜泻的范畴内存在着很大的风险。这几乎使她丢了结肠，并且承受伴随一生的、与结肠切除有关的健康问题，更别提带着回肠造口袋的尴尬和不便了。

　　虽然温蒂的病症对麸质消除法有着超乎寻常的反应，但是还没有任何简洁的名字可以描述这种病。温蒂的经历让我们看到这个世界上有很多未知的小麦敏感症，其中的很多病症是如此具有破坏性，然而治疗方法又是如此简单。

与其称其为没有肠道病状表现的乳糜泻，更准确的说法应该是免疫介导麸质不耐受。但是因为这些由麸质敏感性而产生的非肠道病情最初是根据拥有与肠乳糜泻相同的 HLA 和免疫标记而被鉴别出来的，所以按照惯例，它应该被称作"潜伏"乳糜泻或者不涉及肠道的乳糜泻。我预测，随着医学界逐渐意识到免疫介导麸质不耐受的意义要比乳糜泻大得多，我们未来将会给这种病起一个类似于"免疫介导麸质不耐受"这样的名字，而乳糜泻只是其中的一个亚型。

与乳糜泻有关的病症（即免疫介导麸质不耐受）包括以下几种。

⊙ **疱疹样皮炎**——这种标志性的皮炎是乳糜泻或免疫介导麸质不耐受中比较常见的表征。疱疹样皮炎是一种发痒、带有肿块的皮疹，经常出现在肘部、膝盖或背部。这种皮疹在剔除小麦后就会消失。[26]

⊙ **肝病**——与乳糜泻有关的肝病可以表现为很多形式，从肝脏检查的轻微异常到慢性活动性肝炎、原发性胆汁性肝硬化，再到肝癌。[27] 正如其他形式的免疫介导麸质不耐受一样，对肠道的影响以及类似腹泻这样的症状经常不会出现，虽然肝脏也是消化系统的一部分。

⊙ **自身免疫性疾病**——这类疾病和针对各种器官的免疫攻击有关，在乳糜泻患者中更常见。乳糜泻患者更容易罹患风湿性关节炎、桥本甲状腺炎、结缔组织病（比如红斑狼疮、哮喘、炎症性肠病，包括溃疡性结肠炎和克罗恩病），同时还有其他炎症性失调和免疫失调。风湿性关节炎是一种用消炎药来医治的痛苦而有损外形的关节炎，有证据显示，这种病在麸质消除法的作用下会得到改善，甚至偶尔会发生彻底痊愈。[28] 乳糜泻患者罹患炎症性肠病、溃疡性结肠炎和克罗恩病的风险尤其高，发生率为非乳糜泻患者的68 倍。[29]

⊙ **1 型糖尿病**——患有 1 型糖尿病的儿童同时携带乳糜泻抗体标记的概率超乎寻常地高，他们罹患疾病的风险比正常人高出 20 倍。[30] 我们尚不清楚是不是小麦麸质引发了糖尿病，但调查者怀疑 1 型糖尿病的一个亚型是由患者接触麸质引发的。[31]

⊙ **神经功能缺损**——我们在本书的后面会详细讲解这些和接触麸质有关的神经类病症。人群中的乳糜泻标记者罹患运动失调（平衡性和协调性缺失）和周围神经病变（腿部感觉和肌肉控制缺失）的概率异乎寻常地高（50%），两种病的起因无法用其他理由来解释。[32] 甚至还有一种叫作"麸质脑病"的可怕疾病，其典型特征是脑损伤，具体表现为头痛、运动失调，以及痴呆，最终甚至有致命的危险。我们通过磁共振成像可以看到患者大脑白质的异常情况。[33]

⊙ **营养缺乏**——缺铁性贫血在乳糜泻患者中非常常见，它影响了 69% 的患者。维生素 B_{12}、叶酸、锌，以及脂溶性维生素 A、维生素 D、维生素 E，以及维生素 K 的缺乏也很常见。[34]

除了上述这些病症，实际上还有几百种与乳糜泻或者免疫介导性麸质不耐受（或者两者皆有）相关的病症，虽然这些病没有那么常见。

有记录显示，麸质介导性反应会影响人体中的每个器官，一个也不会放过。眼睛、大脑、鼻窦、肺、骨骼……凡是你能说出来的，无不受到麸质抗体的影响。

简而言之，食用麸质所产生的后果，其影响范围之广令人难以置信。它可以影响到任何年龄段人的任何器官，它展现自身的方式比泰格·伍兹的情人还要多。仅仅把乳糜泻当作腹泻（很多诊所就是这样处理的）是一种极为危险的，甚至有潜在致命性的过分简化处理。

小麦与蹦极

就像攀登冰岩、山地滑板，以及蹦极跳一样，食用小麦也是极限运动。小麦是一种自身就带有长期死亡率的普通食物。

有些食物，比如贝类和花生，可能会激活严重的过敏反应（例如荨麻疹或过敏性反应），对于易感人群来说，这些反应是很危险的，而且在少数情况下甚至可能是致命的。但小麦是一种被发现（在长年食用的人当中）自身带有可测量死亡率的普通食物。在一项跨度为 8.8 年的大型研究中，乳糜泻患者和抗体呈阳性的非乳糜泻患者的死亡率比普通人要高出 29.1%。[35]

因为接触小麦麸质而导致的最高死亡率出现在 20 岁及以下的年龄组，紧随其后的是 20 ～ 39 岁的年龄组。而且 2000 年以后，所有年龄组的死亡率都有所增加；小麦麸质抗体呈阳性但不患有乳糜泻的人的死亡率比 2000 年之前翻了一倍。

青椒不会造成长期死亡率，南瓜、蓝莓和奶酪也不会，但是小麦会。而且就算你没有乳糜泻的症状，这种情况也会发生。可小麦是美国农业部鼓励我们吃的。我个人认为对于 FDA（现在也管理着烟草）来说，给含有小麦的食品添加警示不会比给香烟添加警示更离谱。

想象一下以下情景。

卫生局局长的警告：*所有形式的小麦消费都会对健康造成严重的威胁。*

2010 年 6 月，FDA 通过了一项规定，要求烟草生产商去掉香烟包装上具有欺骗性的"轻型""柔和"，以及"低度"字样，因为这些香烟和任何其他香烟一样有害。如果能看见类似的规定，强调小麦就是小麦（无论是"全谷物""多谷物"，还是"高纤维"）难道不是很有趣吗？

我们大西洋彼岸的朋友发布了一个关于 800 万英国居民的惊人分析，他们鉴定出超过 4700 人患有乳糜泻，并将每个乳糜泻患者和 5 个对照目标相比较。随后研究人员在接下来的 3 年半时间里观察了所有参与实验的乳糜泻患者，并试图寻找各种癌症的迹象。在观察期间，有 30% 患有乳糜泻的参与者表现出了罹患某种癌症的更高可能性，并且每 33 个乳糜泻患者中就有一位患上了癌症，要知道这还是在观察区间相对较短的情况下。出现的大部分癌症是胃肠道恶性肿瘤。[36]

　　对超过 1.2 万名瑞典乳糜泻患者的观察显示出类似的高出普通人30% 的胃肠道恶性肿瘤风险。参与者的数量之多揭示了胃肠道恶性肿瘤能够发展出的疾病种类之广，这些疾病包括恶性小肠淋巴瘤以及喉癌、食道癌、大肠癌、肝胆系统（肝脏和胆管）癌、胰腺癌。[37] 在将近 30 年的时间里，调查者积累的数据显示，瑞典乳糜泻患者的死亡率是非乳糜泻患者的两倍。[38]

　　你应该能回想起"潜伏"乳糜泻意味着测试结果显示一个或多个乳糜泻抗体呈阳性，但内窥镜检查和活组织检查没有发现肠道炎症的迹象——这就是我说的免疫介导麸质不耐受。在大约 8 年间对 2.9 万名乳糜泻患者的观察证明，对于那些患有"潜伏"乳糜泻的人来说，他们罹患致命癌症、心血管疾病，以及呼吸道疾病的概率要比普通人高出30% ～ 49%。[39] 疾病可能是潜伏的，但没有沉寂。它们活跃得很。

　　如果乳糜泻或者免疫介导麸质不耐受没有被诊断出来，小肠的非霍奇金淋巴瘤就会造成一种非常难以治疗甚至可能致命的病症。乳糜泻患者罹患这种癌症的风险能达到非乳糜泻患者的 40 倍。在移除麸质的 5 年后，风险会回归到正常水平。没有避开麸质的乳糜泻患者罹患淋巴瘤的风险是普通人的 77 倍，罹患口腔癌、喉癌和食道癌的风险则高22 倍。[40]

　　我们来看看这个：小麦会导致乳糜泻或免疫介导麸质不耐受，或者两者皆有，没有获得这两种病的足够诊断的人多得难以想象，只有 10%的乳糜泻患者知道自己患病。也就是说，有 90% 的人毫不知情。癌症并不是多么罕见的后果。没错，小麦会致癌。而且它经常会在毫无防备的人身上导致癌症。至少当你从一座桥上蹦极跳下去、悬在 60 米长的绳子末端时，你知道自己在做什么。但是吃"健康全谷物"……谁会想到这会让蹦极看起来就像儿童的跳房子游戏一样安全呢？

不要带着唇彩吃圣餐饼

即便知道食用麸质食物会带来痛苦，甚至严重的后果，而避免小麦产品看起来像是一件简单的事，但是乳糜泻患者还在为此而感到苦恼。小麦已经变得无处不在，它经常被添加到加工食品、处方药，甚至化妆品中。小麦变成了惯例，而非例外。

如果你要吃早餐，就会发现早餐食品简直就是小麦的重灾区。煎饼、华夫饼、法式吐司、麦片、英式玛芬、贝果、吐司……还剩下什么？想吃零食吗？你很难发现不含小麦的食品——肯定不包括椒盐脆饼、咸饼干，或者曲奇。服用一种新药时，你可能会因为一片药里少量的小麦而引发腹泻和腹痛。拆开一条口香糖，避免口香糖发黏的面粉会引发不良反应。如果你要刷牙，可能会发现牙膏中就有面粉。涂上唇膏，你舔嘴唇时就会不经意咽下水解小麦蛋白，紧接着就会发生咽喉刺激和腹部疼痛。在教堂，吃圣餐就意味着吃华夫饼……因为它是小麦做的！

对于某些人来说，几块面包屑中所含的微量小麦麸质或者夹在指甲缝中的含有麸质的护手霜就足以引发腹泻和腹痛。懈怠地回避麸质可能会造成可怕的长期后果，比如小肠淋巴瘤。所以乳糜泻患者就成了餐馆、超市，以及药店里的讨厌鬼，他们必须不停地询问产品是不是无麸质的。通常来说，薪资极低的销售员或者加班过度的药剂师也对此一无所知。给你上裹了面包屑的炸茄子的19岁服务员通常不知道，也不在乎无麸质是什么东西。朋友、邻居，以及家庭会把你看作奇怪的人。

于是乳糜泻患者就需要时刻小心任何含有小麦或者其他麸质源（比如黑麦和大麦）的食物。但令乳糜泻社区感到沮丧的是，在过去的几年中，含有小麦的食品和产品的数量进一步增加了，这反映出人们对这种病症的严重性和高发性的认知缺乏，以及"健康全谷物"正在变得越来越流行的事实。

乳糜泻社区在帮助乳糜泻患者的过程中，为他们提供了一些资源。乳糜泻协会（The Celiac Society，www.celiacsociety.com）提供了无麸质食物、餐馆，以及生产商的清单和搜索特征。乳糜泻基金（The Celiac Disease Foundation，www.celiac.org）是一个展示新兴科学的好地方。但是存在一个风险：一些乳糜泻机构会通过推广无麸质产品获得收入，而这就造成了一个潜在的饮食危害，即有些食物虽然无麸质，但是扮演着"垃圾碳水化合物"的角色。话说回来，这些机构提供的很多资源和信息还是很有用的。口炎性腹泻协会（The Celiac Sprue Association，www.csaceliacs.org）是最草根的组织，却也是最不商业化的。它维护了一个清单并且组织了地区性互助团体。

"简版"乳糜泻

虽然乳糜泻只影响了美国 1% 的人口，但是有两种常见的肠道病症影响了更多的人：肠易激综合征（irritable bowel syndrome，IBS）和胃酸反流（当食道炎症出现时也叫作反流性食管炎）。这两种情况都能代表乳糜泻的初级形式，也就是我所说的"简版"乳糜泻。

虽然 IBS 频繁出现，但它是一种没有被很好理解的病症。这种病的症状包括腹痛、腹痛，以及腹泻或稀便（与便秘交替出现），根据该病的不同定义，它影响了美国 5% ～ 20% 的人口。[41] 你可以把 IBS 想成一个困惑的肠道，它遵循着一个不循规蹈矩的混乱脚本。一次又一次的内窥镜检查和结肠镜检查经常会上演。因为 IBS 患者没有出现可见的异常状况，所以医生经常忽略或用抗抑郁药来治疗这种病。

当胃酸因为松弛的食管括约肌而被允许返回食管时，就会发生胃酸反流，这个环形阀的本来目的是把胃酸限制在胃里。因为食管并不具备耐受酸性胃内容物的能力，所以胃酸在食管中发挥的作用就像它对车漆的作用一样：溶解。胃酸反流经常以普通的胃灼热症状出现，伴随有嘴后部的一点苦味。

这些病症中的每一种都有两个大体分类：乳糜泻标记呈阳性的 IBS 和胃酸反流，以及乳糜泻标记不呈阳性的 IBS 和胃酸反流。IBS 患者有

4% 的可能性会在测试一个或多个乳糜泻标记时呈阳性。[42] 胃酸反流患者有 10% 的可能性会在测试乳糜泻标记时呈阳性。[43]

反过来看，55% 的乳糜泻患者具有类似 IBS 的症状，7% ~ 19% 的人具有胃酸反流的症状。[44,45,46] 有趣的是，75% 的乳糜泻患者在剔除小麦后，胃酸反流的情况得到了改善，而没有剔除小麦的非乳糜泻患者在一个疗程的抑制胃酸药物治疗（但是仍然食用麸质）后几乎总会复发。[47]

有可能是小麦吗？

剔除小麦，胃酸反流就会改善，IBS 的症状也会减轻。不幸的是，虽然调查者已经开始怀疑麸质对非乳糜泻患者的 IBS 和胃酸反流的影响，但是这种影响尚未被量化。[48] 我亲自见证了几百次，在把麸质从患者的饮食中移除后，其 IBS 和胃酸反流的症状完全或部分缓解了，无论乳糜泻标记是否异常。

让乳糜泻还你自由

乳糜泻是一种永久性疾病。即使剔除麸质很多年以后，如果再次接触麸质，乳糜泻或其他形式的免疫介导性麸质不耐受仍然会马上出现。

因为对乳糜泻的敏感性至少有一部分是遗传决定的，所以它不会随着健康的饮食、锻炼、减重、营养补充品、药物、日常灌肠、治疗石，或对你岳母的道歉而消失。只要你是人类而且无法和其他有机体交换基因，这种病就会一直存在。换句话说，你终生患有乳糜泻。这就意味着哪怕偶尔接触麸质，即使像腹泻这样的症状没有马上出现，乳糜泻患者或对麸质敏感的人也会受到健康影响。

即使你患有乳糜泻也不意味着世界末日。没有小麦，食物也可以是美味的，甚至会更好。伴随小麦和麸质消除法的一个很重要，但是没有得到足够重视的现象是：无论是否患有乳糜泻，你都会更加欣赏食物。之所以吃东西，是因为你需要养分，并且你享受食物的味道和质感。你不会再被小麦所引发的那种不可控的隐秘冲动驱使。

不要把乳糜泻看作一种负担，而要把它看作一种解放。

第 7 章

糖尿病的国度：小麦和胰岛素抵抗

我已经击中了它的要害，把它打倒在地，并且正视它。现在就让我们来直视这个被称作糖尿病的东西。

"骨头汤俱乐部的总统"

我是在新泽西州的海瓦瑟湖镇长大的，当时我母亲总是指着某个人，说他是"骨头汤俱乐部的总统"。这个名称是我母亲送给一些当地人的，这些人自认为是镇上的重要人物，虽然这是一个仅有 5000 人口的小镇。举个例子，有一次，我母亲的一个朋友的丈夫一直在喋喋不休地唠叨，只要他当选了总统，就会如何解决这个国家所面临的所有问题——尽管他当时还处于失业状态，两颗门牙还丢了，而且在过去的两年里因为酒驾被逮捕了两次。所以，我母亲亲切地任命他为"骨头汤俱乐部的总统"。

同样，小麦也是一个不怎么样的团体的带头人，是所有碳水化合物中最不好的一种，它还最有可能使我们患糖尿病。小麦是它那个小小的"骨头汤俱乐部的总统"，是碳水化合物的领头羊。尽管酩酊大醉、满嘴胡话、不洗澡，穿的还是上周穿过的 T 恤衫，但是在所有代理商的一致努力下，小麦还是被提高到了一个特殊的地位："膳食纤维""复合碳水化合物""健康全谷物"，而膳食建议正是这些代理商颁布的。

　　小麦有种令人难以置信的能力，它能让血糖水平直线上升，能让血糖胰岛素含量开始发生如过山车般的变化，而这会直接促进食欲，还能让人们对影响大脑的外啡肽成瘾，还会堆积内脏脂肪。正因为如此，在一切为了预防、减少甚至消除糖尿病而做出的严肃、认真的努力中，小麦是一种必须被剔除的食物。你可以不吃核桃或者是胡桃，但是这不会对糖尿病风险有什么影响。你可以不吃菠菜或者是黄瓜，这对糖尿病风险还是没有什么影响，甚至你把猪肉或牛肉从餐桌上永远移除也是没有任何意义的。

　　但是如果你不吃小麦的话，这一改变就会引发一系列的多米诺效应：血糖升高更少被触发，不会再有外啡肽让你有吃更多的冲动，由血糖胰岛素循环造成的食欲周期也不会再有了。而且如果没有血糖胰岛素循环的话，驱动食欲的东西就变成对食物的真实生理需求，而不再是沉溺于食物。一旦食欲降低，你的热量摄入量就会随之减少，内脏脂肪会消失，胰岛素抵抗也会得到改善，同时血糖也就下降了。糖尿病症状会消失，前驱糖尿病患者也会痊愈。所有与糟糕的葡萄糖代谢有关的症状都会减少，其中包括高血压、发炎症状、糖化、小型低密度脂蛋白颗粒、甘油三酯。

　　总而言之，你要远离小麦并且逆转这些症状，否则这些问题终将导致糖尿病以及与之相关的各种健康后果，如果没有用到 7 种药物来治疗的话，至少也得用上三四种，而且你的寿命会因此而变短。

　　你可以好好考虑一个问题：因患糖尿病而引发的个人和社会花销是巨大的。平均来看，一个人如果在 50 岁[1]左右被诊断出糖尿病，那么他会花费 18 万～25 万美元的直接或间接医疗保健费用，而且会比未患糖尿病的人寿命少 8 年。[2]也就是说，由于这种疾病，一个人损失的金钱相

当于 25 万美元，失去的时间相当于孩子从出生到成年的一半，而这种疾
病大部分却是由于食物，尤其是某一类特殊的食物——小麦，这个骨头
汤俱乐部的总统引起的。

　　临床医学数据所记载的剔除小麦对糖尿病造成的影响或多或少有些
含糊不清，因为小麦被混入碳水化合物这个更大的分类中。一个典型的
例子就是，重视健康的人所遵循的传统的膳食建议就是减少脂肪摄入并
且多吃"健康全谷物"，这类人的身体所消耗的全部碳水化合物热量中有
约 75% 来自小麦产品。和骨头汤俱乐部如此亲密，已经足以让你走上糖
尿病之路，随之而来的是增长的医疗费、健康并发症，以及缩短的寿命。
但这同时也意味着，如果你能擒住贼王，贼帮也就四散而逃了。

排出尝起来像蜜的水

　　小麦和糖尿病紧紧地交织在一起。从很多方面来看，小麦的历史就
是糖尿病的历史。哪里有小麦，哪里就有糖尿病。哪里有糖尿病，哪里
也就有小麦。这种关系就像是麦当劳和汉堡包一样默契。但是直到当代，
糖尿病才不再是那些饱食终日、无所用心的有钱人的富贵病，而是属于
社会的每个阶层。糖尿病变成了一种普通疾病。

　　在纳图芬人最开始收割野生单粒小麦的新石器时代，几乎没有人听
说过糖尿病。在旧石器时代，糖尿病就更没人知道了，因为这比新石器
时代纳图芬人在农业上的努力早了数百万年。考古学档案以及对现代狩
猎社会的观察都认为，在谷物走上餐桌之前，人类几乎从未患过糖尿病
或死于糖尿病并发症。[3,4] 人类将谷物纳入日常饮食后，考古学所发现的
证据表明，随之而来的是传染病以及骨类疾病的增加，例如骨质疏松症、
婴儿死亡率的增加，以及人类寿命的减少，同时还有糖尿病。[5]

　　举例来说，在底比斯墓地发现的公元前 1534 年的《埃伯斯纸莎草
书》，可以追溯到埃及人将古代小麦添加到他们饮食中的时代，上面记
载了糖尿病的过度排尿症状。印度医师苏胥如塔（Sushruta）在公元前

5世纪时记述了成人型糖尿病（2型糖尿病），他把这种病称为甜尿症（madhumeha），或者像蜜一样的尿，主要是因为患者尿的味道是甜的（你没看错，他就是通过尝尿来诊断糖尿病的），而且糖尿病患者的尿很受蚂蚁和苍蝇喜爱。苏胥如塔也很有预见性地把糖尿病归咎于肥胖和缺少活动，还提出了运动疗法。

希腊医师阿瑞泰乌斯（Aretaeus）把这种奇怪的症状称为多尿症（diabetes，也就是糖尿病），意为"像虹吸管一样排尿"。许多世纪之后，另一个名叫托马斯·威利斯（Thomas Willis）的尝尿诊疗师给这种病增加了一个名字——"糖尿病"（mellitus），意思是"尝起来像蜜"。没错，像虹吸管一样排出的尿尝起来还像蜜。估计你再也无法像以前一样看待你那患糖尿病的阿姨了。

从20世纪20年代开始，胰岛素的应用使糖尿病治疗手段有了一个很大的飞跃，而这种手段成了糖尿病儿童的救命药。儿童糖尿病患者的患病过程会对他们胰腺中负责生成胰岛素的细胞造成损害，削弱细胞生成胰岛素的能力。在没有抑制的情况下，血糖水平会攀升到一个危险值并起到利尿的作用（导致尿液中的水分流失）。新陈代谢也会受到损伤，因为胰岛素的不足会导致葡萄糖无法进入身体细胞。除非有胰岛素供给，否则患者就会出现糖尿病酮症酸中毒，随之而来的是昏迷甚至是死亡。胰岛素的发现者，加拿大医生弗雷德里克·班廷（Frederick Banting）获得了1923年的诺贝尔奖，他也因此开创了一个纪元，在这个时代，所有的糖尿病儿童和成人都可以使用胰岛素。

在胰岛素成为儿童真正的救命药的同时，它也让已经确诊的成人糖尿病患者可以在从前的基础上再多活几十年。人们发现胰岛素之后，1型糖尿病和2型糖尿病之间的区别依然不是很清晰。这是因为在20世纪50年代时，研究人员有一个非常奇特的发现：成人2型糖尿病患者直到糖尿病的进展期才会缺乏胰岛素。事实上，大多数成人2型糖尿病患者的胰岛素分泌量是很高的（比正常人高好多倍）。直到80年代，胰岛素抵抗的概念被发现，才解释了为什么成人糖尿病患者体内的胰岛素水平异常高。[6]

不幸的是，胰岛素抵抗的发现并没有成功地引导医学界。20 世纪
80 年代，当时的理念是减脂和减少食物中的饱和脂肪，这直接引发了美
国全国范围内的碳水化合物的解禁。尤其是当时还引入了"健康全谷物"
的新观念，人们深信是过度摄入的脂肪威胁了健康，而"健康全谷物"
才是拯救美国人健康的关键。于是一场持续 30 年的试验就这样被无心地
展开了，试验内容就是如果用类似小麦这样的"健康全谷物"来替代脂
肪（及其热量），人们到底会发生什么样的变化。

结果是：体重增加、肥胖、内脏脂肪导致的腹部肥大，以及前驱糖
尿病患者和糖尿病患者数量达到了前所未有的规模，这种影响不分男女，
不分贫富，不分食肉还是吃素，跨越了种族和年龄，所有人都"像虹吸
管一样排尿，而且尿尝起来像蜜"。

全谷物国家

古往今来，大多数成年糖尿病患者都属于特权阶级，他们不用自己
去打猎获取食物，不用种地，也不用自己去做饭。想象一下亨利八世，
患有痛风和肥胖，享受着自己 54 英寸的腰围，每晚还要在宴会上吞下
杏仁蛋白软糖、长面包、甜布丁和麦芽酒。而只有到了 19 世纪后半叶
以及进入 20 世纪后，整个社会层面的蔗糖（食用糖）消费水平才有所提
高，当然，普通劳动人民的生活水平上来了，但是糖尿病患者也确实更
多了。[7]

因此，从 19 世纪到 20 世纪，糖尿病患者的数量发生了一次增长，
但是在那之后的很多年里，数据都很平稳。在 20 世纪的大多数时间里，
美国成人糖尿病发病率一直都保持相对稳定——直到 20 世纪 80 年代
中期。

之后情况急转直下（见图 7-1）。

在今天，糖尿病就像街头小报一样流行。在 2009 年，有 2400 万美
国人是糖尿病患者，这个数据相比于早些年来说，发生了爆炸式的增长。

美国糖尿病患者数量的增长速度快过任何其他疾病，当然除了肥胖（如果你把肥胖当作一种病的话）。如果你自己没有糖尿病，那么你很有可能有一个患有糖尿病的朋友、同事或者是邻居。考虑到老年人中异常高的糖尿病发病率，你的父母现在（或者过去）很有可能就是糖尿病患者。

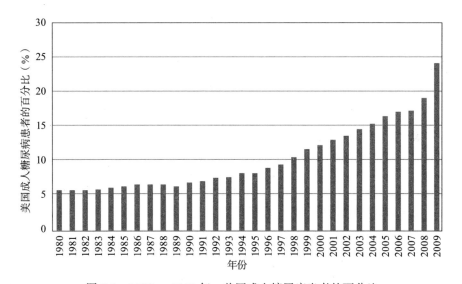

图 7-1　1980 ～ 2009 年，美国成人糖尿病患者的百分比

20 世纪 80 年代后期，患者百分比有了一个急剧增长的趋势，在 2009 年和 2010 年（未显示）出现了最为陡峭的飙升。

资料来源：Centers for Disease Control and Prevention.

而糖尿病还仅仅是冰山一角。因为每有一个糖尿病患者，就会有三四个患有前驱糖尿病（包括表现出空腹血糖异常症状，葡萄糖耐量降低，还有代谢综合征）的人在预备中。根据这个定义，美国成年人中前驱糖尿病患者的数量达到了惊人的 22% ～ 39%。[8] 2008 年，美国糖尿病和前驱糖尿病患者的总和加起来有 8100 万人，也就是 18 岁以上成年人人口的 1/3。[9] 这个数字相当于 1900 年生活在美国的人口总和，包括成人和儿童、糖尿病患者和非患者。

还有一些人只是表现出了饭后血糖高、甘油三酯高、低密度脂蛋白颗粒小以及不太好的胰岛素响应能力（胰岛素抵抗），而这些现象仍然可能导致心脏病、白内障、肾病，以及最终的糖尿病。如果你还要再计算一下这些人的人数的话，你会发现在现今这个时代，很少能有人不属于这个群体，甚至包括儿童。

　　这种疾病不仅仅是肥胖和吃药的问题，还会导致各种并发症，比如肾衰竭（40%的肾衰竭是由糖尿病引起的）和截肢（由糖尿病导致的截肢数量要大于其他任何非创伤性疾病）。我们真的没有在开玩笑。

　　一种在以前很少见的疾病大众化了，这是一个很恐怖的现代现象。而我们听到的最多的建议是什么呢？多做运动，少吃零食……并且要多吃"健康全谷物"。

胰腺的人身攻击

　　糖尿病以及前驱糖尿病的爆发与超重和肥胖人口的增长是同时发生的。

　　事实上，可以更准确地说，糖尿病以及前驱糖尿病的爆发在很大程度上是由超重和肥胖的激增引起的，因为体重增加不仅会导致胰岛素敏感度受损，而且有很大可能引发内脏脂肪堆积，而这些都是产生糖尿病的基本条件。[10] 美国人变得越胖，前驱糖尿病和糖尿病患者的数量就越多。2009年，26.7%的美国成年人（也就是7500万人）已经达到了肥胖的标准。换句话说，就是BMI达到了30或者更高——而且更多的人已经进入了超重（BMI为25～29.9）俱乐部。[11] 美国公共卫生局在"预防和降低超重与肥胖的行动呼吁"中设立的15%的肥胖目标没有一个州现在能达到，甚至连接近的都没有。（于是，美国公共卫生局办公室反复强调美国人要提高自身的体育运动水平，吃更多的低脂食品，而且要吃更多的全谷物。）

　　虽然体重增加和糖尿病以及前驱糖尿病之间具有可预见的关联，但是由于致病遗传基因因人而异，所以能够导致患病的准确体重值也各不相同。一个身高165厘米的女子在体重240磅时患了糖尿病，可是同样是身高 165 厘米的另一个女士，可能在她体重仅为 140 磅时就表现出了糖尿病的症状。这种变化完全是由基因决定的。

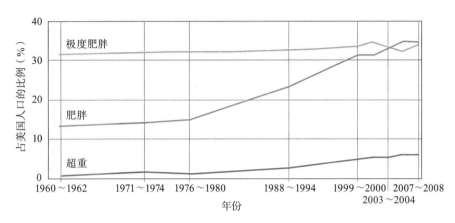

图 7-2　1960 ～ 2008 年美国人的肥胖和超重趋势

超重的定义是 BMI 指数为 25 ～ 30 ；肥胖的 BMI 指数 ≥ 30 ；极度肥胖者的 BMI 指数 ≥ 35。虽然美国人中超重人数的比例保持着稳定，但是肥胖的美国人比例在激增，而且极度肥胖者的百分比也在以惊人的速度增长。

资料来源：Centers for Disease Control and Prevention.

在图 7-2 这种肥胖和超重趋势下，经济成本支出也令人震惊。从医疗保健费用和个人健康支出方面来看，长胖是很费钱的。[12] 一些预计指出，在未来的 20 年中，由于过重引发的健康问题将会花费美国医疗保健总费用的 16% ～ 18%：不是基因缺陷，不是先天畸形，不是精神疾病，不是烧伤，不是由于恐怖的战争造成的创伤后应激障碍——以上这些都不是，而是发胖。美国人由于变胖所产生的花费比花在癌症上的总支出还要高。连教育经费也低于花在由于肥胖而造成的健康后果上的钱。

还有一个要素与糖尿病、前驱糖尿病以及体重增加的趋势是相似的。你可以猜一下是什么：小麦消耗量。无论是因为它方便、好吃，还是打着"健康"的名义，反正美国人已经变成了无法控制自己的小麦狂热爱好者，年人均小麦制品［白面包、小麦面包（白面粉和全麦粗粉混合后做成的面包），以及硬质小麦面食］消耗量比 1970 年时增长了约 26 磅。[13] 如果全美小麦平均消耗量是按照全体美国人来统计的话（包括婴儿、

儿童、少年、成年人和老年人），那么每个美国人平均一年会消耗约 133
磅小麦。（请注意一个数据：133 磅小麦粉大致相当于 200 条面包，或者
相当于一天要吃掉半条面包还要多一点儿。）当然了，这就意味着很多成
年人吃掉的要远远大于这个数字，因为那些被计入平均值当中的婴儿和
年幼的儿童根本不可能一年吃掉 133 磅小麦。

　　也就是说，婴儿吃小麦、儿童吃小麦、少年吃小麦、成人吃小麦、
老年人也吃小麦。每个群体都有自己偏爱的小麦产品形式——婴儿食品
和动物饼干、曲奇和花生酱三明治、比萨和奥利奥、全麦粉面食和全谷
类面包、无黄油烤面包片和乐之饼干……但是无论怎样，最终还是一样。
在消耗量增长的同时，我们还悄悄地把之前 4 英尺高的普通小麦替换成
了高产的矮秆小麦，而其中的新麸质结构可是人们以前从没食用过的。

　　从生理学方面来看，小麦和糖尿病的关系是非常清晰的。小麦制品
主宰了我们的饮食，而且几乎比其他所有食物都更能让血糖升高。这也
让像糖化血红蛋白（HbA1c，反映的是之前 60 ～ 90 天的平均血糖含量）
这样的测量值变高。而且血糖－胰岛素的循环也会达到一个很高的水平
（好几倍），这会使内脏脂肪增多。内脏脂肪（小麦肚）与胰岛素抵抗又是
紧密相关的，而胰岛素抵抗反过来会让血糖和胰岛素水平变得更高。[14]

　　在内脏脂肪和糖尿病发展的早期，负责生成胰岛素的胰岛 β 细胞实
现了 50% 的增长，这只是一种因为身体的巨大需求而产生的生理性适
应，而这种需求是因为身体对胰岛素有抵抗作用。但是，β 细胞的适应
是有限度的。

　　就像是你在开车上班的路上吃了一块美味的蔓越莓玛芬蛋糕后所发
生的事情一样——血糖升高了，这就会促发"糖毒性"现象，于是高血
糖造成了胰腺 β 细胞（能够生成胰岛素）的实质性损伤。[15] 血糖越高，对
β 细胞的损伤就越大。这种影响是渐进发生的，而且当血糖值在 100 mg/dl
时就已经开始了，但是这个值仍被很多医生视为正常值。当一个成年非
糖尿病患者吃掉两片夹了低脂火鸡胸的全麦面包后，标准血糖值就会达
到 140 ～ 180 mg/dl，这个数值对于杀死一些宝贵的 β 细胞来说已经绰绰

有余了，而且这些细胞是不可替代的。

你那可怜又脆弱的胰岛 β 细胞还会被脂毒性的过程伤害（因为增长的甘油三酯和脂肪酸而损失胰岛 β 细胞），就像由于反复食用碳水化合物而产生的结果一样。回想一下，偏重碳水化合物的饮食会导致极低密度脂蛋白颗粒和甘油三酯的增多，而这些物质会在饭后以及两餐之间一直存在，这种状态会进一步加剧对胰岛 β 细胞的脂毒性损害。

而且由于一些发炎现象会让胰腺的损伤进一步恶化，比如氧化损伤、瘦素、各种各样的白介素以及肿瘤坏死因子，而所有这些都是因为内脏脂肪的炎症温床而产生的，于是糖尿病和前驱糖尿病的所有特征就都显现出来了。[16]

随着时间推移，以及葡萄糖毒性、脂毒性、炎症性破坏的反复蹂躏，胰岛 β 细胞衰弱然后死亡，胰岛 β 细胞的数量逐渐减少到正常初始值的 50% 以下。[17] 这时，糖尿病就真正的不可逆转地形成了。

总而言之，碳水化合物，尤其是那些能显著提高血糖和胰岛素水平的类似于小麦制品的碳水化合物，会引发一系列的新陈代谢症候，而这些症候最终会导致一种结果，那就是胰腺彻底失去制造胰岛素的能力，也就是糖尿病。

用碳水化合物来与碳水化合物做斗争？

生活在旧石器时代或者新石器时代时期的人类早餐吃的可能是野生鱼、爬行动物、鸟或者是其他猎物（并不总是熟的）、植物叶片、植物根茎、浆果，或者是昆虫。但是现在，早餐很有可能是一碗早餐谷物食品，里面有小麦粉、玉米淀粉、燕麦、高果糖浆以及蔗糖。当然了，它不会就那么直接叫作"小麦粉、玉米淀粉、燕麦、高果糖浆和蔗糖"，它会有一个类似于谷脆格或水果麦维这样更容易被大家记住的名字。再或者，早餐有可能是抹了枫糖的华夫饼和薄煎饼，还有可能是一份涂抹了果酱的英式烤松饼（玛芬）或者是一份含有低脂奶油干酪的裸麦粉贝果。对于大多数美国人而言，对碳水化合物的极端沉溺开始于每天的清晨，然后贯穿整日。

你最后一次剥动物皮、屠宰动物、为过冬而伐木，或者是在河水中亲自去洗缠腰布是什么时候？相比祖先，我们的物质生活变得更简单，而且可以快速消耗的方便食品和零食盛行，于是源于过剩的疾病就产生了，我们不应该对此感到震惊。

自己狩猎得到的野猪，自己采摘的野生大蒜和野生浆果，还有蔬菜煎蛋、鲑鱼、羽衣甘蓝、青椒片和黄瓜，这些食物即使吃了很多，也不会因此患上糖尿病。反而因为吃了太多的玛芬、贝果、早餐谷物、薄煎饼、华夫饼、椒盐脆饼、纸杯蛋糕、牛角包、甜甜圈和派，让很多人患上了糖尿病。

就像我们讨论过的那样，最能提高血糖的食物也会引起糖尿病。这一连串事情很简单：碳水化合物促使胰腺分泌胰岛素，引发内脏脂肪的增多；内脏脂肪又会引起胰岛素抵抗以及炎症。三高（高血糖、高甘油三酯和高脂肪酸）会对胰腺造成损伤。而在经年累月的过度劳累后，胰腺在糖毒性、脂毒性和炎症的攻击下终于屈服了，这时的它基本上已经"燃烧殆尽"了，剩下的只有胰岛素不足和高血糖，也就是糖尿病。

糖尿病的临床治疗也反映了这个进程。类似于吡格列酮（艾可拓）这样的药物在糖尿病早期被临床用于降低胰岛素抵抗。二甲双胍也是临床用于早期糖尿病的药物，目的是减少肝脏生成的葡萄糖产物。胰腺遭受软脂酸、脂毒性以及炎症数年的侵蚀后，就再也不能生成胰岛素了，从此只能依靠胰岛素注射液。

糖尿病在很大程度上是由于碳水化合物摄入导致的，但是一部分用于预防和治疗糖尿病的流行医护标准竟然建议增加碳水化合物的摄入。

数年前，我曾把美国糖尿病学会的饮食规定用在一些糖尿病患者身上。遵照美国糖尿病学会的碳水化合物摄入量建议，我观察到患者体重增加了，血糖控制能力恶化了，药物需求也增大了，而且引发了糖尿病并发症，比如肾病和神经病。正像伊格纳兹·塞麦尔维斯（Ignaz

Semmelweis）在他的实践中发现通过洗手就使产褥热的发生率几乎消失一样，放弃美国糖尿病学会的饮食建议并且减少碳水化合物的摄入能够改善患者的血糖控制能力，减少糖化血红蛋白，明显降低体重，并且改善所有由糖尿病引发的新陈代谢紊乱，例如高血压和高血脂。

美国糖尿病学会建议糖尿病患者少吃脂肪以及饱和脂肪，每餐要包含 45 ～ 60 克的碳水化合物（最好是"健康全谷物"），或者每天要摄入135 ～ 180 克碳水化合物，零食除外。本质上，这就是一种"谈脂色变"的以碳水化合物为主的饮食，这里有 55% ～ 65% 的热量来自碳水化合物。如果让我来总结一下美国糖尿病学会对于饮食的意见，那就是：去吃糖和能提高血糖的食物吧，只要调整药物来弥补后果就可以。

虽然"以毒攻毒"对于害虫防治或者是消极抵抗型的邻居来说可能有用，但是正如你不能通过不停地透支来解决信用卡债务一样，你也不能通过饱食碳水化合物来解决糖尿病问题。

美国糖尿病学会在打造营养学的全国性观念上发挥了重要作用。当有人被诊断出患有糖尿病时，他就会被交给糖尿病卫教人员或者护士，而这些人就会以美国糖尿病学会的饮食原则来进行指导建议。当一个患有糖尿病的患者进入医院时，医生也会制订出一个"美国糖尿病学会饮食方案"。这种饮食"指导方针"实际上可能已经成为健康"法"。我见过一些已经开始意识到碳水化合物会引起糖尿病的聪明的糖尿病学护士和专家，他们抵制美国糖尿病学会的建议并且劝告患者缩减碳水化合物的摄入。由于这些建议完全置美国糖尿病学会的指导方针于不顾，所以医疗机构会通过解雇这些"流氓员工"来证明自己是不会轻信的。永远不要低估人们对传统观念的信念，尤其是医学方面。

美国糖尿病学会推荐的食品清单包括以下这些。

⊙ 全谷物面包，例如全麦或者黑麦

⊙ 全谷类、高纤维谷物

⊙ 煮熟的谷类食品，例如燕麦粥、粗燕麦粉、玉米粥、麦片粥（麦乳）

⊙米饭、意大利面、墨西哥玉米粉圆饼

⊙煮熟的豆类，例如斑豆或者是豇豆

⊙土豆、青豆、玉米、利马豆、白薯、南瓜

⊙低脂咸饼干和零食、椒盐脆饼、零脂爆米花

简而言之，就是吃小麦、玉米、稻米和小麦。

向任意一个糖尿病患者打听一下这种食物疗法的效果，他会告诉你，这些食物中的任何一种都会把血糖值抬高，能达到 200 ~ 300mg/dl 甚至更高。根据美国糖尿病学会的建议，这都不是事儿……但是你要确保追踪记录自己的血糖值，还要找医生咨询调整胰岛素量或者是药物量的事情。

美国糖尿病学会的营养餐能否治愈糖尿病？"为治愈而努力"的营销口号你可以免费拿走。但是我们所说的真正治愈呢？

从他们的角度来说，我相信美国糖尿病学会中的大部分人都不是坏人；事实上，他们都致力于寻求救助资金并且努力寻找能够治愈儿童糖尿病患者的方法。但是我认为在低脂饮食上的错误让他们的方向走歪了，而这让整个美国都脱离了正轨。

直到今天，人们仍然认为可以通过增加最初引发糖尿病的食物来治疗糖尿病，然后通过药物来控制血糖。

我们有一个优势，当然，这属于后见之明，就是能够看到这个巨大的饮食错误造成的后果，就像观看影碟机里的一部二流电影一样。让我们倒回到这部粗制滥造的影片的开头：去掉碳水化合物，特别是那些"健康全谷物"，然后所有这些现代疾病都会逆转回去。

和小麦说再见，就是和糖尿病说再见

63 岁的莫林是 3 个成年子女的母亲，同时还是 5 个孩子的祖母，她来到我的办公室向我询问一些有关她的心脏病的防治计划。在过去的两年里，尽管服用着降胆固醇的他汀类药

物，但她还是做了两次心导管术，而且已经在心脏里放了3根支架。

在给莫林做的检验评估中包含了脂蛋白分析，数据显示，除了较低的高密度脂蛋白胆固醇（39 mg/dl）和高血脂（233 mg/dl）外，还发现了超标的低密度脂蛋白颗粒；莫林所有的低密度脂蛋白颗粒中有85%属于小颗粒——这个数据极其反常。

莫林早在两年前就被诊断出患有糖尿病，第一次被查出是在一次住院治疗过程中。她当时接受了一些关于饮食限制的建议，比如来自美国心脏学会的"心健康"饮食计划和美国糖尿病学会的饮食计划。她首先接触到的糖尿病药物是二甲双胍。然而仅仅几个月之后，她就需要再额外加入一种药物，然后又是一种（这些最新的药物需要一天注射两次），才能让她的血糖保持在一个理想的范围内。最近，莫林的医生已经在开始考虑让她注射胰岛素的可能性了。

由于小型化的低密度脂蛋白、较低的高密度脂蛋白值和高血脂都与糖尿病有紧密关系，所以我向莫林介绍了用饮食来纠正所有这些异常状况的方法。饮食的基本原则是：杜绝小麦。而且由于她的低密度脂蛋白小型化和糖尿病的严重程度，我还要求她进一步限制其他碳水化合物，特别是玉米淀粉和糖，还有燕麦、青豆、稻米，以及土豆（这种严格的限制对于大多人来说是没必要的）。

在开始采用这种饮食的前3个月里，莫林的体重（原来重247磅）减掉了28磅。这个初期的减肥成果已经让她可以把一天两次的注射治疗停止了。又过了3个月，她减掉了16磅，这时莫林已经把她的药物减少到只剩下最开始的二甲双胍了。

一年后，莫林一共减掉了51磅，这让她的体重20年来首次达到了200磅以下。由于莫林的血糖值一直低于100 mg/dl，所以我告诉她可以不用再服用二甲双胍了。她保持着这种饮食，体重也随之持续稳定地降低。而且她的血糖也轻松地保持在了一个非糖尿病的范围内。

莫林一年减重 51 磅，而且也摆脱了糖尿病。假如她不再回到过去包含大量"健康全谷物"的老路上，那么她基本上已经被治愈了。

历史总是似曾相识

公元前 5 世纪，印度医师苏胥如塔为患有糖尿病的肥胖患者规定了运动练习，而在同一时间，他的同事们却是通过从大自然或者星星的位置中看出的征兆来为患者诊断症状。19 世纪的法国医师阿波利奈尔·鲍查达（Apollinaire Bouchardat）观察到，1870 年时，在长达 4 个月的普鲁士军队对巴黎的围攻中，他的患者尿液中的糖量降低了，而当时的情况是食品，尤其是面包的供应不足；在围攻结束之后，他无视当时其他建议提高淀粉质食品摄入的惯常做法，通过建议患者减少面包以及其他淀粉质食品的摄入量并间歇性禁食来模拟之前的那种影响，以此来达到治疗糖尿病的目的。

在进入 20 世纪后，当时标志性的医学教育家——约翰·霍普金斯医院四个创始人之一的威廉·奥斯勒（William Osler）博士出版了一本权威的《医学原理和实践》（*Principles and Practice of Medicine*），它为糖尿病人建议了 2% 碳水化合物的饮食方案。弗雷德里克·班廷（Frederick Banting）博士在 1922 年的最初版中描述了他最初向糖尿病儿童注射胰腺提取物的实验，他写道，用于帮助控制尿糖的医院饮食对于碳水化合物有着严格的限制，也就是每天 10 克。[18]

没有像血糖检测和糖化血红蛋白这样的现代化工具，也许根据观察苍蝇是否在尿上聚集这样的原始方法来预测一种治疗手段并不现实。假如当时有这些检测手段的话，我相信糖尿病结果的改善应该会更为明显。

现在这个少吃脂肪多吃健康全谷物的时代让我们忘记了像奥斯勒和班廷这样机敏的观察者所留下的经验教训。像很多经验一样，通过限制碳水化合物来治疗糖尿病的观点也是一种经验，它需要我们重新去学习。

我确实在黑暗尽头看到了一线曙光。因为"糖尿病是一种糖耐量降低的疾病"的理念在医学圈里已经开始普及了。直言不讳的医生和研究者们都积极倡导"糖尿病是糖耐量降低的一种副产物"的理念，这其中有杜克大学的埃里克·维斯特曼（Eric Westman）博士、曾担任过美国堪萨斯大学体重控制计划（Weight Control Program）医疗负责人以及美国肥胖治疗医生协会（American Society of Bariatric Physicians）主席的玛丽·弗农（Mary Vernon）博士、美国康涅狄格大学硕果颇丰的研究员杰夫·沃来克（Jeff Volek）博士。例如，维斯特曼博士和弗农博士在报告中说道，患者在第一天开始减少碳水化合物摄入时，需要将注射的胰岛素剂量降低到50%来防止血糖过低。[19] 沃来克博士和他的团队通过在人类与动物身上的反复论证，发现碳水化合物的锐减会逆转胰岛素抵抗、餐后腹胀以及内脏脂肪。[20,21]

在过去的10年中所进行的一些研究发现，碳水化合物的减少能够让体重降低，还能让糖尿病患者的血糖有所改善。[22,23,24] 在其中的一项研究中，将碳水化合物摄入量减少到每天30克，一年后，受试者的体重平均降低了11.2磅，而且糖化血红蛋白从7.4%降低到6.6%。[25] 一项天普大学对肥胖糖尿病患者的研究显示，将每天的碳水化合物摄入量减少到21克，两周后患者的体重平均降低了3.6磅，与之伴随的还有糖化血红蛋白从7.3%降低到6.8%，而且胰岛素反应有了75%的改善。[26]

小麦和儿童（1型）糖尿病患者

在发现胰岛素之前，儿童糖尿病或1型糖尿病在发病的几个月内是致命的。弗雷德里克·班廷博士发现胰岛素绝对是具有历史意义的真正突破。但是到底为什么儿童会患上糖尿病呢？

胰岛素、β 细胞，还有其他"自身"蛋白质的抗体会导致胰腺的自身免疫损伤。而患有糖尿病的儿童也会产生针对身体其他器官的抗体。一项研究显示，24% 患有糖尿病的儿童会提高"自身抗体"水平（也就是抗体会攻击"自身"的蛋白质），而在非糖尿病儿童中，这个数字只有 6%。[27]

所谓的成人糖尿病（2 型）在儿童中的发病率上升应该归咎于超重、肥胖和不活动，这和它在成年人中飙升的原因一样。但是 1 型糖尿病的发病率也在上升。美国国立卫生研究院和美国疾病预防控制中心共同发起了一项"寻找青少年中的糖尿病"的研究，这项研究表明，1978 ~ 2004 年，新诊断出的 1 型糖尿病的发病率每年会上升 2.7%。而 4 岁以下儿童的糖尿病上升率又是最快的。[28]欧洲、亚洲以及南美洲在 1990 ~ 1999 年期间的疾病登记记录也表现出了类似的增长。[29]

为什么 1 型糖尿病正在增长呢？我们的孩子很可能是一直在接触什么东西。而这些东西在这些孩子身上引发了明显不正常的免疫反应。一些权威人士提出，是某种病毒感染触发了这个进程，其他人则把原因归咎于触发遗传易受感染者的自身免疫反应表达的因素。

有可能是小麦吗？

从 1960 年起，小麦在遗传上的改变，例如矮秆小麦品种，很有可能与目前 1 型糖尿病的发病率增长有关。而它的出现与乳糜泻以及其他疾病的增长是相吻合的。

有一个显而易见的清晰联系：相比于普通儿童，患有乳糜泻的儿童有 10 倍的概率更有可能发展为 1 型糖尿病，而患有 1 型糖尿病的儿童有 10 ~ 20 倍的概率更有可能拥有针对小麦的抗体，并且可能同时患有乳糜泻。[30,31]这两种病症同时出现的概率之高不是用巧合就可以解释的。

1型糖尿病和乳糜泻的"和谐关系"随着时间的推移也在升级。当糖尿病第一次被确诊时，一些儿童就已经表现出了乳糜泻的迹象，而在接下来的几年里，会有更多的乳糜泻信号表现出来。[32]

一个问题很令人着迷：人生下来时就远离小麦能够避免1型糖尿病的形成吗？毕竟，在遗传上易受感染的老鼠身上所做的实验显示出，剔除小麦蛋白会将患上糖尿病的概率由64%降低到15%，[33]而且能防止乳糜泻损伤肠道的特性。[34]但是同样的实验还没能在人类婴儿或儿童身上完成，所以这个重要问题依然没有答案。

尽管美国糖尿病学会的很多政策我都是不同意的，但是有一点我很赞同：被诊断出患有1型糖尿病的儿童还应该再检测一下乳糜泻。我还要再加上一条，这些患者应该之后每隔几年检测一下，以确定乳糜泻在随后的儿童期（甚至是成人期）是否会继续发展。虽然没有一个官方机构提出来，但是我相信，建议糖尿病儿童的父母认真考虑将小麦蛋白连同其他谷蛋白来源一并剔除，不会有错的。

有一个或多个1型糖尿病成员的家庭应该让孩子从一出生就远离小麦，以此来避免触发最终会导致1型糖尿病这种终身疾病的自身免疫影响吗？没有人知道答案，但是这个问题真的需要有人来解答。在未来几年，发病率的递增将会让这个问题变得更加紧迫。

维斯特曼博士已经成功验证了我们大多数人从临床实践中学习到的东西：从实质上去除碳水化合物，不仅能够改善血糖控制，还能够让成年（2型）糖尿病患者摆脱对胰岛素和糖尿病药物的依赖（你也可以把它称为一种治愈方法），而这些碳水化合物就包括在"健康"膳食中"占据主导位置"的碳水化合物——小麦。

　　在维斯特曼博士最近的研究中，有一项是要求 84 位肥胖糖尿病患者遵守严格的低碳水化合物膳食——没有小麦、玉米淀粉、糖、土豆、稻米或者水果，将碳水化合物摄入量减少到每天 20 克（这与奥斯勒博士和班廷博士在 20 世纪早期所做的实验类似）。6 个月后，患者的腰围（内脏脂肪的表征）减少了超过 5 英寸，甘油三酯降低了 70 mg/dl，体重减少了 24.5 磅，糖化血红蛋白也从 8.8% 降低到 7.3%。而且其中 95% 的参与者减少了糖尿病药物的用量，25% 的人已经能够摆脱所有的药物了，包括胰岛素药物。[35]

　　换句话说，在维斯特曼博士的营养（而非药物）科学试验计划中，25% 的参与者已经不再是糖尿病患者了，或者也可以说仅仅是通过饮食治疗，他们的血糖控制能力就已经有了充分的改善。而剩下的人，虽然依旧是糖尿病患者，但也获得了较以前更好的血糖控制能力，而且对胰岛素以及其他药物的需求也降低了。

　　时至今日，研究工作已经取得了概念上的验证：减少碳水化合物能够改善血糖表现，减缓糖尿病倾向。如果采取极端手段，在短短 6 个月内将糖尿病药物甩掉也是有可能的。在某些情况下，我认为已经可以把这种方法称为治愈方法，只要日后不再回到摄取过量碳水化合物的老路上。我再重复一遍：如果还有足够的胰腺 β 细胞留存，并且它们还没有被长期存在的糖毒性、脂毒性以及炎症完全摧毁的话，一些（甚至大多数）前驱糖尿病人和糖尿病人是有可能康复的，而使用类似于美国糖尿病学会提倡的那种传统的低脂饮食方法，这种好转几乎根本不会发生。

　　这也说明，与其去治疗糖尿病，不如去预防糖尿病，这是通过较低强度的饮食上的努力就可以实现的。毕竟，某些碳水化合物来源，例如蓝莓、树莓、桃子，还有红薯，都能为人体提供重要的营养成分，而且相比于那些更让人"讨厌的"碳水化合物（你知道我说的是什么），它们提升血糖的能力也比较弱。

　　维斯特曼的"糖尿病治疗"研究非常严格，如果我们执行一个相对来说不那么严格的计划，仅仅是排除掉所有食物当中那些最普遍的、吃得最多的、提升血糖最高的东西，会发生什么？依据我的经验，你的血糖和糖化血红蛋白都会降下来，可以甩掉内脏脂肪（小麦胃），你会从肥胖、前驱糖尿病以及糖尿病这些流行病的风险中解脱出来。美国全国的糖尿病情况也将会降回1985年前的水平，人们能恢复到20世纪50年代的身材，甚至你还能再一次挨着正常体重的人舒舒服服地坐飞机。

"如果手套不合适，你就必须宣判无罪" [⊖]

在引发肥胖和糖尿病的问题上，小麦被当作罪魁祸首，这让我想起了辛普森（O. J. Simpson）杀妻案的审判：犯罪现场发现的证据、被告的可疑行为、联系凶手和被害人的血手套、动机、时机……但是在狡猾的法律花招下，辛普森还是被宣告无罪。

在引发糖尿病的问题上，小麦看起来完全就是有罪的一方：它几乎比所有其他食物提升的血糖都要高，为糖毒性、脂毒性以及炎症提供充足的机会；它还促进内脏脂肪堆积；在过去的30年里，它还与体重增加和肥胖的趋势有一种如影随形的关系——但是它的所有罪行都已经被美国农业部的"梦之队"（美国糖尿病学会、美国饮食协会等）赦免了，这些部门都认为我们可以放心大胆地去吃小麦。我相信即使是约翰尼·科克伦也不能做得更好了。

你能说这是"无效审判"吗？

但是在人类健康的法庭上，你还是有机会去纠正错误的，你需要宣告小麦有罪并将它从你的生活中驱逐出去。

⊖ 在辛普森杀妻案中，联系受害者和嫌疑人的重要证据是一副手套，而嫌疑人试戴手套后法庭发现这副手套并不合手，于是就有了辩方律师约翰尼·科克伦（Johnnie Cochran）的这句名言。——译者注

小麦，大师级的 pH 值破坏者

人体内的 pH 值（酸碱值）有着严格的限定条件。只要 pH 值从正常的 7.4 往上或者往下偏离了 0.5，那么你就……死了。

身体对酸碱值的调节和维护比美联储对贴现率的控制还要精准、严格。例如，有些细菌感染之所以是致命性的，就是因为这些感染产生的酸性副产品压垮了身体中和酸负荷的能力。而肾病之所以会导致健康方面的并发症，也是因为肾脏排出身体酸性副产品的能力受损了。

在日常生活中，幸亏身体有这样一套复杂的控制系统，使体内 pH 值被锁定在 7.4。乳酸这样的新陈代谢副产品都是酸。而酸会让 pH 值降低，进而引发身体的应急模式对此给予补偿。身体的回应方式是提取体内储存的任何可用的碱性物质，包括体内循环的血液中的碳酸氢根，以及骨头中的碳酸钙和磷酸钙这样的碱性钙盐。由于维持正常的 pH 值是如此重要，以至于身体甚至会去牺牲骨头的健康来保持 pH 值的稳定。你的身体就是一个大型分类系统，而在此系统中，要想让 pH 值偏离轨道，你的骨头就要先变成糊状。当碱性净平衡终于达成时，骨头很高兴，关节也很高兴。

　　尽管 pH 值在任何一种极端情况下都是危险的，但身体还是更喜欢稍微偏向碱性一些。这种情况很微妙，而且也没有在血液的 pH 值中体现出来，但是在测量尿液中酸碱物质的过程中比较明显。

　　这种会给身体 pH 值施压的酸类也可以从饮食中获得。酸在饮食上有一些显而易见的来源，比如包含有碳酸的碳酸汽水（像可口可乐这样的碳酸饮料还含有磷酸）。碳酸汽水造成的极度酸负荷会使身体的中和酸负荷能力竭尽所能地工作，直至达到极限。例如，消耗碳酸汽水最多的是女高中生，而她们的骨折率之所以要高出常人 5 倍，肯定和自身持续不断吸收、利用骨骼中的钙有关。[1]

　　然而在这个受到严格控制的 pH 环境中，有些食物并不是那么明显的酸类来源。但不管来源是什么，身体都必须去减缓酸所带来的攻击。食物的组成成分决定了最终的实际结果究竟是酸攻击还是碱攻击。

　　在人类的饮食中，来自动物制品的蛋白质最终会成为主要的产酸攻击。因此，鸡肉、猪排以及阿贝兹⊖的烤牛肉三明治这样的肉类食品也就成了一般美国人饮食中酸类的重要来源。而由肉类代谢生成的酸类，例如尿酸和硫酸（这和你的汽车蓄电池以及酸雨中的硫酸是一样的），就都需要你的身体去缓解了。来自牛乳腺的发酵产品（奶酪！）是另一类强酸食品，特别是低脂高蛋白奶酪。简而言之，任何食品，只要是由动物衍生出来的，不论是新鲜的还是发酵的，半熟的还是全熟的，也不论有没有加酱汁，都会产生酸性攻击。[2]

　　然而，动物产品可能并没有像它乍看起来那样对人体酸碱平衡造成损害。最近的研究表明，富含蛋白质的肉类还有其他一些作用，而这些作用能在一定程度上中和酸负荷。通过对胰岛素样生长因子 -1（insulin-like growth factor，IGF-1）激素的促进，动物蛋白质能发挥强化骨骼的作用，因为胰岛素样生长因子 -1 可以引发骨骼生长和矿化（之所以称其

　　⊖　阿贝兹（Arby's）是一家快餐连锁店，主要售卖牛肉制品。——译者注

为"胰岛素样",是因为它在结构上与胰岛素类似,并不是说它们的作用类似)。所以尽管来自动物的蛋白质有产生酸的功能,但它们的实际效果还包括提高骨骼健康水平。例如,增加了肉类蛋白质摄入量的儿童、青少年,以及老年人都会表现出骨骼钙含量以及骨骼强度的提高。[3]

蔬菜和水果则是饮食中主要的碱性食物。几乎所有农产品都会把人体 pH 值朝碱性方向推动。从羽衣甘蓝到球茎甘蓝,多吃蔬菜和水果有助于我们的身体中和由动物蛋白质带来的酸负荷。

骨头粉碎机

肉类、蔬菜,以及水果组成的这种采猎饮食,再加上相对中性的坚果和植物根,共同制造出一个纯碱性的结果。[4]当然,对于猎人和采集者来说,他们面临的问题并不是 pH 值调节,而是躲避入侵者的箭头或者坏疽的折磨。所以,对于那些很少能活过 35 岁的原始人类来说,有可能酸碱调节在他们的健康和寿命上并没有发挥重要作用。尽管如此,我们祖先的营养习惯还是为现代人类对饮食的适应打好了生物化学基础。

大约 1 万多年前,随着谷物的引入,特别是谷物中最具优势的小麦的引入,从前人类碱性饮食的酸碱平衡向酸性偏移了。充满"健康全谷物"但缺少蔬菜水果的现代人类饮食是一种高强度酸注入,从而诱发了一种叫作酸中毒的病症。患病几年后,酸中毒就会对你的骨骼造成损伤。

与美联储类似,骨骼(从头盖骨到尾椎骨)担当的是仓储的角色,只不过储存的不是钱而是钙盐。这些钙与岩石中以及软体动物的壳中的钙一样,可以保持骨骼坚硬和牢固。骨骼中的钙盐和血液以及组织处于动态平衡,为了应对酸性攻击,骨骼中的钙盐还提供了碱性物质的现成资源。但是,就像钱一样,这样的供给不是无限的。

尽管我们花费了 18 年左右的时间来发育并构建骨骼,却要用余生去摧毁它,而这整个过程是由身体的 pH 来掌控的。随着我们年龄的增长,这种由饮食造成的慢性而温和的代谢性酸中毒会变得越来越严重,从十几岁开始，持续贯穿了我们的一生。[5,6] 为了把身体的 pH 值维持在 7.4，酸性环境会将碳酸钙和磷酸钙从骨骼中取出。酸性环境还会刺激骨骼中一种叫作破骨细胞的骨再吸收细胞更努力、更快速地工作，从而溶解骨组织来释放珍贵的钙。

当你还在习惯性地从饮食中摄入酸，然后一而再再而三地利用钙储藏来中和这些酸时，麻烦就来了。尽管骨骼存储了很多的钙，但供给也不是无穷无尽的。骨骼最终会变成去矿物质状态，也就是钙用尽了。这就是骨量减少（轻微的去矿物质作用）和骨质疏松症（严重的去矿物质作用）、虚弱，以及骨折发生的时刻。[7]（虚弱和骨质疏松症通常紧密相关，因为骨密度和肌肉质量是相对应的。）顺便说一句，补钙对于骨质流失来说根本没用，这就像想通过往你的后院随便扔水泥和砖来建设新露台一样。

极度的酸性饮食最终会以骨折的方式展示出来。一个关于世界范围内髋骨骨折发生率的分析证明了一种惊人的关联：从蔬菜中摄取的蛋白质和从动物制品中摄取的蛋白质之间的比值越高，髋骨骨折的发生率就越低。[8] 这种差别是巨大的：从蔬菜和从动物制品中摄取的蛋白质比例为 1∶1 或者更低时，对应的是每 10 万人中有 200 人会发生髋骨骨折，而当从蔬菜和从动物制品中摄取的蛋白质比例为 2∶1～5∶1 时，对应的是每 10 万人中少于 10 人会发生髋骨骨折——下降超过了 95%（从蔬菜中摄取蛋白质达到最高时，髋骨骨折率几乎为零了）。

由骨质疏松症导致的骨折并不仅仅是那些从楼梯上摔下来所引发的各种骨折。可能是由一个简单的喷嚏导致的椎体压缩骨折，或者是因为看错了人行道边缘发生的髋骨骨折，又或者只是因为推了一下擀面杖造成的前臂骨折。

于是，现代饮食习惯创造出了慢性酸中毒，所以我们也就患上了骨质疏松症、骨脆症，以及骨折。未来，预计在 50 岁的时候，53.2% 的女性会发生骨折，20.7% 的男性会发生同样的情况。[9] 与之对比的是，50 岁女性患乳腺癌的风险仅为 10%，患子宫内膜癌的风险仅为 2.6%。[10]

直到最近，骨质疏松症在很大程度上还被认为是绝经后女性由于丧失雌激素的骨骼保鲜效应而特有的症状。我们现在知道，早在更年期的好几年前，女性的骨骼密度就已经开始下降了。在包含有 9400 名参与者的加拿大跨医疗机构骨质疏松症研究中，女性在 25 岁时就开始表现出了髋骨、椎骨以及大腿骨的骨骼密度降低，而在 40 岁时发生的急剧降低将会导致骨质疏松的加速；男性在 40 岁时才开始表现出一些并不很显著的骨密度降低。[11] 男性和女性都会在 70 岁及之后进入骨质疏松加剧的另一个阶段。80 岁之前，97% 的女性都会患上骨质疏松症。[12]

所以即使是年轻人，也可能会患上骨质疏松症。事实上，随着时间推移，骨骼强度降低是一种普遍现象，这在很大程度上是由我们的饮食创造出来的慢性恶性酸中毒导致的。

酸雨、汽车蓄电池以及小麦的共同点是什么

和所有其他来自植物的食物不同，谷物会生成酸性副产品，只有这一种植物产品能做到这点。经过很长一段时间，小麦已经成为美国人饮食中最重要的谷物，所以小麦使含肉饮食所造成的酸负荷雪上加霜。

小麦是最强力的硫酸源之一，每克小麦产出的硫酸比任何肉类都要高。[13]（只有燕麦在硫酸制造量上可以超过小麦。）硫酸是一种危险品，把它弄到手上，手就会被严重灼伤；把它弄到眼睛里的话，人就会失明。（你可以查看一下你的汽车蓄电池上明显标示出来的警告信息。）酸雨中的硫酸会腐蚀石碑、杀死树木和植物，还能造成水栖动物生殖行为紊乱。通过食用小麦而产生的硫酸肯定是稀释的。但即使是这种稀释后的极微量硫酸，仍是一种占据压倒性强势地位的强酸，它会很快超过碱性基质的中和作用。

小麦这样的谷物对美国人平均酸负荷要负 38% 的责任，这个比例对于身体打破平衡，进入酸性区间来说已经绰绰有余了。即使是限定 35% 的热量来源为肉类的膳食，在加入小麦之后，也会由纯碱性转变为很强的纯酸性。[14]

有一种方法可以测量酸诱导下骨骼中钙的析出量，就是测算尿液中的钙流失量。多伦多大学的一项研究检测了通过食用面包逐渐增加谷蛋白摄入会对尿液中钙流失水平造成的影响。谷蛋白摄入的增加会加大尿液中钙的流失，增加的钙流失量高达63%，同时伴随的还有增加的骨吸收标记（即骨骼弱化的血液标记），而骨骼弱化会导致类似骨质疏松症这样的骨骼疾病。[15]

当你吃了大量的肉制品，却没有相应地吃下足够的碱性植物（例如菠菜、卷心菜以及青椒），以至于无法抵消那些肉制品所带来的酸负荷时，会发生什么呢？你将处于强酸性物质的包围中。如果吃肉带来的酸没有被碱性植物抵消，这时身体的pH值又被小麦这样的谷物制品进一步推往酸性的一边，这样的话又将会发生什么呢？这时候状况就很糟糕了。这时的饮食突然转变成了富含酸的状态。

结果就是出现侵蚀骨骼健康的长期酸负荷。

小麦、假发，以及敞篷车

还记得"奥兹冰人"吗？他是在意大利阿尔卑斯山脉的冰川中被发现的提洛尔冰人，从5000多年前（大约是公元前3300年）他死亡之后，木乃伊化的奥兹就一直被埋葬并保存在那里。尽管人们在奥兹的胃肠道内发现了未发酵单粒小麦面包的残留物，但更多的消化物仍是肉类和植物。从人类开始将耐寒单粒小麦这样的谷物添加到饮食中，到奥兹所生活的时期，这中间已经过去了4700年，但是在奥兹的山地生活文化中，小麦依然只是他饮食中相对次要的角色。在一年中的大部分时间里，奥兹主要还是采猎者。事实上，在其他采猎者受伤或遭遇不幸时，奥兹可能正手持着弓箭进行狩猎活动。

富含肉类的饮食为奥兹这样的采猎者带来了大量的酸负荷。奥兹比大部分现代人吃的肉要多（35%～55%的热量来自动物制品），因此也就产生了更多的硫酸和其他有机酸。

尽管动物产品的消耗量相当高，但是采猎者饮食中丰富的无谷物植物会产生大量的碱性钾盐，比如柠檬酸钾和乙酸钾，这些钾盐会把酸负荷抵消掉。由于原始饮食中植物丰富，所以这种饮食的碱度估计比现代饮食要高6～9倍。[16] 于是，这就出现了pH值高达7.5～9的碱性尿，而现代尿则处于4.4～7.0的典型酸性区间。[17]

但是随着小麦和其他谷物的出现，这种平衡又变回了酸性，随之而来的还有骨骼中钙的流失。奥兹所吃的单粒小麦量比较适度，这也可能意味着在一年中的大多数时间里，他的饮食还是保持着纯碱性。与此相反的是，在我们这个物质极为丰富的现代世界中，包含小麦的廉价食品在任何地方都会无限量供应，所以酸负荷把饮食转向了高度纯酸性。

假如小麦和其他谷物是使pH值平衡转向酸性的罪魁祸首，那么如果你仅仅是把小麦从现代饮食中移除出去，并拿其他植物食品（比如说蔬菜、水果、豆类，以及坚果）来替代失去的那部分热量，会发生什么呢？平衡会转移回原来的碱性区间里，这就相当于模拟了采猎者的pH值形成过程。[18]

因此小麦是一个破坏大师。小麦把有希望成为纯碱性的饮食变为纯酸性的，并且导致钙被持续不断地从骨骼中抽离出去。

面对"健康全谷物"酸性饮食及其促使骨质疏松的作用，传统的解决办法就是服用像福善美（Fosamax）和骨维壮（Boniva）这样的处方药，这些药物声称会降低骨质疏松性骨折的风险，特别是髋部骨折的风险。目前治疗骨质疏松症药物的销售额每年已经达到了100亿美元，甚至对于财大气粗的制药工业来说也是一笔大钱。

小麦再一次被推广，与之伴随的还有它对健康的特殊破坏作用、美国农业部对它的拥护，以及它为大型制药公司带来的全新丰厚收益机遇。

小麦臀和你的小麦肚很搭

你有没有注意到，有小麦肚的人几乎一定会有一个或多个关节患有关节炎？如果没有的话，注意一下具有标志性大肚皮的人会有多少次因为臀部、膝盖或者后背的疼痛而一瘸一拐或畏畏缩缩。

骨关节炎是世界上最常见的关节炎形式，比类风湿性关节炎、痛风以及其他种类的关节炎都要常见。仅在2010年，让人极度痛苦的骨关节软骨缺失就导致了77.3万名美国人进行了膝关节和髋关节置换。[19]

这不是一个小问题。有超过4600万的美国人（也就是每7个美国人中就有1个）被内科医生诊断出患有骨关节炎。[20]而还有更多的人在瘸着，他们只是还没有得到正式的诊断。

多年以来，人们通常认为常见的髋关节炎和膝关节炎的病因都很简单，就是由于过度磨损导致的，就像你的那些行驶了很多里程的轮胎一样。一位体重110磅的女性的膝盖和髋关节可能可以坚持一辈子，而一位体重220磅的女性的膝盖和髋关节则会受到重创并导致磨损。身体任何部位过重——臀部、腹部、胸部、腿、臂——都会让关节受到机械应力。

但是事实根本没有这么简单。由小麦肚的内脏脂肪所引发的炎症会导致糖尿病、心脏病以及癌症，同样的炎症还会引发关节炎。像肿瘤坏死因子 $-\alpha$、白介素以及瘦素这样的介导炎症激素已经被证明会使关节组织发炎和溃烂。[21]特别是瘦素，它已经被证实有直接的关节破坏作用：超重程度越高（也就是BMI指数越高），关节液中的瘦素量就越大，软骨和关节的损伤也就越严重。[22]而关节中的瘦素水平可以精确反映出它在血液中的水平。

腰围更大的人进行膝关节和髋关节置换的可能性是常人的3倍，所以这说明对于那些拥有足以构成小麦肚的内脏脂肪的人，他们罹患关节炎的风险也会更高。[23]这也解释了为什么不承受肥胖带来的额外重量的关节，比如手掌和手指上的关节，也会产生关节炎。

所以，通过减重而减少内脏脂肪对关节炎的改善，比仅仅减重要好得多。[24]在一项参与者全是肥胖的关节炎患者的研究中，每减少1%的身体脂肪，关节炎以及关节功能都会相应改善10%。[25]

关节炎的普遍性以及人们按摩自己疼痛的手和膝盖的熟悉画面，都让你认为随着年龄增长，人必然会得关节炎，就像死亡、税收以及痔疮一样不可避免。这是不对的。关节其实有可能为我们服务80年以上……但是我们通过反复的伤害（比如过量的酸以及像瘦素这样的源于内脏脂肪细胞的炎症分子）把它们摧毁了。

还有一个现象也加剧了由小麦引起的对关节的打击，这就是糖化。你可以回想一下，小麦制品会增加血液中的糖（也就是血糖），而且增加的量比几乎所有其他食物都要多。你吃的小麦制品越多，血糖增加就越高，也越频繁，而糖化出现得也就越多。糖化标志着血流和身体组织（包括膝盖、髋部以及手部的关节）中蛋白质的一种不可逆的改变。

关节中的软骨特别容易受到糖化的破坏，这是因为软骨细胞本身寿命非常长而且不能再生。一旦受到损伤，它们就不能恢复。25岁时住在你膝盖里的软骨细胞在你80岁时（我们希望）仍然在那里，因此，这些细胞容易受到你生活中所有生化指标波动的影响，比如你的血糖大冒险。如果你的软骨蛋白质（比如胶原蛋白和软骨蛋白聚糖）被糖化了，它们就会变得异常坚硬。糖化的伤害会一点一点累积，它会让软骨变脆且不易弯曲，直到最后破碎。[26] 关节发炎、关节疼痛，再到最后的关节坏死，这就是关节炎的招数。

所以，促进小麦肚长大的高血糖再加上内脏脂肪细胞中的炎症和软骨的糖化，会导致骨骼和关节中的软骨组织遭到破坏，再过几年，就会造成熟悉的髋部、膝盖以及手部的疼痛和肿胀。

虽然法棍看起来无辜，但是它对关节破坏的作用可远比你想的要厉害。

不吃小麦后开始走路的男子

詹森是一名26岁的软件工程师：聪明、才思敏捷。他和他的年轻妻子一同来到了我的办公室，仅仅因为他想要获得"健康"。

当他告诉我在他还是一个婴儿时，曾经做过肺血减少型复杂先天性心脏病（CCHD）的矫治时，我立即打断了他。"咳，詹森。我想你可能找错人了。这并不是我的专业领域。"

"是的，这个我知道。我就是向让你帮我变得更健康。他们告诉我说我可能需要进行心脏移植。我总是喘不过气来，而且为了治疗心力衰竭，我已经不得不住院了。我就是想问问，你能不能做些什么，能让我不去做心脏移植，或者如果我必须去做的话，能帮我在术后更健康些。"

我觉得这个合乎情理，就示意詹森到检查台上来。"好的。我明白了。那我先来听一下。"

詹森慢慢地从椅子上站起来，脸部肌肉有明显的抽搐，然后他缓缓地朝检查台挪了过去，我能清楚地看出他很疼。

"怎么了？"我问道。

詹森在检查台上坐下来，并叹了一口气。"浑身都疼。所有的关节都疼，我几乎不能走路。有时候，我几乎起不来床。"

"你让风湿病学家检查过吗？"我问道。

"检查过。三个风湿病专家。没有一个人能找出是哪里的问题，所以他们只是开了抗炎药和止痛药。"

"你考虑过改变饮食吗？"我问他，"我曾经见过很多人通过剔除他们饮食中的小麦而得到了缓解。"

"小麦？你的意思是说面包和意大利面？"詹森问道，同时很困惑。

"是的，小麦。白面包、全麦面包、杂粮面包、贝果、玛芬蛋糕、椒盐脆饼干、咸饼干、早餐谷物、意大利面食、面条、薄煎饼，还有华夫饼。虽然这些听起来几乎已经是你所能吃的全部东西，但是相信我，你还有很多东西可以吃。"我给了他一本小册子，上面详述了如何进行无小麦饮食。

"试一下，只要4个星期不吃小麦。如果你感觉好多了，你就找到你所要的答案了。如果你什么也没感觉到，可能这就不是你所需要的。"

3个月后,詹森回到了我的办公室。令我感到震惊的是,詹森轻轻松松地走了进来,没有一丝的关节疼痛。

他所经历的改善很彻底而且几乎是立竿见影的。"5天后,我完全不能相信:我丝毫都不疼了。我不相信这是真的——这一定是个巧合。所以我就吃了一个三明治。不到5分钟,大概80%的疼痛就回来了。现在我吸取了教训。"

更让我印象深刻的是,当我第一次为他做检查的时候,詹森事实上有轻微的心力衰竭。而这次来访,他不再表现出任何心力衰竭的迹象了。除了关节不再疼痛,他还告诉我,他的呼吸已经好转到可以进行短距离慢跑,甚至能进行一场低强度的篮球游戏,而这些事情他原本已经好多年不能去做了。现在我们已经开始放弃那些他原本为心力衰竭而购买的药物。

我在无小麦生活上是一个忠实的信徒,见证了詹森这样的人生改变时,我会激动地意识到:曾经让一个年轻人致残的健康问题,其实有如此简单的解决办法。

和髋关节相连的腹腔

就像在减肥和大脑上的情况一样,乳糜泻患者可以告诉我们一些小麦对骨骼和关节造成的影响。

骨质缺乏和骨质疏松对于乳糜泻患者来说是常事,而且无论是否有肠道症状,这些骨质疾病都有可能出现,甚至高达70%的乳糜泻患者受到了这种疾病的影响。[27,28] 由于骨质疏松症在乳糜泻患者身上是如此常见,以至于一些研究者曾争论任何骨质疏松症患者应该都能筛查出乳糜泻。华盛顿大学的一项骨骼临床研究发现,3.4%的患有骨质疏松症的参与者患有未被诊断出来的乳糜泻,相比之下,在非骨质疏松症患者中,这个比例只有0.2%。[29] 让骨质疏松的乳糜泻患者剔除麸质,很快就可以增加骨密度的测量值——完全没有用到骨质疏松症药物。

骨密度低的原因包括营养素吸收受损（特别是维生素 D 和钙）以及炎症加重，而这会引发骨骼去矿物质细胞激素（比如白细胞介素）的释放。[30]所以从饮食中剔除小麦，既会减少炎症又能让营养更好吸收。

一些骇人听闻的故事让骨骼弱化的严重影响突显出来，例如一位女士在 57 岁后的 21 年中经历了脊柱和四肢共 10 次骨折，而所有这些骨折都是自然发生的。残疾之后，她终于被诊断出患有乳糜泻。[31]乳糜泻患者的骨折风险要比非乳糜泻患者高出 3 倍。[32]

没有肠道症状但醇溶蛋白抗体检测呈阳性的棘手问题同样适用于骨质疏松症。在一项研究中，12% 的骨质疏松症患者检测出醇溶蛋白阳性，可是他们没有表现出任何腹腔症状或迹象——这就是小麦不耐受或者是"隐形"乳糜泻。[33]

小麦可以通过骨质疏松症和骨折以外的炎症性骨骼表现出来。类风湿性关节炎是一种使人丧失活动能力而且疼痛的关节炎，它会给患者留下丑陋的手关节、膝、髋、肘，以及肩膀，而类风湿性关节炎患者同时可能也对小麦过敏。在一项参与者都是类风湿性关节炎患者的研究中（这些人都没患有乳糜泻），在进行了素食和无麸质饮食后，40% 的参与者表现出了关节炎改善的迹象，此外醇溶蛋白抗体水平也降低了。[34]也许这还很不足以说明小麦麸质是关节炎的最初病因，但是麸质会以一种夸张的方式影响到那些已经被类风湿性关节炎这样的疾病摧残过的关节。

以我的经验，对于不伴随有乳糜泻抗体的关节炎来说，剔除小麦的做法通常是有效的。我所见过的最具戏剧性的健康好转就包括那些让人无法行动的关节疼痛的减轻。因为常规乳糜泻抗体不能鉴别这些人中的大多数，所以除了人们在主观上体验到的改善之外，这方面的结果很难被量化和证实。但是这也让我们了解到一种在治疗关节炎上蕴含着最大希望的现象。

对于吃小麦却没有乳糜泻或谷蛋白抗体的人来说，乳糜泻患者骨质疏松症和发炎性关节疾病的超高风险是否就是他们情况的放大版？我感觉就是这样，小麦在任何吃小麦的人身上都会发挥出直接或间接的骨骼和关节破坏作用，只不过这些作用在乳糜泻或谷蛋白抗体呈阳性的人身上表现得更强烈一些。

如果在 62 岁时能不用去做全髋关节或者膝关节置换手术，你会选择把所有小麦都置换掉吗？

打破酸碱平衡的广阔健康效应现在只是刚刚被人所认识。只要是学过基础化学课的人都明白，在决定化学反应如何进行时，pH 值是一个很重要的因素。身体 pH 值的一个小小改变都会对反应的平衡造成深层影响。而这同样也适用于人类的身体。

小麦这样的"健康全谷物"是现代饮食在本质上酸性过高的主要原因。除了骨骼健康以外，一些新的经验指出，打造侧重于碱性食物的饮食可能可以减少老年性肌肉萎缩、肾结石、盐敏感性高血压、不孕，以及肾病。

剔除小麦，体验一下关节炎的减轻、血糖"飙升"（会糖化软骨）的减少，再把身体 pH 值转变为碱性。这肯定比吃万络（Vioxx）要好。

第9章

白内障、皱纹，以及老妇的驼背：
小麦和衰老过程

永葆青春的秘诀就是做人诚实、慢慢吃饭，并且谎报年龄。

——露西尔·鲍尔（Lucille Ball）

葡萄酒和奶酪可能是年头长的好，但是对于人类来说，变老会出现很多问题，可能是善意的谎言，也可能是对外科整形手术的渴望。

衰老意味着什么？

尽管很多人想要描述衰老的具体特点，我们大概也会认可这些描述，但是就像色情描写一样，还要眼见为实。

衰老的速度因人而异。比如我们都见过被误认为只有45岁的、实际年龄为65岁的人——像年轻人一样身体灵活、思维敏捷，皱纹较少，后背挺直，头发浓密。我们也都见过一些反面的例子，有些人看起来比实际年龄要老。所以生物学年龄并不总是能对得上实足年龄。

尽管如此，衰老总是不可避免的。我们所有人都在衰老，没有人能例外，虽然每个人的衰老速度多少有些不同。虽然翻阅一下出生证明就可以简单测定出实足年龄，但是要找出正确的生物学年龄就完全是另外一回事了。你怎样才能评估出自己身体保持青春的程度？或者反过来说，被岁月侵蚀的程度？

　　就说说你和一位女士的第一次接触吧。当你问到她的年龄时，她回答说："25 岁。"你会觉得自己眼花了，因为她满眼都是深深的皱纹，手背上又有黄褐斑，手部还有明显的颤抖。她的上背部往外弓（不太好听的名字叫作老妇驼背症），头发灰白稀疏。她看起来随时都可以去养老院了，而不像别人那样浑身洋溢着青春气息，但是她坚持对自己年龄的说辞。尽管她没有出生证明，也没有其他有关年龄的合法证明，但她坚称自己是 25 岁——甚至把自己新男友的名字缩写文在了手腕上。

　　你能证明她是错的吗？

　　没那么容易。假如她是一头北美驯鹿的话，你可以去测量一下鹿角展开的幅度。如果她是一棵树的话，你可以把它砍倒后数一下年轮。

　　当然，对于人类来说，根本就没有年轮或者鹿角可以用来提供有关年龄的准确而客观的生物学标记，从而证明这位女士其实是 70 多岁而不是 20 多岁，无论她是否有文身。

　　目前还没有人找到肉眼可见的年龄记号，从而能让你知道自己新朋友的年龄，但从不缺乏尝试做这件事的人。年龄研究者一直都在找寻这样的生物标记，这样的量度可以被追踪并且随着生命经历的每一年而前进。人们已经找到了粗略的年龄测定标准，测量值包括最大摄氧量（在近乎极限水平进行运动时的氧气消耗量）、控制性训练中的最高心率，以及动脉脉搏波传导速度（一个压力脉冲流经一条动脉所花的总时间，可以反映出动脉的弹性）。随着时间推移，这些测量值都会下降，但是没有一种指标能够完美地对上年龄。

　　如果年龄研究者确定了一个可以自己动手来测定的生物学年龄标准，会不会更有趣？例如，你在 55 岁时可以知道，凭借运动以及健康饮食，你的生物学年龄是 45 岁；或者 20 年的吸烟、酗酒，以及吃薯条，让你的生物学年龄达到了 67 岁，这时你就知道自己该养成健康的生活习惯了。虽然现在有很多精心设计的、声称能提供衰老指数的测试方案，但是没有任何简单且可以自己动手完成的测试能告诉你一个靠谱的生物学年龄和实足年龄的差值。

　　年龄研究者仍在孜孜不倦地寻找着有用的年龄记号，因为他们需要跟踪一个可测量的参数，才能控制衰老的过程。要研究延缓衰老的过程，靠简单的眼睛看是不行的。他们需要的是一个能长时间追踪的客观生物学标记。

　　诚然，有很多不同的（也有人认为是互补的）关于衰老的理论和意见，这些意见认为生物学标记可能可以最好地测定出生物学年龄。一些年龄研究者认为氧化损伤是衰老背后的主要过程，因此年龄标记必须体现出累积氧化损伤的测量值。其他人则提出，细胞碎屑来自基因错译，正是它们导致了衰老，所以要想知道生物学年龄，就必须有细胞碎屑的测量值。还有一些人认为衰老是预先被编入基因中的，因此必然会发生，是由预先编排好的激素减退序列和其他生理现象所决定的。

　　大部分年龄研究者都认同，没有一种单一理论可以解释得通各式各样的衰老情况，从柔韧灵活、精力充沛、什么都记得住的青少年时期，一直到身体僵硬、精力不济、什么都记不住的80多岁。而且没有任何一个测量值可以精确地表达生物学年龄。研究者提出，人类衰老的临床表现只能被解释为多个进程的综合效果。

　　如果我们能观察到加速衰老的结果，也许就能更好地理解衰老的过程。想要观察这种加速衰老，我们不需要去看任何老鼠实验模型，只要看看患有糖尿病的人就可以了。糖尿病会产生一个加速老化的虚拟试验场，在这个试验场中，人一生中的所有衰老现象（例如心脏病、中风、高血压、肾病、骨质疏松症、关节炎，以及癌症）都来得更快，而且也更早。特别是针对糖尿病的研究发现，摄入碳水化合物后的那种血糖升高会把人加速推向疗养院的轮椅。

老无所依

　　美国人最近总是在被复杂的新术语狂轰滥炸，从债务抵押债券到交易所交易衍生工具合约，你宁愿把这些东西丢给专家们，比如你在投资银行工作的朋友。我将介绍给你另外一个复杂术语，你会在未来的几年内反复听到，它就是 AGE。

AGE 是晚期糖基化终末产物（advanced glycation end products）的首字母缩写，这种物质能让动脉血管变硬（动脉粥样硬化），能让眼睛的晶状体布满云状物（白内障），还能把大脑神经元之间的连接搞得一团糟（痴呆），所有这些疾病在老年人身上都很常见。[1]我们越老，肾脏、眼睛、肝脏、皮肤以及其他器官中就会出现越多的晚期糖基化终末产物。尽管我们能看到晚期糖基化终末产物的一些效果，比如那位假装 25 岁的女士脸上的皱纹，但晚期糖基化终末产物还是不能给出一个精确的年龄测定，以让我们戳穿她的谎言。虽然我们能发现晚期糖基化终末产物效果的证据，比如松弛下垂的皮肤和皱纹、乳白色不透明的白内障、关节炎造成的粗糙双手，但这些都不足以盖棺定论。尽管如此，晚期糖基化终末产物至少可以通过活体组织切片的定性鉴定（和轻轻一瞥所见的明显特征一样准）得出一个生物学上的衰亡指数。

晚期糖基化终末产物是一种无用的碎片，随着它们的积累，身体组织就会衰亡。它们完全不提供任何有用的功能：晚期糖基化终末产物不能通过燃烧释放能量，没有润滑或者传递信息的作用，也不会为附近的酶或者激素提供任何帮助，甚至在寒冷的冬夜也不能为你保温。除了你看到的晚期糖基化终末产物的那些效果外，晚期糖基化终末产物的聚集还意味着：肾脏过滤血液（为了排除废物保留蛋白质）的能力受损、动脉粥样硬化斑块在动脉管壁堆积、关节中的软骨变硬且变质失效（比如膝部和髋部），还有功能性脑细胞的缺失（空出来的位置还会被晚期糖基化终末产物碎块霸占）。就像是菠菜沙拉中的沙子或红葡萄酒中的软木塞碎屑，晚期糖基化终末产物会毁掉一个原本很棒的聚会。

因为晚期糖基化终末产物可以出现在多种食物中，所以有些晚期糖基化终末产物可以直接进入人体，但是晚期糖基化终末产物也是高血糖（葡萄糖）的副产品，而这种现象正是糖尿病的标志。

导致晚期糖基化终末产物形成的一系列事件是这样发生的：摄入会

提高血糖的食物。对于身体组织来说，更高的血糖可用度可以让血糖分子和任意蛋白质起反应，生成一种血糖蛋白质混合分子。化学家谈到的复杂反应产物，比如阿马多利重排产物（Amadori products）和希夫中间物（Schiff intermediates），都会产生一组血糖蛋白质组合物，它们被统一称作晚期糖基化终末产物。晚期糖基化终末产物一旦形成，就是不可逆的，而且无法被消除。它们会在分子链中积聚，形成尤其具有破坏性的晚期糖基化终末产物聚合物。[2]晚期糖基化终末产物只要一出现就会马上积聚，并把无用的碎片变成块状物，而这些块状物会抵抗身体的消化和清洁进程，晚期糖基化终末产物也因此而臭名昭著。

所以无论何时，血糖升高所造成的多米诺效应都会生成晚期糖基化终末产物。无论血糖到了哪里（事实上身体各个地方都有血糖），晚期糖基化终末产物就会跟到哪里。血糖越高，晚期糖基化终末产物就会积累得越多，衰老所造成的衰退就会越快。

糖尿病就是现实生活中的一个例子，它向我们展示了当血糖一直维持在高水平时会发生什么，糖尿病患者的血糖值很具有代表性，在通过胰岛素或口服药物来降低血糖的时候，他们的血糖值整天都保持在 $100 \sim 300$ mg/dl（正常的空腹血糖值为 90 mg/dl 或更低）。血糖偶尔还能达到更高的水平，例如在吃了一碗小火慢炖的燕麦粥后，患者的血糖就能轻松达到 $200 \sim 400$ mg/dl。

如果这样反复出现的高血糖会引发健康问题，那么我们应该能在糖尿病患者身上看到这些问题会以夸张的形式表现出来……我们确实看到了。例如，糖尿病患者患冠状动脉疾病和心脏病的可能性比普通人高出 $2 \sim 5$ 倍，44% 的患者会发展出颈动脉或其他心脏外部动脉的动脉粥样硬化，而且 $20\% \sim 25\%$ 的患者平均会在确诊后的 11 年内发展出肾功能损伤或肾衰竭。[3]事实上，高血糖在持续数年后几乎肯定会引发并发症。

既然糖尿病患者有反复出现的高血糖水平，那么你应该可以预见到他们血液中有更高水平的晚期糖基化终末产物，而且事实情况正是如此。糖尿病患者血液中的晚期糖基化终末产物水平要比非糖尿病患者高出 60%。[4]

高血糖所导致的晚期糖基化终末产物是从神经病变（神经受损引发了脚部知觉丧失）到肾脏疾病（肾病和肾衰竭）等大多数糖尿病并发症的元凶。血糖越高而且血糖处于高水平的时间越长，就会有越多的晚期糖基化终末产物堆积，从而造成越多的器官损伤。

糖尿病患者控制血糖的能力很弱，这就让血糖处于高水平的时间过长，所以糖尿病患者也就特别容易出现各种糖尿病并发症，而所有这些并发症都是由大量的晚期糖基化终末产物造成的，即使年龄尚幼的患者也是如此。（在人们意识到 1 型糖尿病患者或儿童糖尿病患者的血糖值需要被"紧紧"控制前，30 岁之前就出现肾衰竭或失明的患者并不罕见。但是随着血糖控制水平的提高，这些并发症已经变得非常少见了。）包括糖尿病控制与并发症试验（DCCT）[5] 在内的大量研究显示，严格的血糖控制会降低罹患糖尿病并发症的风险。

这是因为晚期糖基化终末产物的形成速度依赖于血糖水平：血糖越高，晚期糖基化终末产物就生成得越多。

甚至在血糖值正常的时候，晚期糖基化终末产物也在生成，虽然生成速度要比血糖高时低得多。因此，晚期糖基化终末产物的生成会使人类显现正常的衰老特征，也就是让一个 60 岁的人看起来就像 60 岁。但是对于糖尿病患者而言，由血糖控制能力疲软引发的晚期糖基化终末产物堆积则会加速衰老。糖尿病也因此可以作为年龄研究者的一个活生生的模型，用来观测高血糖的衰老催化作用。所以，动脉粥样硬化、肾病以及神经病这样的糖尿病并发症同时也是衰老疾病，对于 60 ～ 80 岁的老人来说很常见，但对于二三十岁的年轻人来说就很非同寻常了。因此，糖尿病告诉我们，当糖化以一种更快的速度发生并且晚期糖基化终末产物也因此加速堆积时，人体将会发生什么。绝对不是什么好事情。

晚期糖基化终末产物会对你造成什么影响

除了糖尿病并发症，还有很多严重的健康问题都和过量的晚期糖基化终末产物有关。

⊙ 肾病——给实验动物注入晚期糖基化终末产物后，动物会出现肾病的所有标志性特征。[6]在患有肾病的人的肾脏中，我们也可以找到晚期糖基化终末产物。

⊙ 动脉粥样硬化——给动物和人口服晚期糖基化终末产物都会引发动脉收缩，动脉这种反常的过度张力（内皮功能紊乱）和根本性损伤有关，而这为动脉粥样硬化奠定了基础。[7]晚期糖基化终末产物还会更改低密度脂蛋白胆固醇微粒并阻塞肝脏对其进行正常吸收，进而使其被动脉血管壁上的炎症细胞所吸收，而这正是产生动脉粥样硬化斑块的过程。[8]晚期糖基化终末产物也会在组织中出现，并且与斑块的严重程度有关：各种组织中含有的晚期糖基化终末产物越多，血管中的动脉粥样硬化就越严重。[9]

⊙ 痴呆——阿尔茨海默病患者脑中所含有的晚期糖基化终末产物是正常大脑的三倍多，这些晚期糖基化终末产物会在阿尔茨海默病标志性的淀粉样蛋白和神经原纤维缠结中积聚。[10]就像糖尿病患者身上会形成明显更多的晚期糖基化终末产物一样，糖尿病患者罹患痴呆症的风险也是正常人的五倍。[11]

⊙ 癌症——尽管数据尚不足够，但是晚期糖基化终末产物和癌症之间的关系可能会被证明是所有和晚期糖基化终末产物有关的现象中最为重要的一种。在胰腺癌、乳腺癌、肺癌、结肠癌，以及前列腺癌中，我们都能找到晚期糖基化终末产物非正常积聚的证据。[12]

⊙ 男性勃起功能障碍——如果之前的内容没有引起男性读者重视的话，那么现在这个绝对可以了：晚期糖基化终末产物会对勃起功能造成损害。晚期糖基化终末产物会沉积在负责阴茎勃起反应的阴茎组织（阴茎海绵体）

中，因为阴茎勃起靠的是阴茎的充血能力，而晚期糖
基化终末产物会使阴茎丧失该能力。[13]

⊙ 眼健康——晚期糖基化终末产物会侵害眼组织，从晶状体
（白内障）到视网膜（视网膜病变）再到泪腺（干眼症）。[14]

很多晚期糖基化终末产物的破坏效应是通过加剧的氧化应
激和炎症来实现的，而这两个过程正是很多疾病过程的基础。[15]
换句话说，近期研究发现：与晚期糖基化终末产物接触越少，
炎症标记的表达［比如，C反应蛋白（CRP）和肿瘤坏死因子］
就会越少。[16]

晚期糖基化终末产物的积聚可以轻松解释很多衰老现象为
什么会出现。因此，控制糖化和晚期糖基化终末产物积聚也就
提供了一种潜在方法，使我们可以解决晚期糖基化终末产物积
聚所产生的问题。

更高的晚期糖基化终末产物水平并不是故事的全部。更高的血液晚
期糖基化终末产物水平会触发氧化应激以及炎症标志物的表达。[17]晚期
糖基化终末产物的受体（或者叫RAGE），也是各种氧化应激反应和炎症
反应的看门人，这些反应包括炎症性细胞因子、血管内皮生长因子，以
及肿瘤坏死因子。[18]因此，晚期糖基化终末产物让一支由氧化应激反应
和炎症反应组成的军队运转起来，所有这些都会导致心脏病、癌症、糖
尿病，以及更多。

因此晚期糖基化终末产物的形成也是一种连续体。虽然晚期糖基化
终末产物即使在血糖水平正常（空腹血糖为90 mg/dl，甚至更低）时也会
形成，但是它在血糖水平更高时形成得更快。血糖越高，晚期糖基化终
末产物形成得就越多。无论血糖水平高低，晚期糖基化终末产物的生成
都无法完全停下来。

没有糖尿病并不意味着人就能在这件事上幸免于难。晚期糖基化终
末产物在非糖尿病患者身上也会积聚，而且也会起到增龄作用。需要的

只是额外的一点点血糖，也就是高于正常值几毫克，然后你就得到了做着卑鄙勾当并且会弄坏你的器官的晚期糖基化终末产物。随着时间推移，当你积累了足够的晚期糖基化终末产物时，也会发展出所有在糖尿病患者身上出现的病症。

在美国，除了有 2580 万糖尿病患者，还有 7900 万的前驱糖尿病患者。[19] 还有更多美国人，他们虽然还没有达到美国糖尿病学会的前驱糖尿病标准，但他们吃掉一定量的碳水化合物后，仍会体验很多高血糖状况——血糖高到足以生成高于正常水平的晚期糖基化终末产物。（如果你不信吃掉一个苹果或者一块比萨后血糖会升高，那么你就去药房买一个简单的血糖仪。在吃了你想吃的东西后，过一小时去测量一下。通常，你会对血糖飙升到的高度感到震惊。还记得我那个两片全麦切片面包的"试验"吗？当时的血糖是 167mg/dl。这个数字并不罕见。）

鸡蛋不会升高血糖，生坚果、橄榄油、猪排骨或者三文鱼也不会，但是碳水化合物会——从苹果、橘子到软糖豆和七谷麦片的所有碳水化合物。就像我们之前说过的那样，从血糖角度来看，小麦制品几乎比所有其他食物都要糟糕，因为它会让血糖激增到可以"媲美"病情严重的糖尿病患者的程度——即使你并不是糖尿病患者。

请记住，小麦所包含的复合碳水化合物是一种独特的支链淀粉，可以被称作支链淀粉 A，这种支链淀粉和其他碳水化合物（比如黑豆和香蕉）所包含的支链淀粉完全不同。小麦的这种支链淀粉非常容易被淀粉酶所消化，也就是说，小麦制品有更强的提升血糖的能力。小麦支链淀粉被消化和吸收得越快、越高效，就意味着人在吃过小麦制品的 2 小时后，血糖会越高，这也就说明晚期糖基化终末产物的形成会越顺利。如果把生成晚期糖基化终末产物当作一场比赛的话，那么小麦几乎永远不会失败，它会把像苹果、橘子、番薯、冰激凌，以及巧克力棒这样的其他碳水化合物源远远甩在后面。

因此，小麦制品（比如你的罂粟籽玛芬或者烤蔬菜佛卡夏）就是生产过量晚期糖基化终末产物的"扳机"。整理一下就是：小麦，凭借其独一无二的血糖提升效果，会让你衰老得更快。通过它对血糖／晚期糖基化终末产物的增加作用，小麦会让你加速出现一些老化现象，包括皮肤衰老、肾功能紊乱、痴呆、动脉粥样硬化，以及关节炎。

晚期糖基化终末产物：从内到外

虽然目前我们所关注的晚期糖基化终末产物是在身体内形成的，而且大部分衍生自对碳水化合物的摄取，但是还有另外一个可以直接获取晚期糖基化终末产物的来源——动物制品。这件事可能会令人非常困惑，所以我们从头开始说。

晚期糖基化终末产物有以下两个一般来源。

内生式糖基化终末产物。这部分晚期糖基化终末产物是在身体内形成的，就像我们之前说过的那样。形成内生式晚期糖基化终末产物的主要路径从血糖开始。让血糖升高的食物也促进了晚期糖基化终末产物的生成，最能升高血糖的食物同时也最能促进晚期糖基化终末产物的生成。这就意味着所有碳水化合物，只要能提高血糖，就能触发内生式晚期糖基化终末产物的生成。只不过某些碳水化合物提升血糖的能力比其他碳水化合物更高。从内生式晚期糖基化终末产物的角度来看，士力架促进晚期糖基化终末产物生成的能力其实并不强，全麦面包反而要厉害得多，因为全麦面包升高血糖的能力更强。

有趣的是，另外一种糖类——果糖（左旋糖），是现代加工食品中一种非常流行的配料，它在人体内生成的晚期糖基化终末产物比葡萄糖要高出数百倍。[20] 在面包或者烘焙产品中，果糖总是以高果糖浆的形式和小麦一起出现。从烤肉调味酱到腌黄瓜，加工食品中总是会出现果糖的身影，鲜有例外。另外，食糖或者说蔗糖的成分，50%是果糖，另外50%是葡萄糖。枫糖、蜂蜜，以及龙舌兰糖浆，也是富含果糖的甜味剂。

外生式晚期糖基化终末产物。外生式晚期糖基化终末产物存在于食物当中，通过早、午、晚三餐进入人体。与内生式晚期糖基化终末产物不同的是，它们无法在体内合成，在吸收时就是现成的。

食物所含的晚期糖基化终末产物可谓千差万别。所含晚期糖基化终末产物最多的要数动物制品，比如肉类和奶酪。尤其是被加热到很高温度的肉类和动物制品，举例来说，烤和煎会让晚期糖基化终末产物的含量提高不止千倍。[21]也就是说，一种动物产品的烹饪时间越长，它所含有的晚期糖基化终末产物就会变得越多。

当把鸡胸肉、土豆、胡萝卜、番茄以及植物油这些完全相同的食物提供给两组糖尿病志愿者去食用时，外生式晚期糖基化终末产物在破坏动脉功能上的突出能力就被很好地展示出来。两组食物唯一的不同是：第一个小组的餐食是通过蒸或煮的方法来烹饪的，时间为10分钟，第二个小组的餐食则是通过高达450℉（约232℃）的油煎或烧烤烹饪出来的，时间为20分钟。食物烹饪时间更长、温度也更高的那个小组成员的动脉舒张能力降低了67%，与此同时，血液中的晚期糖基化终末产物和氧化应激标志物也更多。[22]

含有外生式晚期糖基化终末产物的肉类也富含饱和脂肪。这也就是说，饱和脂肪对心脏有害的说法是不成立的，因为饱和脂肪总是和真正的坏分子，即晚期糖基化终末产物同时出现。腌肉（比如培根、香肠、意大利辣香肠，以及热狗）含有异乎寻常的大量晚期糖基化终末产物。所以，肉类在本质上并不坏，但是经过会增加晚期糖基化终末产物的处理后，它就有可能变成不健康的食品。

在小麦肚理念饮食方针（也就是排除小麦并保持对碳水化合物摄入量的控制）的基础之上，我们还要避开外生式晚期糖基化终末产物的来源，也就是腌肉、加热到高温［高于350℉

（约 176℃）〕且持续时间较长的肉类，以及所有油炸食品。只要有可能，就别吃全熟的肉，而要选择那些三分熟或中等熟的肉食。要以水为基础来烹饪，而不是以油为基础，另外液体也能帮助限制对晚期糖基化终末产物的接触。

所有这一切都表明，对于晚期糖基化终末产物的研究仍然处在初级阶段，有很多细节还有待发现。但是，既然我们已经知道晚期糖基化终末产物会对健康和衰老造成潜在的长期影响，那么我认为你现在就开始考虑如何减少对晚期糖基化终末产物的接触并不会为时过早。也许你在 100 岁生日时会感谢我。

糖化大赛

有一种常见的测试，它虽然无法给出生物学年龄指数，但是能根据糖化水平提供生物学老化的速率。一旦了解你身体中蛋白质的糖化快慢程度，你就能知道自己的生物学老化进度比自己的实足年龄快还是慢。虽然我们可以通过检查皮肤或内脏器官的活组织来评估晚期糖基化终末产物，可是对于用手术镊插入体腔并剪下一片身体组织这件事，大部分人并不会表现出热情，这是可以理解的。幸亏有一个简单的血液测试可以用来估测晚期糖基化终末产物的持续形成速率——血红蛋白 A1c，也叫糖化血红蛋白（HbA1c）。糖化血红蛋白是一种常见的血液测试，虽然它通常被用来控制糖尿病，但它也可以充当简单的糖化指数。

血红蛋白是一种位于红细胞中的复杂蛋白质，红细胞之所以有携带氧气的能力，完全是因为血红蛋白的存在。像身体中其他所有蛋白质一样，血红蛋白也会受制于糖化，也就是说，血糖会改变血红蛋白分子。这种反应很容易发生，而且就像其他晚期糖基化终末产物反应一样，这种反应是不可逆的。血糖浓度越高，糖化血红蛋白在血液中所占的比例也就越高。

红细胞的预期寿命为 60～90 天。测量血液中糖化血红蛋白所占的比例可以为我们提供一个指数，告诉我们在过去的 60～90 天里，高血糖经历了怎样的起伏，这种工具可以用于评估对糖尿病患者的血糖控制是否足够，以及对糖尿病的诊断。

一个胰岛素反应正常的苗条人士，在吃了数量有限的碳水化合物之后，他的全部血红蛋白会有 4.0%～4.8% 会发生糖化（也就是他拥有 4.0%～4.8% 的糖化血红蛋白），这种糖化水平比较低，且属于正常范围。糖尿病患者的血红蛋白糖化比例通常为 8%～9%，甚至达到 12% 或者更高——正常比例的 2 倍甚至更高。大部分非糖尿病美国人的数据介于两者之间，大多数处在 5%～6.4% 的范围内，这个数据高于完美区间，但还是要比"官方" 6.5% 的糖尿病门槛低一些。[23,24] 事实是，竟然有 70% 的美国成年人的糖化血红蛋白比例为 5.0%～6.9%。[25]

糖化血红蛋白不是只有达到 6.5% 才会对健康产生不利影响。"正常"范围内的糖化血红蛋白和罹患心脏病以及癌症的风险增加有关，而且每增加 1% 的糖化血红蛋白，就会增加 28% 的死亡率。[26,27] 去一趟意大利面自助餐厅，来上几片意大利白面包，再配上一些面包布丁，会让你的血糖飙升，并在未来三四个小时中保持在 150～250 mg/dl；持续的高血糖会使血红蛋白发生糖化，从而直接造成更高的糖化血红蛋白。

因此，糖化血红蛋白为我们提供了血糖控制的一个运行指数。它也能反映出你身体中血红蛋白以外的蛋白质糖化到了什么程度。你的糖化血红蛋白越高，你身体中的蛋白质糖化得也就越多，比如眼睛晶状体中的蛋白质、肾脏组织中的蛋白质、动脉以及皮肤中的蛋白质，等等。[28] 事实上，糖化血红蛋白提供了一种实时的衰老速率指数：你的糖化血红蛋白越高，你老得也就越快。

所以糖化血红蛋白绝不仅仅是糖尿病患者的血糖控制反馈工具，它还能反映出你身体中其他蛋白质的糖化速率，也就是你衰老的速率。如果能把该数值控制在 5% 或者更低，那么你将会以正常的速率衰老；超过了 5%，那么对你来说，时间流逝得就会比它原本的速度更快，你也就会更接近天堂。

所以，那些我们最常吃的同时也最能提高血糖的食物会造成更高的糖化血红蛋白，而这又会导致更快的器官损伤和衰老。所以，如果你讨厌一个人并且想让他加速衰老，那就给他烤一块香甜的咖啡蛋糕吧。

嗨，这里有点模糊

你眼睛中的晶状体是一种大自然设计的绝妙光学装置，它是视觉器官的一部分，而视觉器官能让你看到这个世界。你现在正在阅读的文字会呈现为图像，经由晶状体在视网膜上聚焦后被转化为神经系统的信号，再由大脑解读为白色背景下的黑色字母。晶状体就像钻石——完美无瑕、晶莹剔透，光线在其中可以畅通无阻。仔细想一想，你就会发觉它是如此神奇。

但是一旦有了瑕疵或者缺陷，光线的通道就会被扭曲。

晶状体由名为晶状体蛋白的结构蛋白质所组成，它就像身体中的所有其他蛋白质一样，会受制于糖化作用。当晶状体中的蛋白质被糖化并形成晚期糖基化终末产物时，这些晚期糖基化终末产物就会交叉结合并凝结在一起。就像有瑕疵的钻石中的小斑点一样，这些小瑕疵会在晶状体中积聚。光照在这些斑点上后就会散射出去。在经过数年形成晚期糖基化终末产物之后，积聚的斑点就会让晶状体变得不透明，这就是白内障。

血糖、晚期糖基化终末产物，以及白内障之间的关系很明确。让实验动物保持高血糖 90 天，就会产生白内障。[29] 糖尿病患者尤其容易罹患白内障（正如所料），患病风险达到正常人的5 倍以上。[30]

在美国，白内障很普遍，52 ～ 64 岁的人中有 42% 受到这种疾病的影响，而 75 ～ 85 岁的这个年龄段，受影响的人则占到 91%。[31] 事实上，眼睛中没有任何一个部位能逃过晚期糖基化终末产物所造成的伤害，这些部位包括视网膜（黄斑变性）、玻璃体（眼球中充满凝胶状液体），以及眼角膜。[32]

因此，任何能够升高血糖的食物都有可能让你眼睛中的晶状体蛋白发生糖化。晶状体的瑕疵吸收和蛋白质复原能力是有限的，到了某一时刻，晶状体受到的伤害就会超出它的修复能力。所以当你面前的车迷失在一片模糊的薄雾中时，即使你戴上眼镜或者眯起眼睛，也还是看不见车。

不吃小麦就能抗衰老

相信你还能想起小麦制成的食物在增加血糖方面几乎比所有其他食物都要强，甚至比蔗糖还要强。让小麦和大多数其他食物竞争，就好比让麦克·泰森与杜鲁门·卡波特⊖打拳击一样：毫无悬念，立时 KO。除非你是一位处于绝经期前、身材苗条的 23 岁女长跑运动员，那么由于你的内脏脂肪极少、胰岛素敏感度非常高，而且雌性激素还很充裕，所以些微的血糖增多无伤大雅，否则两片全麦面包就可能让你的血糖飙升至 150 mg/dl 或更高——已经足以让晚期糖基化终末产物进入如瀑布一般的生产状态了。

如果糖化作用会加速衰老，那么如果没有糖化作用的话，是不是就能减缓衰老？

这样的研究已经在实验鼠模型上完成了，结果就是：富含晚期糖基化终末产物的饮食会导致更多的动脉粥样硬化、白内障、肾病、糖尿病，而且寿命更短；反过来，饮食中晚期糖基化终末产物含量低的老鼠则活得更久且更健康。[33]

能够最终证实这个概念对人类是否有效的临床试验还没有进行，也就是说，进行富含晚期糖基化终末产物饮食和低晚期糖基化终末产物饮

⊖ 杜鲁门·卡坡蒂（Truman Capote）是 20 世纪中叶美国最富传奇色彩的天才作家，在文坛和名流圈中都曾辉映一时，著有短篇小说集、长篇小说和剧本若干。——译者注

食的对比，随后跟踪检查器官的老化损伤。对于几乎所有抗衰老研究来说，这都是一个很现实的阻碍。想象一下这个场景："先生，我会把您登记到实验中两个参与小组中的一个：您要么进入高晚期糖基化终末产物饮食组别，要么进入低晚期糖基化终末产物饮食组别。5 年后，我们将评估您的生物学年龄。"你会接受这种可能的会进入高晚期糖基化终末产物饮食组别的实验吗？而且我们又该如何去测量生物学年龄呢？

这种说法似乎很有道理：如果糖化作用和晚期糖基化终末产物是很多衰老现象的基础，如果某些食物在触发晚期糖基化终末产物形成上比其他食物更有力，那么一份极少含有这类食物的饮食应该能减缓衰老过程，或者至少对在糖化过程中加剧衰老的方面是有影响的。较低的糖化血红蛋白值表明，进行中的内生式糖化作用（能够加速衰老）更少。你将更不容易长皱纹或者患上白内障、肾病、关节炎、动脉粥样硬化，以及其他所有让人类（尤其是那些吃小麦的人）叫苦不迭的糖化作用疾病。

可能你从此以后就不需要在年龄上撒谎了。

第 10 章

我的微粒比你大：小麦和心脏病

在生物学界，个头决定一切。

滤食虾，长度也就几英寸，它大快朵颐的是悬浮在海洋水域中的微型藻类和浮游生物。反过来，这些虾就成了比它更大的掠食性鱼类和鸟类的食物。

在植物世界中，那些最高大的植物，比如热带雨林中 200 英尺高的木棉树，它们的优势就是个子高，这样就可以高过丛林的树冠，进而获得进行光合作用所必需的阳光，而在它下边努力生长的树木或者植物却被它投下的阴影遮盖了。

如此这般，从肉食性捕食者到草食性猎物，都是这样。这个简单的原则在人类出现以前就已存在，在第一只灵长类动物在地球上行走之前就已存在，可以追溯至十多亿年前，自多细胞生物获得优于单细胞生物的进化优势，进而冲出原始海洋时起。在自然界的无数种情境中，更大的生物总是活得更好。

海洋世界和植物世界中的"至大"法则在人体的微观世界中依旧适

用。在人类体内循环的血流中，低密度脂蛋白（LDL）微粒（它总被大多数人误认为是低密度脂蛋白胆固醇）遵循的就是同小虾米和浮游生物一样的尺寸法则。

大型低密度脂蛋白微粒就像它的名字所说的那样，相对来说要大一些。你已经猜到了，小型低密度脂蛋白微粒要小一些。在人体里，大型低密度脂蛋白微粒为其人类宿主提供了生存优势。我们正在谈论的尺寸差别是纳米级别的，也就是十亿分之一米的级别。大型低密度脂蛋白微粒的直径为 25.5 纳米或更大，而小型低密度脂蛋白微粒的直径则要比 25.5 纳米小。（这就是说，不论大型的还是小型的低密度脂蛋白微粒，都比红细胞要小数千倍，但都要比胆固醇分子大。）

对于低密度脂蛋白微粒来说，大小当然不会决定它的处境是吃还是被吃。但是大小能决定低密度脂蛋白微粒是否会在动脉血管壁，比如你心脏的动脉血管（冠状动脉）或是脖子和大脑的动脉血管（颈动脉和脑动脉）上积聚。简单来说，低密度脂蛋白微粒的大小能决定你在 57 岁时是否会心脏病发作或中风，或者你在 87 岁时是否还能去赌场拉老虎机的拉杆。

事实上，小型低密度脂蛋白微粒是引起心脏病的一种十分常见的原因，表现形式就是心脏病发作、血管成形术、心脏支架、心脏搭桥，以及其他许多冠状动脉疾病的临床表现。[1] 以我医治上千位心脏病患者的经验来看，几乎有 90% 的患者会表现出至少为中度的小型低密度脂蛋白微粒模式，有时甚至可能是重度的。

制药行业发现把这个现象分类在易于解释的"高胆固醇"范畴下，既方便又有利可图。但是胆固醇和动脉粥样硬化疾病根本就没什么关系；脂蛋白（即脂类载体蛋白质）正是引发损伤、动脉粥样硬化斑块积聚，以及最终的心脏病发作和中风的罪魁祸首，而在无法对血液中各种各样的脂蛋白进行特征描述或测量的过去，胆固醇是一种方便的测量方式。

所以胆固醇并不是重点，重点是那些引起动脉粥样硬化的微粒。今天我们已经能够直接量化和描述脂蛋白了，所以就让我们把胆固醇划入和额叶白质切断术⊖一样的医疗实践垃圾中，一起丢弃吧。

有一群重要的微粒是所有这些微粒的祖父，它们叫作极低密度脂蛋白（VLDL）。肝脏将各种各样的蛋白质（比如脱辅基蛋白 B）和脂肪（几乎全部的甘油三酯）封装在一起，成为极低密度脂蛋白微粒，之所以这么称呼它，是因为其中的大量脂肪让这些微粒的密度比水还要低（这也就是沙拉调味汁中橄榄油漂浮在醋上面的原因）。极低密度脂蛋白微粒随后就被释放出来，成为第一种进入血流的脂蛋白。

大型和小型低密度脂蛋白微粒有着共同的父母，它们就是极低密度脂蛋白微粒。在血流中的一系列改变会决定极低密度脂蛋白微粒最终被转化为大型还是小型低密度脂蛋白微粒。有趣的是，饮食结构对极低密度脂蛋白微粒的命运有着非常强大的影响，饮食将决定大型低密度脂蛋白微粒与小型低密度脂蛋白微粒各自所占的比例。你也许无法选择自己的家庭成员，但是你很轻松就能影响到极低密度脂蛋白微粒会拥有什么后代，也就是你是否会发展出动脉粥样硬化。

玛芬蛋糕会把你变小

"喝掉我。"

所以爱丽丝喝下了药剂，然后发现自己的身高变成了 10 英寸，现在她可以穿过那道门，和疯帽子先生以及柴郡猫一起嬉戏玩耍了。

对于低密度脂蛋白微粒来说，你早上所吃的麸皮玛芬蛋糕或者十谷贝果就像爱丽丝的"喝掉我"药剂一样，会让低密度脂蛋白微粒变小。麸皮玛芬蛋糕或者其他小麦制品会让低密度脂蛋白微粒的直径从 29 纳米缩小到 23 纳米或者 24 纳米。[2]

正像爱丽丝一旦缩小到 10 英寸就能穿过那道微小的门一

⊖　一种过去用于治疗精神病的脑外科手术。——译者注

样，低密度脂蛋白微粒被缩小的身体会让它们开始经历一系列独一无二的悲惨遭遇，尺寸正常的低密度脂蛋白微粒则可以幸免于难。

就像人类一样，低密度脂蛋白微粒也会呈现出各种各样的人格。大型低密度脂蛋白微粒就像公务员，它们付出自己的时间然后挣得薪水，并期待着有国家支持的舒适退休生活。而小型低密度脂蛋白微粒就像狂热分子、反社会者、瘾君子，它们不遵纪守法，仅为了开心就会随随便便制造伤害。事实上，如果你想要设计出一种能在动脉血管壁上完美地形成动脉粥样硬化斑块的罪恶微粒，那么它就应该是小型低密度脂蛋白微粒的样子。

肝脏低密度脂蛋白受体会吸纳大型低密度脂蛋白微粒进行处理，这个过程会遵循正常的低密度脂蛋白微粒新陈代谢的生理路线。与此相反，对于肝脏低密度脂蛋白受体来说，小型低密度脂蛋白微粒的识别度很低，这就导致它们在血流中要徘徊更久的时间。结果就是，小型低密度脂蛋白微粒有更多的时间来造成动脉粥样硬化斑块，小型低密度脂蛋白微粒平均能存活5天，与此相比，大型低密度脂蛋白微粒只能存活3天。[3]即使大型和小型低密度脂蛋白微粒的生成速率相同，但小型低密度脂蛋白微粒的数量实质上还是要比大型的多，因为小型低密度脂蛋白微粒的寿命更长。小型低密度脂蛋白微粒还会被居住在动脉血管壁中的炎症性白细胞（巨噬细胞）吞噬，而这个过程又会让动脉粥样硬化斑块迅速扩展。

你听说过抗氧化剂的好处吗？氧化是衰老过程的一部分，会留下经氧化作用改造过的蛋白质和其他结构的痕迹，这些痕迹会导致癌症、心脏病，以及糖尿病。当低密度脂蛋白微粒暴露在具有氧化作用的环境中时，相比于大型低密度脂蛋白微粒，小型低密度脂蛋白微粒被氧化的可能性要高出25%。一旦被氧化，低密度脂蛋白微粒就更有可能导致动脉粥样硬化。[4]

我们在第9章中讨论过的糖化现象在小型低密度脂蛋白微粒中也有所体现。与大型微粒相比，小型低密度脂蛋白微粒对内生式糖化作用的敏感度要高出8倍；对于动脉粥样硬化斑块来说，糖化后的小型低密度脂蛋白微粒和氧化后的低密度脂蛋白微粒一样，成为更强有力的贡献者。[5]碳水化合物也因此具有双重功效：当饮食中有大量的碳水化合物后，就形成了小型低密度脂蛋白微粒；碳水化合物会提高血糖，而血糖会使小型低密度脂蛋白微粒糖化。因此，最能提高血糖的食物也会转化为更多的小型低密度脂蛋白微粒并对微粒进行更强的糖化作用。

所以心脏病和中风并不只是与高胆固醇有关。氧化、糖化、炎症、小型低密度脂蛋白微粒等也会导致这类疾病。没错，触发这些进程的正是碳水化合物，尤其是小麦中的碳水化合物。

低密度脂蛋白微粒简短而又奇妙的一生

尽管有可能会被认为婆婆妈妈，但我还是要告诉你们一些有关这些血流中的脂蛋白的事情。看完这几段文字后，你就会理解事情的经过。而在此之后，你将会比98%的内科医生更了解这个主题。

极低密度脂蛋白是低密度脂蛋白微粒的"父辈"脂蛋白，被肝脏释放出来后，它们就会进入血流中，渴望大量生产它们的低密度脂蛋白子孙。当极低密度脂蛋白微粒被从肝脏中释放出来时，它们被甘油三酯完全包裹住，而甘油三酯是多种代谢过程的"能量货币"。根据饮食不同，肝脏所制造的极低密度脂蛋白数量也有多有少。极低密度脂蛋白微粒所含的甘油三酯量也各有不同。在标准的胆固醇样本中，过多的极低密度脂蛋白会通过较高的甘油三酯表现出来，而这是一种很常见的异常现象。

　　极低密度脂蛋白是一个异常喜爱社交的存在，它的脂蛋白生涯充满了"聚会"，并与其他经过的脂蛋白们随意地互动着。满载甘油三酯的极低密度脂蛋白微粒在血流中流动着，它们把甘油三酯带给了低密度脂蛋白和高密度脂蛋白（HDL），并换来一个胆固醇分子。然后，饱含甘油三酯的低密度脂蛋白微粒（经由肝脂肪酶）剔除掉了由极低密度脂蛋白提供的甘油三酯。

　　所以说，低密度脂蛋白微粒开始时比较大，直径达到 25.5 纳米以上，而且还以胆固醇为交换从极低密度脂蛋白那里接收了甘油三酯。随后它们失去了甘油三酯。结果就是：低密度脂蛋白微粒既消耗了甘油三酯又消耗了胆固醇，因此在尺寸上小了几纳米。[6,7]

　　这里并不需要太多来自极低密度脂蛋白的额外甘油三酯，就能开始一系列生成小型低密度脂蛋白的反应。当甘油三酯高于 133 mg/dl 时，80% 的人会生成小型低密度脂蛋白微粒，而这个值居然还在所谓的"正常"范围（低于 150mg/dl）内。[8] 一个针对 20 岁以上美国人的大范围调查发现，33% 人的甘油三酯高于 150 mg/dl——这对于生成小型低密度脂蛋白来说已经绰绰有余；在 60 岁以上的人群中，这个数字上升到了 42%。[9] 在患有冠心病的人群中，携带小型低密度脂蛋白微粒的人的比例比其他所有症状的比例都要高，占据了压倒性的优势；到目前为止，小型低密度脂蛋白是出现最为频繁的模式。[10]

　　这还仅仅是甘油三酯和极低密度脂蛋白在平常空腹血液样本中的值。如果你把一顿饭后（"餐后"期）甘油三酯一般会增加的量（甘油三酯水平会高出 2 ～ 4 倍，而且持续几小时）也考虑进去的话，那么小型低密度脂蛋白微粒就会被激发到更高的水平。[11] 与更高的非空腹甘油三酯相伴随而来的是几乎提高到 5 ～ 17 倍的心脏病发作风险，因此非空腹甘油三酯（即在非空腹情况下测量的甘油三酯）被证明是一种非常出色的心脏病发作预警器。[12]

　　因此，极低密度脂蛋白是一个关键起点，由此就将开始生成小型低密度脂蛋白微粒的一系列事件。任何东西，只要能增加肝脏的极低密度脂蛋白微粒生产量，或者能增加极低密度脂蛋白微粒的甘油三酯含量，就会引发这个进程。任何食物，只要能在食用后的几小时内，也就是餐后期增加甘油三酯和极低密度脂蛋白，就能引发生成小型低密度脂蛋白的系列事件。

吃不吃立普妥：小麦的作用

就像之前所说的那样，吃小麦会增加低密度脂蛋白胆固醇；不吃小麦就会减少低密度脂蛋白胆固醇，而所有这些都是经由小型低密度脂蛋白微粒实现的。但最开始事情看上去可能并非如此。

这就是开始令人糊涂的地方。

医生依赖标准血脂检测来粗略估算人们罹患心脏病的风险，而这种检测使用的是计算出来的低密度脂蛋白胆固醇值，而非测量出来的值。要想计算出低密度脂蛋白胆固醇的总量的话，你只需要一个计算器，通过以下方程式［弗里德瓦尔德公式（Friedewald calculation）］来计算。

低密度脂蛋白胆固醇 = 总胆固醇 − 高密度脂蛋白胆固醇 −

（甘油三酯 ÷ 5）

方程式右边的三个值（总胆固醇、高密度脂蛋白胆固醇和甘油三酯）是实实在在测量出来的。只有低密度脂蛋白胆固醇值是计算出来的。

问题在于，这个方程式建立在一些假设的基础上。举例来说，为了满足这个方程的条件并且得出可信的低密度脂蛋白胆固醇值，高密度脂蛋白必须高于40mg/dl，甘油三酯则必须低于100 mg/dl。如果这些值有任何偏差，计算出的低密度脂蛋白胆固醇值就没有意义了。[13,14] 特别是糖尿病，经常会让计算的准确性低到令人发指的程度；50% 的结果不准确并非罕见。遗传变异（比如载脂蛋白 E 变异）也会让计算极为不准确。

另外一个问题：如果低密度脂蛋白微粒比较小的话，那么计算出来的低密度脂蛋白就会比实际值低。反过来讲，如果低密度脂蛋白微粒比较大的话，那么计算出来的低密度脂蛋白就会比实际值高。

还有一件事会让情况变得更加混乱不清：即使你对饮食做出一些改善，把低密度脂蛋白微粒从令人讨厌的小微粒变为更健康的大微粒（这是一件好事情），虽然真实的低密度脂蛋白量是在下降，但是可计算出来的数值经常会显示为上升。虽然你通过减少小型低密度脂蛋白已经获得了实质上有益的改善，可是你的医生却会因为低密度脂蛋白胆固醇较高的表象劝导你服用一种他汀类药物。（这就是为什么我把低密度脂蛋白胆固醇称为"假想低密度脂蛋白"，尽管有这样的讽刺，却从未阻碍那些永远朝钱看的制药业每年从他汀类药物的销售上获得 270 亿美元的收入。你的健康也许已经有所改善，但是计算出来的低密度脂蛋白胆固醇可能无法告诉你这些，即使这是 FDA 所认证的指标：被过高计算的低密度脂蛋白。）

唯一能让你和你的医生真正了解到你的状况的办法，就是通过某些方法来实际测量低密度脂蛋白微粒，比如低密度脂蛋白微粒的数量（通过核磁共振这种实验室方法或者 NMR 脂蛋白分析）或者脱辅基脂蛋白 B。（因为每一个低密度脂蛋白微粒都有一个脱辅基蛋白 B 分子，所以脱辅基蛋白 B 可以提供一个真实的低密度脂蛋白微粒计数。）这并不很难，却需要保健医生为了了解这些问题而去额外学习一些东西。

营养炼金术：把面包变成甘油三酯

是什么触发了整个过程，先让极低密度脂蛋白 / 甘油三酯增加，随后让小型低密度脂蛋白微粒形成，然后导致动脉粥样硬化斑块出现？

很简单，碳水化合物。那碳水化合物中谁坐第一把交椅呢？当然是小麦了。

很多年来，营养学家都没有意识到这个简单的事实。毕竟，有害而又可怕的膳食脂肪都是由甘油三酯构成的。增加油腻食物的摄入，比如肥肉和黄油，就应该会增加血液中的甘油三酯浓度，这是合乎逻辑的。这也已经被证实了——仅仅持续片刻，而且程度不大。

最近，有件事情变得清晰起来，那就是尽管摄入脂肪确实会把更多的甘油三酯传递给肝脏和血流，但是这也会让身体关闭生产甘油三酯的进程。因为身体能制造出大量的甘油三酯（比进餐时获取的那点要多得多），所以摄入大量脂肪的净效果几乎不会改变甘油三酯水平。[15]

从另一个角度看，碳水化合物几乎完全不含有甘油三酯。两片全谷物面包、一个洋葱贝果或者酵母椒盐卷饼所含的甘油三酯是微不足道的。但是碳水化合物有一种独一无二的能力，那就是促进胰岛素的分泌，这反过来会触发肝脏中的脂肪酸合成，而这一过程会让血流中充满甘油三酯。[16]根据针对这种效应的遗传易感性的不同，碳水化合物能让甘油三酯提高到数百甚至数千 mg/dl 的范围内。身体在制造高水平甘油三酯（比如 300 mg/dl、500 mg/dl，甚至高于 1000 mg/dl）方面非常高效，可以在很多年中保持一周 7 天、一天 24 小时的工作状态——只要有源源不断的碳水化合物。

事实上，最近关于脂肪新生过程（也就是肝脏把糖转化为甘油三酯的炼金术）的发现更新了营养学家观察食物及其对脂蛋白和新陈代谢所造成的影响的方法。对于启动这一系列新陈代谢反应至关重要的现象之一就是血流中的高浓度胰岛素。[17,18]高浓度胰岛素会促进肝脏中的脂肪新生机制，让碳水化合物到甘油三酯的转化变得高效，而该过程中产生的甘油三酯会被装入极低密度脂蛋白微粒中。

今天，大部分美国人所消耗的热量中有约一半来自碳水化合物。[19]21 世纪的早期在历史中会被冠以"吃糖时代"。而这种膳食模式意味着脂肪新生会达到一种极端的境地，由此产生的超额脂肪会浸润到肝脏中。这就是为什么所谓的非酒精性脂肪肝病（即 NAFLD）以及非酒精性脂肪性肝炎（即 NASH）会如此流行，以至于胃肠病学家针对这些疾病都有了一套便捷的缩写。非酒精性脂肪肝病和非酒精性脂肪性肝炎会导致肝硬化，和酗酒者的情况类似，也是一种不可逆的疾病，这就是为什么商家会有不含酒精的免责声明。[20]

　　鸭类和鹅类同样有把自己的肝脏装满脂肪的能力，但这是一种适应能力，这种能力能够让它们不进食却可以进行长距离飞行，因为在每年一度的迁徙中，它们要通过消耗储藏在肝脏中的脂肪来获取能量。对于飞禽来说，这只是它们进化适应的一部分。农民们生产满是脂肪的鸭肝和鹅肝正是利用了这一现实情况：通过谷物中的碳水化合物来喂养禽类，进而产出你涂抹在全麦咸饼干上的鹅肝酱和肥肥的肉酱。但对于人类来说，脂肪肝是一种反常而病态的情况，是由于你被告知要吃大量碳水化合物而造成的。除非你是在与汉尼拔一起吃饭，否则你不会想要一块肥如鹅肝的肝脏留在你腹中。

　　我们很容易理解：碳水化合物是一种能促进脂肪贮存的食物，这是一种在食物丰富时保存能量的方式。如果你是一个原始人类，在饱食了新鲜捕获的烤野猪以及一些野生浆果和水果后，你会把额外的能量贮藏起来，以备应付你在接下来的几天甚至几周里无法抓到另外的野猪或者其他猎物的情况。胰岛素帮忙把额外的能量以脂肪的形式贮藏起来（也就是将其转化为甘油三酯），而甘油三酯在塞满肝脏的同时还会从肝脏溢出并进入血流，于是在捕猎失败时人类就可以通过这种方式把贮藏的能量提取出来了。但在我们现在这个富足充裕的时代，能量的流动，特别是那些来自像谷物这样的碳水化合物的能量不仅从来都没有停止过，而且汹涌无边。现今，每天都是食物丰富的日子。

　　人体内过量的内脏脂肪积聚时，状况就会变得更糟。内脏脂肪虽然只是甘油三酯的贮藏室，但是它会导致甘油三酯不断流进流出脂肪细胞，于是这些甘油三酯就进入了血液。[21] 这种情况会让肝脏暴露在血浓度更高的甘油三酯中，于是进一步推动了极低密度脂蛋白的生成。

糖尿病为高碳水化合物摄入（比如富含"健康全谷物"的饮食）的影响提供了一个很方便的试验场地。大多数成年人（2型）糖尿病都是由于过量摄入碳水化合物导致的；高血糖和糖尿病本身至少在很多情况下可以通过减少碳水化合物的摄入来扭转。[22]

糖尿病与典型的"脂质三联症"有关，也就是高密度脂蛋白偏低、甘油三酯偏高、低密度脂蛋白偏小，这两种完全相同的模式都是由过度摄入碳水化合物所导致的。[23]

因此，膳食脂肪对极低密度脂蛋白的贡献非常有限，而碳水化合物做出的贡献要大得多。这就是为什么富含"健康全谷物"的低脂饮食会因为升高甘油三酯水平而变得声名狼藉，但这一事实总是被这类饮食的拥护者粉饰。（许多年前，我进行了一次个人低脂大冒险，在这场冒险中，我把脂肪的摄入量限制到总热量的10%以下，无论是动物脂肪还是其他脂肪。这是一种非常严格的饮食，就像欧尼许这样的节食法一样，但这场冒险最终给我的结果是350mg/dl的甘油三酯，而这一切都要归功于被我拿来替代脂肪和肉类的充足"健康全谷物"。）低脂饮食通常会把甘油三酯水平提升到150mg/dl、200mg/dl，或者300mg/dl的范围。在那些与甘油三酯代谢做斗争的遗传易感人群身上，低脂饮食会导致甘油三酯暴涨到几千mg/dl的范围，这个值已经足够导致非酒精性脂肪肝病和非酒精性脂肪性肝炎了，而且还会对胰腺造成伤害。

低脂饮食并不是温良无害的。当脂肪热量被削减后，大量的全谷物摄入就成了必然，这样的高碳水化合物摄入会引起更高的血糖、更高的胰岛素、更严重的内脏脂肪积聚，还有更多的极低密度脂蛋白和甘油三酯，而所有这些都会在一系列的转化后成为更高比例的小型低密度脂蛋白微粒。

如果是像小麦这样的碳水化合物引发了极低密度脂蛋白/甘油三酯/小型低密度脂蛋白微粒的整个多米诺效应，那么减少碳水化合物就应该会有相反的效果，特别是减少了膳食碳水化合物的主力军——小麦。

若是你的右眼叫你跌倒……

若是你的右眼叫你跌倒，就剜出来丢掉：宁可失
去百体中的一体，不叫全身丢在地狱里。

——马太福音 5:29

罗纳德·克劳斯（Ronald Krauss）博士和他在加州大学伯克利分校的同事们是发现碳水化合物摄入与小型低密度脂蛋白微粒之间关系的先驱。[24] 经过一系列研究，他们证明了当饮食中的碳水化合物比例从 20% 增加到 65% 且脂肪含量也随之降低时，就会出现小型低密度脂蛋白微粒的激增。即使是一开始小型低密度脂蛋白微粒数量为零的人，也会由于饮食中所增加的碳水化合物而被迫生成小型低密度脂蛋白微粒。反之，体内有大量小型低密度脂蛋白微粒的人，由于减少了碳水化合物的摄入，且增加了脂肪的摄入，在仅仅几周后就表现出了小型低密度脂蛋白微粒的明显减少（约减少 25%）。

杰夫·沃莱克（Jeff Volek）博士和他在康涅狄格大学的同事们发表了很多论证减少碳水化合物对脂蛋白影响的学术研究。其中的一项研究，碳水化合物在饮食中所占的热量被减少到了总量的 10%，被剔除的碳水化合物包括小麦粉制品、加糖的软饮料、玉米淀粉或粗磨玉米粉所制食品、土豆，以及稻米。而参与者被告知可以无限量地食用牛肉、家禽肉、鱼肉、鸡蛋、奶酪、坚果和种子，还有低碳水化合物的蔬菜和沙拉调味汁。12 周后，参与者的小型低密度脂蛋白微粒降低了 26%。[25]

从小型低密度脂蛋白微粒的角度来看，我们几乎不可能分辨出小麦和其他碳水化合物（比如糖果、软饮料，以及薯条）的影响，因为所有这些食品都会在不同程度上触发小型低密度脂蛋白微粒的形成。但是我们可以谨慎地预测，增加血糖最多的食物也会触发最多的胰岛素，随之而来也会对肝脏的脂肪新生造成最大刺激以及更多的内脏脂肪堆积，再之后就是增长的极低密度脂蛋白／甘油三酯以及小型低密度脂蛋白。当然，小麦完全符合这个描述，它能引发的血糖峰值几乎比其他所有食物

都要高。

因此，倘若减少或剔除小麦后，替代热量来自蔬菜、蛋白质以及油脂，那么小型低密度脂蛋白就会出现意外、急剧的降低。

你是说"他汀类药物"吗

查克来找我，是因为他听说不用吃药就可以把胆固醇降下去。

虽然名义上是"高胆固醇"，但查克真正的问题是小型低密度脂蛋白微粒严重超标（通过脂蛋白检测才发现）。通过核磁共振检查，我们发现他的小型低密度脂蛋白微粒为 2440 nmol/L。（结果一点儿都不好。）这就是为什么查克的低密度脂蛋白胆固醇会高达 190 mg/dl，同时高密度脂蛋白胆固醇低至 39 mg/dl，并且甘油三酯高达 173 mg/dl。

3 个月的无小麦生活（他用真正的食物，如生坚果、鸡蛋、奶酪、蔬菜肉类、牛油果以及橄榄油来替代少掉的小麦热量）之后，查克的小型低密度脂蛋白微粒减小到了 320 nmol/L。这种情况在表面上的体现就是低密度脂蛋白胆固醇达到了 123 mg/dl、高密度脂蛋白增加到 45 mg/dl、甘油三酯降低到 45 mg/dl，还有从他肚子上减掉的 14 磅体重。

没错，"胆固醇"显著而快速地减少了，完全不用他汀类药物。

"心健康"会引发心脏病吗

谁不喜欢《碟中谍》里的双面间谍故事呢？值得信赖的伙伴或者爱人突然出卖了秘密特工，而秘密特工也一直在为敌人工作。

你认为小麦的邪恶面是怎样的？它是一种食物，曾经被描绘为在与心脏病斗争中的救世主，但是最新研究表明，小麦绝不是你的战友。[安吉丽娜·朱莉（Angelina Jolie）拍过一部关于多重间谍以及背叛的电影，叫作《盐》（*Salt*）。想象一下，由罗素·克劳（Russell Crowe）主演的一部叫作《小麦》（*Wheat*）的类似电影会怎么样？讲的是一位中年商人一直以为自己在吃健康食品，结果却发现……好吧，可能不怎么样。］

虽然神奇面包声称"能以 12 种方式强身健体"，但很多"心健康"面包和其他小麦制品是在不同程度的伪装下粉墨登场的。不论是石墨研磨、出芽谷物，还是酸面包，不论是有机的、"公平贸易""手工制作的"，还是"家庭烘焙的"，小麦就是小麦。小麦依然是麸质蛋白、麦谷蛋白，以及支链淀粉的混合物，会引发小麦独一无二的炎症效应、神经活性外啡肽，以及过量的血糖水平。

不要被小麦制品上粘贴的健康声明所误导。虽然它可能因为含有人工合成的维生素 B 而"富含维生素"，但它还是小麦。虽然它可能是加了ω-3（来自亚麻油）的有机全谷物面包，但它还是小麦。虽然它有可能让你大便正常并带着满意的微笑从厕所里走出来，但它还是小麦。虽然它有可能被教皇当作圣餐而且受到祝福，但（无论神圣与否）它还是小麦。

我想你大概已经明白了。我之所以要不断强调这一点，是因为它揭示了食品工业的一个常用伎俩：把所谓的"心健康"原料添加到某种食品中，就可以把这种食品称为"心健康"玛芬、"心健康"饼干，或者"心健康"面包。举例来说，膳食纤维确实具有一定的健康益处。亚麻籽和亚麻油中的亚麻酸也同样如此。但是没有任何一种"心健康"原料能够抵消小麦对健康造成的不利影响。即使"心健康"面包塞满了膳食纤维和ω-3 脂肪，但它还是会引发高血糖、糖化作用、内脏脂肪沉积、小型低密度脂蛋白微粒、外啡肽释放，以及炎症反应。

如果你不能忍受小麦，那就滚出厨房

能把血糖提升到较高水平的食物也就能触发肝脏生产极低密度脂蛋白。通过与低密度脂蛋白微粒相互作用，更密集的极低密度脂蛋白有助于小型低密度脂蛋白微粒的形成，而这些微粒在血流中徘徊的时间相对也更久。高血糖会促进低密度脂蛋白微粒的糖化，特别是那些已经被氧化了的。

低密度脂蛋白微粒的长寿、氧化、糖化……所有这些综合起来就意味着提高了触发动脉粥样硬化斑块形成和生长的可能性。在创造极低密度脂蛋白、小型低密度脂蛋白，以及糖化这件事上，谁才是一把手？谁才是领头者？谁才是主宰？当然是小麦了。

在这片漆黑的小麦乌云下还有一线希望：如果吃小麦引起了小型低密度脂蛋白的显著增加以及所有与此相关的问题，那么不吃小麦就应该能扭转这个局面。没错，事实也正是如此。

在剔除小麦制品后，如果你的饮食是健康的，而且没有用其他含糖或极易转化为糖的食物来替代你所失去的小麦热量，那么你的小型低密度脂蛋白微粒将会急剧减少。

你可以这样想：任何事物，只要能驱使血糖升高，同时也就能刺激小型低密度脂蛋白微粒生成。任何事物，只要能防止血糖上升，比如蛋白质、脂肪，以及减少小麦这样的碳水化合物，也能减少小型低密度脂蛋白微粒生产。

需要注意的是，通过观察低密度脂蛋白微粒（而不是低密度脂蛋白胆固醇）而获得的理解让我们得出了在心脏健康方面与传统饮食建议形成鲜明对比的结论。事实上，"计算低密度脂蛋白胆固醇"这个被人广为接受的谎言让另一个谎言一直长存不朽：减少脂肪、增加"健康全谷物"摄入会对健康产生种种益处。一直以来，当我们通过像脂蛋白分析这样的技术获得更深刻的见解并透过这些见解来审视这个建议时，就会发现它所产生的结果与本意南辕北辙。

中国研究：一个爱情故事

《救命饮食：中国健康调查报告》（*The China Study*，以下简称《救命饮食》）是康奈尔大学的柯林·坎贝尔（Colin Campbell）博士花费了 20 年时间取得的一项成就，旨在研究中国人的饮食习惯和健康状况。坎贝尔博士指出，研究数据表明："吃动物性食物最多的人，所患的慢性疾病也最多……吃植物性食物最多的人最健康，也易于远离慢性疾病。"对于某些人来说，《救命饮食》的发现证明了所有动物制品都会对健康造成不利的影响，所以人类的饮食应该是植物性的。让坎贝尔博士赞扬的是，多达894页的英文版《中国的饮食、生活方式以及死亡率》（*Diet, Life-Style, and Mortality in China*），作者把这些数据提供给了任何有兴趣去检验的人。

一个深深迷恋健康和数字的人接受了他的提议，经过数月的数据处理，她完成了大量的数据重新分析。丹妮丝·明格（Denise Minger）是一位23岁的生食主义者以及前素食主义者，她希望通过钻研坎贝尔的那些数据来理解原始的调查结果，她还把自己的分析公布在她于2010年1月开创的博客上。

然后激烈的争论就开始了。

经过数月的重新分析，明格逐渐相信坎贝尔最初的结论并不是完美无缺的，而且有很多所谓的调查结果其实是源于对数据的选择性解释。最让人震惊的还是她关于小麦的发现。就让明格用她极富才华的文字来讲述这个故事吧。

在我刚一开始分析最初的《救命饮食》数据时，我并没有打算针对坎贝尔那本饱受好评的书写一些正儿八经的评价。我是一个数据狂。我主要是想亲眼看一下坎贝尔的说法和他的原始数据到底有多匹配——只是想满足一下我自己的好奇心。

我过去曾有十多年的时间是一个素食者／严格素食主义者，除了对那些选择植物性食物的人满怀敬意之外，我并无他意，即使我现在已经不再是严格的素食主义者。我在《救命饮食》和其他一些事情上的目的，就是要在没有偏见和教条主义干扰的情况下找出营养和健康的真相。我没有任何议题需要推进。

我想说的是，坎贝尔的假设并不是完全错误的，但用更准确的话来说，并不很完整。虽然他很巧妙地鉴别了整体的重要性，也就是未加工食品在实现和保持健康方面的作用，但是他把关注点放在带有疾病的婚宴动物产品上而不去探索（甚至可以说是承认）其他饮食疾病模式的存在，不能不说是得不偿失的，因为这些模式对于公共健康和营养研究来说可能更有力、更相关，而且从根本上说也更重要。

疏忽之罪

明格女士在下面引用了名为相关系数的值，也就是符号 r。当 r 值为 0 时，意味着两个变量无论如何都不存在任何关系，而且任何表面上的联系都是纯粹随机的，而当 r 值为 1.00 时，这表示两个变量完全一致，极度依赖。一个负的 r 值则说明两个变量的表现完全就是两个方向，就像你和你的前配偶一样。她继续谈道：

很可能比起曲解事实来说，更麻烦的是坎贝尔在《救命饮食》中所遗漏的细节。为什么坎贝尔要在心血管疾病方面给动物性食品定罪（动物蛋白的相关系数仅为 0.01，鱼类蛋白为 0.11），却没有提及小麦粉与心肌梗死、冠心病的相关系数达到了 0.67，而植物性蛋白与这些疾病的相关系数也有 0.25？

为什么坎贝尔没有注意到小麦粉与各种各样疾病之间的巨大相关性：宫颈癌是 0.46、高血压性心脏

病是 0.54、中风是 0.47、血液以及造血器官疾病是
0.41，还有前面提到的心肌梗死及冠心病的 0.67？
这场"流行病学大奖赛"是否意外发现了西方国家的
主要死亡原因和西方国家最喜欢的麸质粮食之间的
关系？"生命的支柱"（面包）实则是死亡的支柱？（见
图 10-1 ～图 10-4）

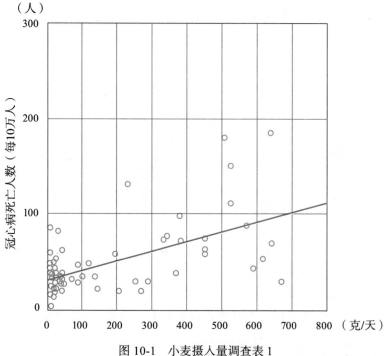

图 10-1　小麦摄入量调查表 1

　　冠心病死亡率按照每 10 万人来计算，日均小麦粉消耗量则按照克 / 天来计算。这张图表
现的是来自中国健康调查报告的一些早期数据，证明小麦粉消耗量和冠心病死亡率之间的一种
线性关系：小麦粉吃得越多，就越有可能死于心脏病。

　　资料来源：Denise Minger，rawfoodsos.com.

　　当我们从 1989 年的《救命饮食》调查表 2（该
表拥有更多的记录数据）中提取小麦变量，再考虑到
潜在的非线性特征时，其结果令人更加毛骨悚然。

相比其他任何的饮食变量，小麦是最强的体重正向预测因子（用千克计算；$r=0.65$，$p < 0.001$）。这并不仅仅因为吃小麦的人体重要更重一些，也因为食用小麦与 BMI 有着非常强的相关性（$r=0.58$，$p < 0.001$）。

心脏病易发地区与西方国家唯一的共同点是什么？没错，巨大的小麦粉消耗量。

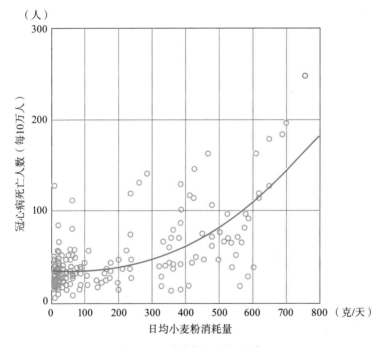

图 10-2　小麦摄入量调查表 2

冠心病死亡率按照每 10 万人来计算，日均小麦粉消耗量则按照克／天来计算，来自《救命饮食》后期的数据。这些数据说明，增加小麦摄入量就会导致冠心病死亡率上升，而在每日小麦摄入量超过 400 克时，死亡率就会出现明显急剧的上升，这甚至比早期数据更让人感到忧虑。

资料来源：Denise Minger，rawfoodsos.com。

你可以在明格女士的博客"生食 SOS"（http://rawfoodsos.com）上找到关于她的理念的完整文字。

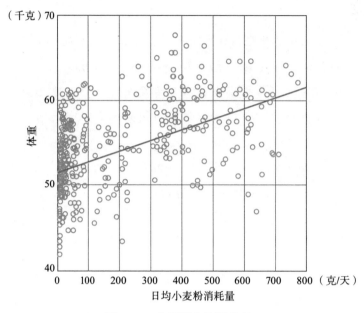

图 10-3　小麦摄入量调查表 3

体重单位为千克，日均小麦消耗量则按照克 / 天来计算。小麦吃得越多，体重也就越重。

资料来源：Denise Minger，rawfoodsos.com.

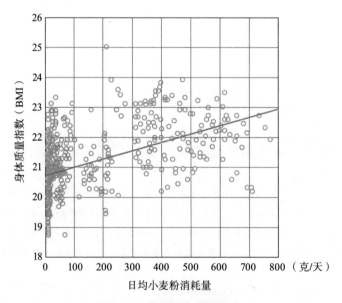

图 10-4　小麦摄入量调查表 4

日均小麦消耗量按照克 / 天来计算。日均小麦消耗量越高，BMI 也就越高。用 BMI 替代体重后，说明真正与小麦消耗量相关的是体重，而不是身高，是体重导致了与小麦消耗量相关的体型增大。

资料来源：Denise Minger，rawfoodsos.com.

第 11 章

这一切都在你的脑袋里：小麦和你的脑

好吧。小麦扰乱你的内脏，让你的食欲变得更好，还让你总因为啤酒肚而受到嘲弄。但是情况真有那么糟吗？

小麦的作用以阿片样肽的形式抵达大脑。但是这些作用的直接原因——多肽外啡肽会随着时间的推移而消失。外啡肽会使你的大脑命令你吃更多的食物、增加热量摄入，而且让你在没有存货的时候不顾一切地抓起箱底的过期饼干。

但是所有这些作用都是可逆的。停止吃小麦，这些作用也会随之而去，大脑会从此恢复，而你又可以帮助上学的孩子求解二次方程式了。

但是小麦对大脑的影响并没有止步于此。在小麦对人类造成的恶劣影响中有一些是施加于脑组织本身的——不仅仅会对想法和行为举止造成影响，还会影响到大脑、小脑，以及其他神经系统结构，导致的后果从肢体不协调到失禁，从癫痫到痴呆。而且和成瘾现象不同的是，这些作用并不是完全可逆的。

小心脚下：小麦与小脑的健康

假如我把你的眼睛蒙起来，然后把你放在一个并不熟悉的屋子里。屋里满是奇怪的凸起、凹处，还有裂缝，而且随机摆放了些物体要绊倒你，那么只要走几步，你就很有可能发现自己已经一头扎进鞋架里了。这就是小脑性共济失调患者所要面对的问题。但是这些人哪怕眼睛睁得大大的，也会出现这样的问题。

他们就是你经常看见的那些使用手杖和助行架的人，或者是那些因为人行道上的裂缝绊倒而摔断了腿或髋的人。这种损伤了他们闯荡世界的能力，让他们失去对平衡和协调掌控的东西就在大脑中心—— 一个叫作小脑的地方发挥作用。

大多数小脑性共济失调患者都会向神经科医生询问病情，而结果往往是医生在全然不知病因的情况下把病症定性为先天性的。对于这种疾病，既没有规定的疗法，也没有成熟的疗法。小脑性共济失调是渐进性的，每过一年都会更加严重，直到患者无法给自己梳头发、无法自己刷牙或者无法独自去卫生间，即使是最基本的自理行为，到最后也需要别人来完成。到了这时，患者也就离死亡不远了，因为如此极端的衰弱会加速并发症，比如肺炎和褥疮感染。

10% ～ 22.5% 的乳糜泻患者患有神经系统病变。[1,2] 在所有确诊的共济失调形式中，20% 的患者有反常的谷蛋白血液标记。在患有原因不明的共济失调人群当中（也就是没有其他病因能被诊断出来），有 50% 的患者被检测出了反常的谷蛋白血液标记。[3]

问题是：大多数因为小麦蛋白而引发共济失调的患者不会有肠道疾病的迹象或症状，或类似于乳糜泻的警告信号，所以他们也无法得知麸质过敏正在发生作用。

腹泻和乳糜泻腹部痛性痉挛的缘由就是破坏性免疫反应，而这种反应也可能会直指脑组织。虽然神经功能缺损背后的谷蛋白和大脑的关系早在 1966 年就曾经被怀疑，但是当时这种病被认为是营养缺乏（因乳糜泻而产生）引起的。[4] 最近，事实已经清楚，大脑和神经系统病变是由神经细胞受到免疫直接攻击而导致的。由谷蛋白引发的抗麦胶蛋白抗体能够和小脑中独特的浦肯野脑细胞（Purkinje cell）结合。[5] 像浦肯野细胞这样的脑组织没有再生能力：一旦受损，小脑的浦肯野细胞就死了……永远死了。

除了失去平衡和协调，小麦所引发的小脑性共济失调还可能表现出一些奇怪的现象，用神秘的神经病学语言举例来说就是眼球震颤（眼球的无意识抽搐）、肌阵挛（无意识的肌颤搐），以及舞蹈病（四肢的无意识乱抽搐）。一项有 104 位小脑性共济失调患者参与的研究还显示出该疾病具有记忆力和语言能力缺损的特征，这就是说，小麦造成的破坏可能还涉及了大脑组织，也就是更高级别的思考和记忆能力。[6]

由小麦引发的小脑性共济失调的典型发病年龄是 48 ～ 53 岁。通过大脑的核磁共振成像，我们发现有 60% 的患者出现了小脑萎缩，而这反映出了浦肯野细胞的不可逆破坏。[7]

因为脑组织的再生能力很弱，所以在剔除小麦蛋白后，神经系统功能也只会出现有限的恢复。一旦不再吃小麦了，大部分人的情况也仅仅是不再恶化。[8]

要想诊断由于接触小麦而发展出的共济失调，遇到的第一个障碍就是首先要有一个医生至少会考虑做出这种诊断。这可能是所有障碍中最困难的一个，因为现在医学界仍然接受一个观点，那就是小麦对人是有好处的。何况一旦考虑做出这样的诊断，诊断过程要比仅仅诊断肠道乳糜泻麻烦，特别是一些抗体（尤其是免疫球蛋白 A）与小麦引发的脑疾病并无关系。另外，大多数人都反对脑组织活检，而且这种检查也需要见多识广的神经科医生才能做出诊断。这种诊断最终可能要建立在阳性人类白细胞抗原 -DQ（HLA DQ）标记和怀疑的基础上，同时还要观察不吃小麦和谷蛋白后患者的改善或稳定情况。[9]

关于小脑性共济失调令人痛心的现实是，在绝大多数案例中，在你开始被自己的脚绊倒或不知不觉地要靠墙站或尿裤子之前，你都不知道自己患病了。一旦病情显现出来，你的小脑很可能已经萎缩而且受损了。这时停止摄入小麦和谷蛋白也只有可能让你免于进入疗养院而已。

所有的这些都是你所酷爱的玛芬和贝果造成的。

从头到脚：小麦与周围神经病变

虽然小脑性共济失调是由小麦引发的针对脑部的免疫反应，但还有一种并行症状会发生在腿部、骨盆，以及其他器官的神经上。这种症状被称作周围神经病变。

周围神经病变的一个常见原因就是糖尿病。成年累月反复出现的高血糖会伤害腿部神经，从而造成知觉减退（所以当一个糖尿病患者踩到一颗图钉时仍然毫无感觉）、对血压和心率的控制变弱，以及胃排空变缓（糖尿病性胃轻瘫），而这只是神经系统陷于混乱的临床表现中的一部分。

与小麦接触会产生程度与之类似的神经系统紊乱。由谷蛋白引发的周围神经病变的平均发病年龄为 55 岁。与小脑性共济失调一样，大多数患者并没有肠道症状，所以没人会认为病症与乳糜泻有关。[10]

和不具备再生能力的小脑浦肯野细胞不同的是，一旦剔除具有攻击性的小麦和谷蛋白，周围神经拥有一定的能力可以进行修复，所以大部分人的神经病变至少会出现局部的逆转。在一项研究中，35 位患有周围神经病变且抗麦胶蛋白抗体呈阳性的谷蛋白易感者中有 25 位在进行 1 年的无小麦、无麸质饮食后出现了改善，而 10 位没有在饮食中剔除小麦和麸质的对照参与者的病情则恶化了。[11] 一些已经完成的关于神经传导的正式研究也显示出无小麦、无麸质参与者的神经传导出现了改善，而食用小麦和麸质的参与者的情况则发生了恶化。

由于人类神经系统是一个由神经细胞及其连接组成的复杂网络，所以由于接触小麦蛋白而引发的周围神经病变可以通过各种各样的方式（取决于哪一簇神经受到了影响）表现出来。最常见的症状是双腿感觉丧失并伴随有腿部肌肉控制障碍，这被称为感觉运动轴突周围神经病变。较不经常出现的是可能只有身体的一边受到了影响（非对称神经病）；或可能自主神经系统受到了影响，该系统是神经系统的一部分，负责血压、心率，以及肠道和膀胱控制这样的自主功能。[12] 如果自主神经系统受到了影响，就会产生诸如以下症状：由于血压控制问题在起身时失去知觉或头晕、没有能力排空膀胱或肠道，以及不适当的心率过快。

不论周围神经病变如何表现，该疾病都会循序渐进地发展，而且会变得越来越糟，除非患者能剔除饮食中的所有小麦和麸质。

错过了小麦

当我第一次遇见梅瑞狄斯时，她正在哭泣。她到我这里来是因为心脏的小问题（心电图异样，后被证明是良性的）。

"哪里都疼！特别是我的脚。"她说道，"他们用各种各样的药物来治疗我。我恨他们，因为已经出现了很多副作用。有一种两个月前开始的副作用让我非常饥饿，以至于我根本无法停止吃东西。我已经胖了 14 磅了！"

梅瑞狄斯是一名老师，她向我描述了自己是如何因为脚部疼痛而几乎无法在上课时站立的。最近，她开始怀疑自己的行走能力了，因为她也开始感觉走路不稳、动作不协调。由于疼痛和日益严重的笨拙损害了她完成简单活动（比如穿裤子）的能力，仅仅是早上穿衣服这件事都需要越来越长的时间。尽管只有 56 岁，可是她已经不得不用上手杖了。

我问她，神经科医生是否对她的这种能力障碍做出任何说明或解释。"什么都没有。他们都说这没法解释。我就只能这么带病生活了。他们给我开了药来缓解疼痛，但是情况好像越来越严重了。"说到这里她崩溃了，又一次哭了起来。

只是用眼睛看梅瑞狄斯，我就怀疑这是小麦造成的问题。不仅因为她走进屋子时明显很费力，还因为她脸部肿胀而且泛红。她描述了胃食管反流以及腹部绞痛和腹胀的经历，她因此被诊断为肠易激综合征。她超重了约60磅，而且她的小腿和脚踝有一定程度的水肿。

所以我让梅瑞狄斯大胆尝试一下剔除小麦的饮食。此时此刻，她对任何有用的建议都很渴望，所以同意去试一下。我也愿意陪她一起赌一赌，为她预约了压力测试（要求她以中等速度在跑步机上沿着斜上坡走）。

梅瑞狄斯两周后回来了。我问她感觉自己是否应付得来跑步机。"完全没有问题。和你谈过之后，我马上就停止了所有小麦摄入。只过了大概一周，疼痛就开始消失了。现在我的疼痛感比两周前少了90%。我的意思是几乎不疼了。我已经停了一种疼痛药，而且我认为在这周晚些时候我可以不再吃其他的了。"她同时明确表示不再需要手杖了。

她还讲述了胃食管反流以及肠易激综合征是如何完全消失的。而且她还在两周里减掉了约9磅。

梅瑞狄斯毫不吃力地完成了跑步机上的测试，在坡度为14%的情况下以3.6英里/时的速度轻松行走。

全谷物脑

相信我们所有人都会认同一点：像思考、学习以及记忆这样的"高级"脑功能，应该是外来侵入者的禁区。我们的头脑具有深层次的私人属性，它代表了所有组成你和你的经历的东西。谁想要烦人的邻居或市场推销员进入这个私人思想领地？尽管心灵感应的概念想来还是很令人神往的，但是一想到有人能够读取你的思想，又会让人感到十分毛骨悚然。

对于小麦来说，没有什么不能亵渎的东西。你的小脑不在话下，你的大脑皮层也手到擒来。虽然小麦不能读取你的思想，但它确实会影响你头脑内发生的事。

小麦对脑部的影响不仅仅在于情绪、精力，以及睡眠。就像我们在小脑性共济失调上所看到的那样，实际的脑部损伤也不是不可能发生。就连大脑皮层，这个记忆和高阶思维的中心、容纳你自身以及你独一无二的个性和回忆的宝库、你的脑"力"，也有可能会被卷入到与小麦的免疫战斗中，而最终的结果就是脑病。

麸质性脑病会通过周期性偏头痛和类似中风的症状表现出来，比如失去对一条胳膊或一条腿的控制、说话困难，或视力糟糕。[13,14] 我们会在脑部核磁共振成像中发现脑组织血管周围的典型损伤证据。麸质性脑病还会表现出很多与小脑性共济失调一样的平衡和协调症状。

令人不安的是，在梅奥诊所一项涉及 13 位最近确诊的乳糜泻患者的研究中，参与者也被诊断出了痴呆。除了与小麦麸质接触相关的病理外，这 13 位参与者的额叶活组织检查（没错，就是脑活检）或尸检未能鉴定出任何其他病理。[15] 在死亡或活检前，这些人最为常见的症状是失忆、无法完成简单的算术、意识混乱，以及性格变化。这 13 人中有 9 人死于大脑功能渐进性损伤。是的，就是小麦造成的致命的痴呆。

在痴呆患者中，有多大比例的人能把恶化的心智和记忆归咎于小麦？这个问题迄今还没有令人满意的答案。但是有一个积极研究这个问题的英国研究小组，到目前为止已经诊断出了 61 个由小麦麸质引发的脑病（包括痴呆）案例。[16]

因此，小麦与痴呆和大脑功能紊乱有关，同时引发了侵入记忆和心智的免疫反应。虽然对小麦、麸质以及脑损伤之间关联的研究现在仍处于初级阶段，尚且存在很多无法回答的问题，但已经了解的情况让我们深深地感觉不安。我为接下来我们可能会发现的东西而感到害怕。

麸质过敏也可能会以癫痫的形式表现出来。小麦引发的癫痫更容易在年轻人身上出现，而且经常是青少年。癫痫是典型的颞叶类疾病——发生在耳朵下方的脑颞叶中。颞叶癫痫患者的症状包括嗅觉和味觉的幻觉、情绪紊乱（比如无来由的惊惧），以及吧唧嘴或晃手这样的重复行为。

颞叶癫痫有一种特殊的并发症，普通癫痫药物对其完全没有作用，它是颞叶中海马体（负责生成新的记忆）的部位发生了钙沉积引发的，这种并发症与乳糜泻以及麸质过敏（抗麦胶蛋白抗体和人体白细胞抗原标记都呈阳性，但没有肠道疾病）都有关系。[17]

在乳糜泻患者中，有 1% ~ 5.5% 的人可能会被诊断为癫痫。[18,19] 小麦麸质引发的颞叶癫痫在去除麸质后会有所改善。[20,21] 一项研究表明，经历过较严重的全身性癫痫（癫痫大发作）的癫痫患者患有麸质过敏（表现为麦胶蛋白抗体水平增高，没有肠道疾病）的可能性是普通患者的 2 倍（19.6% 和 10.6%）。[22]

以下想法发人深省：小麦有能力进入人脑并引起思想、行为，以及脑结构的变化，甚至有时会达到引发癫痫的程度。

到底是怪小麦还是怪麸质

作为小麦的一部分，麸质已被确定与破坏性免疫现象的触发有关，不论是乳糜泻、小脑性共济失调，还是痴呆。然而小麦的很多健康影响，包括那些对脑部和神经系统造成的影响，却与麸质引发的免疫现象毫无关系。比如，小麦的成瘾性，也就是对小麦有难以抗拒的迷恋（可以被鸦片阻断药物阻断），并不能直接归因于麸质，而应该归因于麸质的分解产物外啡肽。虽然我们还没有鉴定出小麦中的哪种成分要为精神分裂症患者、孤独症患者以及注意缺陷及多动障碍儿童的行为扭曲负责，但极有可能这些现象也是小麦外啡肽（而非麸质触发的免疫反应）造成的。与麸质过敏（可通过抗体检测来诊断）不同的是，现在还没有一种可测量标记可以用来评估外啡肽的影响。

非麸质效应可能会加重麸质效应。小麦外啡肽对食欲和冲动的心理影响，或者葡萄糖－胰岛素作用，再或者小麦还未被描述过的其他作用，都可能会独立出现或组合在一起，和免疫作用一起出现。一些病症尚未被确诊的肠道乳糜泻患者不仅可能会对那些伤害他们小肠的食物产生奇怪的渴求，而且随着小麦的摄入，他们还会出现糖尿病级别的血糖值，以及很大的情绪起伏。一些未患乳糜泻的人则可能会因为小麦而造成内脏脂肪堆积并表现出神经功能缺损，其他人则有可能会无可救药地疲惫、肥胖，并且患上糖尿病，却不会受到小麦麸质引起的肠道或神经系统免疫影响。食用小麦所造成的盘根错节的健康影响着实令人印象深刻。

小麦对神经造成的影响具有极为多样的体现方式，这就让"诊断"变得很复杂。虽然潜在的免疫效应可以通过抗体血检来判定，但是非免疫效应却无法被任何血检所发现，所以这类效应的鉴定和量化就要更为困难。

"小麦大脑"的世界刚刚开始迎接自己的出头之日。而那个世界越光明，情况就会越可怕。

第 12 章

贝果脸：小麦对皮肤的破坏

如果小麦能够影响到大脑、肠道、动脉以及骨骼这样的器官，那么是否也会影响到身体最大的器官——皮肤？

没错，而且小麦能展示出来的奇特影响比卡卡圈坊[⊖]的甜甜圈种类还要多。

尽管皮肤在表面上看来很安静，却是一个很活跃的器官，皮肤是生理活动的温床，也是一道防水屏障，使我们免于受到数以亿计的外来微生物的侵袭，皮肤还会通过出汗来调节体温，每天忍受磕磕碰碰以及刮擦，并且通过自我再生来抵御永不停止的进攻。皮肤是一道物理屏障，可以让你与外部世界隔绝开来。每个人的皮肤都为 10 万亿细菌提供了一个家，而大多数细菌都利用这个住处与它们的哺乳类宿主安静地共生着。

任何一个皮肤科医生都会告诉你，皮肤是身体内部运作的外在反映。

⊖ Krispy Kreme，美国第二大甜甜圈食品店。——译者注

仅仅脸红就能说明急性且强烈的面部血管舒张（毛细血管扩张），比如当你意识到自己开车时竖起中指的对象，正是你的老板时。但是皮肤可以反映的远远不止我们的情绪状态，它还能体现出体内物理进程的证据。

小麦能通过形成晚期糖基化终末产物产生加速皮肤衰老的效果，比如使皮肤增加皱纹和失去弹性。但是就你的皮肤健康而言，小麦不仅仅能让你老得更快，它能做的还有很多。

小麦通过皮肤来展现自我——实际是身体对小麦自我表现的反应。就像小麦的消化副产品会导致关节炎、血糖升高，以及对大脑的影响一样，这些副产品也能在皮肤上引发反应，而这种影响轻则造成生活中的小烦恼，重则导致能威胁生命的溃疡和坏疽。

通常来说，皮肤发生变化并不是一个独立事件：如果有小麦导致的异常在皮肤表面上显现了出来，那么这通常意味着皮肤并不是唯一受到有害反应影响的器官。其他器官（无论是肠道还是大脑）也有可能被牵扯进来——尽管你可能还没有意识到。

哟，疙瘩脸

痤疮：少年和青年的常见烦恼，比毕业舞会更折磨人。

19 世纪时，医生称之为"石头麻点"，而古代医师总是拿其疹子似的外表做文章，而不考虑其发痒的特征。这种病症曾被归咎于各种各样的原因，从情绪纠结（特别是涉及羞愧和内疚的）到不正常性行为。疗法通常也很可怕，包括强力泻药和灌肠剂、恶臭的硫黄浴，以及 X 射线迁延照射。

难道作为少年的时光还不够艰难吗？

就好像青少年需要更多的理由来让自己尴尬似的，痤疮总是以非同寻常的频率拜访 12 ～ 18 岁的孩子。连同荷尔蒙效应的狂轰滥炸一起，这几乎成为西方国家的一种普遍现象，有超过 80% 的青少年受到了影响，而在 16 ～ 18 岁年龄段的比例则高达 95%，有些时候这种影响甚至能够达到毁容的程度。成年人也未能幸免，在年龄超过 25 岁的人中，有 50% 的人会有间歇性痤疮发作。[1]

尽管痤疮在美国青少年中几乎是无处不在的，但并不是所有文明都是如此。在某些文化中，无论如何都不会出现痤疮。这些文明分布很广，如巴布亚新几内亚的 Kitavan 岛民、巴拉圭的 Aché 狩猎采集者、巴西普鲁斯河谷的土著、非洲的班图人和祖鲁人、日本的冲绳人，以及加拿大的因纽特人，这些文明中的人都神奇地躲过了痤疮的伤害和尴尬。

这些文明中的人之所以能在痤疮的迫害中独善其身，是因为他们独一无二的遗传免疫力吗？

有证据表明这并不归功于基因，而应归功于饮食。如果某种文明所摄取的食物仅仅依赖于自身独特的地理位置和气候，那么我们就可以通过在饮食中加入或减少某些食物来观察其效果。像巴布亚新几内亚的 Kitavan 岛民这样的无痤疮人群，靠的是蔬菜、水果、块茎、椰子以及鱼这样的采集狩猎人饮食。巴拉圭的 Aché 狩猎采集者遵循着类似的饮食，他们的食谱中还加入了陆栖动物和栽培木薯、花生、大米以及玉米，而他们也完全没有痤疮。[2] 日本的冲绳人可能是这个星球上最长寿的人群了，在 20 世纪 80 年代前，他们的饮食富含种类惊人的蔬菜、白薯、大豆、猪肉，以及鱼类，而他们根本就不知道痤疮为何物。[3] 传统的因纽特人的饮食由海豹、鱼类、北美驯鹿以及他们能找到的任何海藻、浆果、植物根组成，而这样的饮食同样也让因纽特人远离了痤疮。虽然非洲的班图人和祖鲁人的饮食因季节和地域而异，但都富含本地的野生植物，如番石榴、芒果，以及番茄，除此之外，他们的饮食还包括抓到的鱼类和野生动物，他们也没有人得痤疮。[4]

换句话说，如果一种文明中没有痤疮，那么他们的小麦、糖类或者乳制品的消耗量也几乎为零。随着西方国家影响的深入，引进的加工淀粉质食品（比如小麦和糖类）进入冲绳人、因纽特人以及祖鲁人这样的群体中，而痤疮也开始如影随形。[5,6,7] 也就是说，无痤疮的文明中根本就没有针对痤疮的特殊遗传防护，人们只是简单地遵循着一种饮食，而这种饮食中并没有能触发这种症状的食物。随着小麦、糖类和乳制品的引入，克里拉斯[⊖]的销量也就如冲天火箭般飞涨了。

具有讽刺意味的是，在 20 世纪早期，"大家都知道"痤疮是由于吃薄煎饼和饼干这样的含淀粉的食物引起或加重的。但这种见解在 80 年代就失宠了，这是在一个错误的研究（该研究对比了巧克力棒和安慰剂糖棒所造成的影响）后发生的。通过观察 65 位参与者得出的研究结论是，无论他们吃哪种糖棒，痤疮都毫无变化——除了一件事，那就是安慰剂糖棒实际上在热量、糖以及脂肪含量上与巧克力棒相同，只是少了一些可可粉而已。[8]（可可爱好者终于有理由欢呼了：可可并不会造成痤疮。尽情享受可可含量 85% 及以上的黑巧克力吧。）不管怎样，这让皮肤病学界多年来一直都蔑视痤疮和饮食之间的关系，而这种情况在很大程度上都是基于这个被反复引用的单一研究。

事实上，现代皮肤医学在很大程度上承认自己并不清楚为何如此多的现代青少年和成年人会罹患这种慢性甚至有时会造成毁容的病症。尽管讨论围绕的是痤疮丙酸杆菌感染、炎症以及过量皮脂生成，但是治疗却以抑制痤疮爆发为目的，而不是出于甄别原因。所以皮肤科医生可以很快开出局部抗菌面霜和软膏、口服抗生素以及抗炎类药物的药方。

最近，研究又一次认定了碳水化合物才是痤疮形成的元凶，碳水化合物通过提升胰岛素水平来发挥自己的痤疮促进作用。

胰岛素引发痤疮的途径和手段现在已经开始有了一些眉目。胰岛素会刺激一种叫作胰岛素样生长因子 -I 的激素在皮肤里释放。反过来胰岛素样生长因子 -I 又会在毛囊和真皮（真皮是皮肤的一层，位于表皮下方）中刺激组织生长。[9]胰岛素和胰岛素样生长因子 -I 也会刺激皮脂（皮脂腺制造的一种油性保护膜）生成。[10]皮脂的过量产生，再加上皮肤组织的生长，共同导致了这种典型的向外生长的红疙瘩。

胰岛素在引发痤疮过程中的作用还有一些来源于其他经验的间接证

⊖ Clearasil，美国药房销量第一的祛痘产品。——译者注

据。患有多囊卵巢综合征（PCOS）的女性会表现出夸张的胰岛素反应以及较高的血糖，而且她们极容易长痤疮。[11]那些降低多囊卵巢综合征患者的胰岛素和血糖的药物，例如二甲双胍，也能减少痤疮。[12]虽然儿童并不会经常服用口服糖尿病药物，但是已经观察到的结果表明，那些服用口服糖尿病药物（有降血糖和降胰岛素作用）的儿童，确实痤疮更少。[13]

人的胰岛素水平在摄入碳水化合物后会达到最高；某种碳水化合物的 GI 越高，胰腺分泌的胰岛素就越多。当然，小麦由于其异常高的 GI，能触发几乎比所有其他食物都要高的血糖。所以小麦能引起痤疮也就一点儿都不意外了，尤其是那些以含糖甜甜圈和饼干形式出现的小麦，也就是高 GI 的小麦配上了高 GI 的蔗糖。这一点也同样适用于你的多谷物面包，即使它巧妙地把自己伪装成有益健康的食品。

与胰岛素在促进痤疮生长方面的能力旗鼓相当的食品就当属奶制品了。虽然大多数卫生部门关注的是奶制品中的脂肪含量并且推荐低脂或脱脂产品，但是痤疮并不是由脂肪引起的。奶制品中一种独一无二的蛋白质才是元凶，因为它触发的胰岛素与含糖量完全不成比例，正是这种独特的促胰岛素特性解释了为何喝牛奶的青少年出现严重痤疮的比例要比其他人高出 20%。[14,15]

总体来说，超重或肥胖的青少年之所以偏胖，并不是因为吃了太多的菠菜和青椒，也不是因为吃了太多的鲑鱼和罗非鱼，而是由于吃了太多的像早餐谷物这样的碳水化合物食品。因此，超重或肥胖的青少年也应该比苗条的青少年有更多痤疮，事实也正是如此：儿童的体重越重，他也就越有可能长痤疮。[16]（这并不意味着苗条的儿童就不长痤疮，痤疮随着体重增长而增多是一种统计学可能性。）

照此推理，在营养上降低胰岛素和血糖的努力也应该会减少痤疮。最近一项研究对比了高 GI 饮食和低 GI 饮食，实验在大学生身上进行，持续 12 周。低 GI 饮食组的结果是痤疮减少了 23.5%，相比之下，对照组的减少量为 12%。[17]而在最大程度上减少碳水化合物摄入量的参与者的痤疮量则减少了接近 50%。

简而言之，那些能增加血糖和胰岛素的食物会引发痤疮。小麦会使血糖增加，从而使胰岛素增加，程度几乎比所有其他食物更甚。所以你以健康的名义给孩子买的那些全谷物面包会加剧问题。虽然就其本身而言，痤疮并不会危及生命，但是它会使痤疮患者去寻求各种各样的治疗方法，而某些治疗方法可能有不良反应，比如异维甲酸（一种用于治疗严重痤疮的药物），这种药会损伤夜间视觉、能改变想法和行为，还会让发育中的胎儿发生奇怪的先天畸形。

与之相对的是，不吃小麦就会减少痤疮。同时剔除奶制品以及其他碳水化合物加工食品（比如炸土豆条、炸玉米饼以及墨西哥玉米粉圆饼），你就能在很大程度上让引发痤疮形成的胰岛素机制丧失能力。如果世界上真有这样的事儿，你甚至可能会让自己的青春期孩子不那么叛逆。

想看看我的皮疹吗

疱疹样皮炎，顾名思义是一种疱疹形式的皮肤炎症，它还是小麦麸质引起的免疫反应在肠道外的另一种表现方式。疱疹样皮炎是一种发痒的、像疱疹一样的（看起来与疱疹类似的肿块，但与疱疹病毒毫无关系）皮疹，很顽固，而且最后可能会遗留下变色的斑块和瘢痕。最常见的发病区域是手肘、膝盖、臀部、头皮以及后背，而且经常会影响到身体对称的两侧。然而，疱疹样皮炎还有一些不常见的发病方式，比如长在嘴里、阴茎上或阴道里的溃疡，或者手掌中奇怪的淤伤。[18]要想鉴定这种富有特点的炎症反应，通常所需要的是皮肤活体组织检查。

令人好奇的是，虽然大多数疱疹样皮炎患者并没有乳糜泻的肠道症状，但是大部分人仍然表现出了肠道炎症和乳糜泻所特有的肠道损坏。如果疱疹样皮炎患者继续食用小麦麸质的话，他们就会因此患上所有和典型乳糜泻患者一样的潜在并发症，包括肠道淋巴瘤、自身免疫性炎症性疾病，以及糖尿病。[19]

很显然，针对疱疹样皮炎的治疗手段就是严格剔除小麦以及其他麸质来源。对于一些人来说，皮疹在几天内就会有所改善，但是对于其他人来说，则需要几个月的时间才能逐渐消散。对于一些特别麻烦的情况或是由于继续食用小麦麸质而复发的疱疹样皮炎（令人难过的是这种情况很常见），则需通过口服氨苯砜来治疗。这种药也被用来治疗麻风病，而氨苯砜是一种具有潜在毒性的药物，会带来像头痛、无力、肝损伤，以及偶尔的癫痫和昏迷这样的副作用。

所以，我们吃小麦的结果就是长出瘙痒、恼人而且会毁容的皮疹。然后我们通过服用有潜在毒性的药物来让我们继续吃小麦，但同时也让我们暴露在了肠癌以及自身免疫性疾病的巨大风险中。这样真的有意义吗？

除了痤疮，疱疹样皮炎是小麦麸质引起的反应中最常见的皮肤表现。除了疱疹样皮炎，小麦麸质还会触发多种多样的病症，这里边有一些与乳糜泻抗体水平升高有关，其他的则无关。[20] 这些病症中的大多数也可以被其他因素所引发，比如毒品、病毒或癌症。小麦麸质就像毒品、病毒，以及癌症一样，也具有引发所有这些皮疹的潜能。

与小麦麸质相关的皮疹和其他皮肤表现包括以下一些。

⊙ 口腔溃疡：红肿的舌头（舌炎）、传染性口角炎（嘴角处的疼痛溃疡），以及口舌燥热，这些都是常见的与小麦麸质有关的口腔皮疹形式。

⊙ 皮肤血管炎：凸起的、类似淤青的皮损，通过活体组织检查可以鉴定出其中血管发炎。

⊙ 黑棘皮症：黑色且软如天鹅绒般的皮肤通常会在脖子后面长出来，但有时也会出现在腋窝、手肘以及膝盖上。黑棘皮症在易患糖尿病的儿童和成人身上极为常见。[21]

⊙ 结节性红斑：亮红色、灼热且疼痛的 2～5 厘米大小的损伤，通常出现在小腿上，但也几乎会在任何地方出现。结节性红斑代表的是皮肤脂肪层的炎症。治愈后会留下棕色的凹陷型伤痕。

⊙ 牛皮癣：一种发红的鳞状皮疹，通常出现在手肘、膝盖以及头皮上，偶尔也会出现在全身。患者食用无小麦和无麸质的饮食会有所改善，但是需要几个月的时间。

⊙ 白癜风：非色素性（白色）皮肤的普通无痛斑块。剔除小麦麸质对白癜风的治疗效果不尽相同。

⊙ 贝赫切特综合征：这些嘴部和生殖器上的溃疡通常折磨的是少年和青年。病症还会以五花八门的方式呈现出来，比如因脑损伤而导致的精神病、失能性眩晕，以及关节炎。

⊙ 皮肌炎：一种红色的浮肿皮疹，与肌无力和血管炎一同出现。

⊙ 鱼鳞病：一种奇怪的鳞状皮疹，通常会涉及嘴和舌头。

⊙ 坏疽性脓皮病：一种出现在脸上和四肢上的可怕溃疡，能导致破相并留下深深的伤疤，还可能变为慢性病。治疗方法包括服用免疫抑制药物，例如类固醇和环孢素。这种病能够导致坏疽、截肢，以及死亡。

所有的这些病症都与接触小麦麸质有关，而且剔除小麦麸质后，这些病症也会得到改善或被治愈。由于小麦麸质通常不被视作一种潜在病因，所以相对于其他病因，小麦麸质的致病比例还不为人知。事实上，最经常发生的情况是，在没有人去寻找病因的情况下，治疗方法已经被盲目地确定为类固醇面霜和其他药物。

信不信由你，虽然上面的病症列表看起来很吓人，但这也只是一小部分。还有许多与小麦麸质有关的皮肤病我们在这里还没有说到。

你可以看到，由小麦麸质引发的皮肤病症既包括简单的小烦恼，也包括会造成毁容的疾病。除了相对常见的口腔溃疡和黑棘皮症以外，列表中大多数由于接触小麦麸质而引起的皮肤表现并不常见。但总的来说，这些扰乱社会关系、造成情感障碍，并且导致外形受损的病症组成了一份让人印象深刻的清单。

你是否意识到，人类和小麦麸质可能是互不相容的？

七年之痒

库尔特来见我，是因为他被告知胆固醇偏高。而他的医生所谓的"高胆固醇"却被证明是小型低密度脂蛋白颗粒超标、高密度脂蛋白胆固醇偏低，以及甘油三酯偏高。根据这种组合模式，我自然建议库尔特立即剔除饮食中的小麦。

他也这么去做了，然后他在3个月内减了18磅，而且都是从肚子上减下去的。但是真正有意思的是饮食上的改变对他的皮疹的影响。

库尔特告诉我，他之前右肩上有红褐色的皮疹，而且正在往他的肘部以及上背部扩展，这件事已经让他困扰了7年多。他曾咨询过3位皮肤科医生，做了3次活组织检查，却没有一次能给他一个明确的诊断。这3位医生都认同的却是库尔特"需要"类固醇霜来治疗皮疹。库尔特遵从了他们的建议，因为这种皮疹有时会非常痒，而这种药霜也确实至少能短暂地缓解骚痒。

但是在执行了新的无小麦饮食的4周后，库尔特给我看了他的右臂和肩膀：完全没有皮疹。

7年的时间，3次活组织检查，3次误诊，而最终的解决办法却是（不吃）面条一碗。

谁需要耐尔

与类人猿和其他灵长类动物相比，现代智人（晚期智人）的毛发相对稀少，所以我们很珍视自己仅有的那点儿头发。

我父亲过去总是劝我多吃红辣椒，因为"辣椒能让我胸口生长毛发"。如果我父亲建议我别吃小麦，因为小麦会让我头顶上没有头发呢？比男人的"胸涌澎湃"更能引起我的注意力的就是脱发了。虽然红辣椒确实不会促使胸口或别处的毛发生长，但是小麦的确能使毛发脱落。

对于很多人来说，头发可能是很私人的东西，是一个人外貌和个性的鲜明特征。对于某些人来说，脱发的影响可能会是毁灭性的，就如同失去了一只眼睛或一只脚一样。

由于有毒药物或具有危险性疾病的影响，有些时候脱发在所难免。例如，正在经受化疗的人就会暂时失去头发，因为治疗所使用的药剂的本来目的是杀灭处于活跃的自我复制状态的癌细胞，但同时这些药剂也会不小心杀死活跃的非癌症细胞，比如毛囊中的细胞。全身性红斑狼疮（通常会导致肾病和关节炎）可能也会导致脱发，都是拜毛囊的自身免疫性炎症所赐。

脱发还会在一些更为普通的情况下发生。中年男士可能会脱发，紧随其后的就是开敞篷跑车的冲动。

把吃小麦加入脱发原因的清单中吧。"斑秃"指的是局部脱发，通常发生在头皮上，但偶尔也会出现在身体的其他部位。脱发甚至会波及整个身体，让患者从头到脚、所有地方都没有毛发。

吃小麦会引起斑秃，而这得归咎于类似乳糜泻的皮肤炎症。发炎的毛囊会让每根头发的"抓地力"都减弱，从而造成脱发。[22] 脱发的痛点还包括炎症介质水平的提高，例如肿瘤坏死因子、白介素，以及干扰素。[23]

如果脱发由小麦引发，那么只要你继续吃小麦，脱发就会一直持续下去。就像完成了一个癌症化疗疗程一样，清除小麦以及所有麸质来源，通常就能让毛发立即恢复生长，根本不需要外科毛发植入或外用药膏。

和我的溃疡吻别吧

根据我的经验，痤疮、口腔溃疡、脸上或背上的皮疹、脱发，或者几乎所有其他皮肤异常都应该立刻让我们想到小麦麸质引起的反应。卫生状况、你父母的基因，或者和朋友公用的毛巾可能都没有你昨天午餐吃的那个全麦火鸡三明治关系大。

除此之外还有多少食物能与这一系列千变万化的皮肤病扯上关系？

当然，花生和贝类能引起荨麻疹。但是还有哪些食物会造成如此种类多样的皮肤病？从普通的皮疹直至导致坏疽、毁容，甚至死亡？我确实不知道还有什么能与小麦相比。

秃头面包师的案例

我花了好长一段时间来劝说戈登少吃小麦。

我之所以见到戈登，是因为他有冠心病。致病的原因是大量的小型低密度脂蛋白颗粒。我要求他彻底把小麦从饮食中移除，以便减少或消除小型低密度脂蛋白颗粒，从而更好地掌控他的心脏健康。

问题是：戈登有一家面包店。面包、面包卷，以及玛芬蛋糕就是他每天生活的一部分，一周七天、全年无休。所以他几乎每餐都吃自己的产品就是一件再自然不过的事情了。两年了，我敦促戈登减少小麦摄入量——完全没用。

有一天，戈登戴着一顶滑雪帽来到我的办公室。他告诉我说他开始一团团地掉头发了，留下草皮断片一样的秃斑散布在头皮上。他的主治医生将其诊断为秃头症，但是并没有猜出原因。同样，另一位皮肤科医生也不知该如何解释戈登的问题。脱发令他非常心烦意乱，于是他向他的主治医生要了抗抑郁药，并用一顶帽子来掩盖自己的窘境。

当然，我第一个想到的就是小麦。这个答案符合戈登的整体健康状况：小型低密度脂蛋白颗粒、小麦肚体型、高血压、前驱糖尿病、说不清的胃病，以及现在的脱发。我再一次说服戈登彻底把小麦从他的饮食中移除。在经受了失去大部分头发并且要隐藏斑驳的头皮的情感创伤后，他终于同意了。这就意味着他需要带饭去面包店，而且不能吃自己的产品，这件事向他的员工解释起来还要花些力气。尽管如此，他坚持了下来。

在3周的时间里，他告诉我说，他变秃的地方已经开始长出了头发。而在接下来的两个月中，头发又开始茂密地生长了。除了他那自豪的脑袋，他的体重减掉了12磅，腰围也少了2英寸。他的间歇性腹痛消失了，前驱糖尿病也不见了。6个月后，对他的小型低密度脂蛋白颗粒的重新评估显示出了67%的下降。

不太方便？也许吧。但这种方法确实打败了假发。

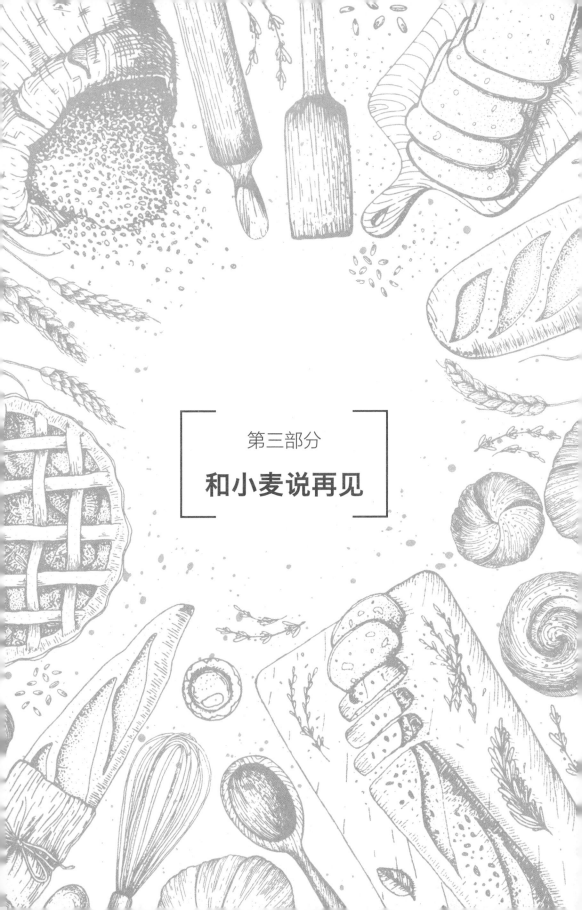

第三部分

和小麦说再见

第13章

CHAPTER 13

再见小麦：
创造一种健康美味的无小麦生活

接下来，让我们深入探讨一下真正实用的具体问题：就如同你想脱掉你那沾满沙子的游泳衣一般，要想把这种无处不在的食物从你的饮食中剔除，可能将会是一件很困难的事情，因为这种食物似乎遍布了美式饮食的每一个细胞。

当我的患者意识到需要在橱柜、冰箱以及自己习以为常的购物、烹饪和饮食习惯中做出改变时，他们常常会因此而感到恐慌。"没什么能吃的了！我会饿死的！"很多人还会意识到，当他们有超过两小时没有吃小麦制品时，就会出现无法满足的渴望以及戒断的焦虑。当你看到《超级减肥王》中鲍勃和吉利安耐心地握住那些因本周仅仅瘦了不到 3 磅而痛哭流涕的减肥参赛者的手时，你大概能体会到剔除小麦对于一些人来说有多困难。

相信我，这件事值得做。如果你已经读到了这里，那么我猜你至少已经开始琢磨如何与你那不忠且粗鲁的伴侣离婚。我的建议是：绝不姑息。不要再留恋 20 年前的美好时光了，虽然那时是天使蛋糕和肉桂卷在你被解雇后给你提供了安慰，美丽的 7 层蛋糕让你在自己的婚礼上眼前一亮。想想你在健康上遭受的打击、你的胃经受的情绪刺激，以及伴侣央求与你重修旧好并发誓痛改前非的一次又一次。

忘了吧。没有这样的事。没有改过自新，只能斩草除根。省省在离婚法庭上的夸张表演吧：宣布你已经摆脱了小麦，别再要求赡养费和抚养费了，也不要再追忆过去的美好时光。赶紧跑吧。

为健康加油

忘记一切你所知道的有关"健康全谷物"的知识吧。多年以来，我们一直都被告知，这些食物应该主导我们的饮食。这种理念告诉我们，充满"健康全谷物"的饮食会让你变得活力四射、备受欢迎、美貌性感，而且功成名就。你还将拥有健康的胆固醇水平和规律的肠胃活动。而少吃全谷物的话，你就会不健康、营养不良，并且会患上心脏病或癌症。你将会被扔出乡村俱乐部，被保龄球协会取消资格，还会被社会排斥。

你应该记住的是，对"健康全谷物"的需求纯粹是天方夜谭。像小麦这样的谷物已经不再是人类饮食中必不可少的一部分了，就像没必要请律师参加你的后院游泳池派对一样。

让我来描述一下典型的小麦缺乏症患者的情况：苗条、肚子扁平、甘油三酯低、HDL（"好"）胆固醇高、血糖正常、血压正常、精力充沛、睡眠良好、肠道功能正常。

换句话说，你患有"小麦缺乏综合征"的标志就是你很正常、苗条，而且健康。

与传统智慧（其中包括你友善的营养师邻居的建议）截然相反，剔除小麦并不会带来任何缺乏症——只要由正确的食物来取代失去的热量。

如果小麦留下的空白被蔬菜、坚果、肉类、蛋类、牛油果、橄榄、奶酪，也就是真正的食物所填补，那么你不仅不会出现缺食性营养不良，反而会更健康、精力更充沛、睡眠更佳、体重更轻，并且前面我们所谈到的一切不正常现象也都会发生逆转。如果你是用玉米片、能量棒和水果饮料来填补削减小麦制品后所留下的空白，那么没错，你只是用一组不理想的食物来替换另一组不理想的食物，你将一事无成。而且你可能真的会缺失几种重要的营养素，甚至患上糖尿病。

所以剔除小麦是第一步。第二步则是找到合适的替代品来填补更小的缺口——记住，不吃小麦的人会在不知不觉中每天自然而然地少摄入350～400卡路里热量。

最简单的形式就是，你剔除饮食中的小麦，但允许饮食中的所有其他食物按比例扩大以弥补缺口，这种方法虽不完美，但仍比食用含有小麦的相同饮食要好得多。换句话说，剔除小麦，并且多吃一点你饮食中剩下的食物：吃更大一块烤鸡，更多的青豆、炒鸡蛋以及考伯沙拉（Cobb salad），依此类推。你可能仍然可以实现我们在这里所讨论的许多好处。然而，如果我说你所需要做的仅仅是去掉小麦的话，那么我就犯下了过分简化的错误。如果你的目标是获得理想的健康状态，那么选择用什么食物来填补剔除小麦后的空白确实很重要。

如果你想要在剔除小麦的基础上更进一步的话，就必须用真正的食物来取代消失的小麦热量。我把真正的食物和以下这些食物区别开来：高度加工过的、使用了农药的、转基因的、快餐类的、满是高果糖浆的、方面食品类的，以及包装上有卡通人物、运动人物以及其他营销小把戏的食物。

这是一场全面战争，因为社会上存在着难以置信的压力，迫使你无法吃真正的食物。打开电视机，你不会看到黄瓜、手工奶酪或本地土鸡蛋的广告。你将会被另一类食品广告所淹没：薯片、速冻晚餐、软饮料以及其他所有低成本、高利润的加工食品。

为了推销那些你本应回避的产品，商家花了一大笔钱。家乐氏因其早餐麦片而闻名于世（2010年其早餐麦片销售额为65亿美元），而且家乐氏也是下列这些品牌背后的大股东：Yoplait酸奶、哈根达斯冰淇淋、

Larabar 健康棒、Keebler 全麦饼干、Famous Amos 巧克力饼干、Cheez-It 饼干，以及脆谷乐和 Apple Jack 牌谷物脆片。这些食品塞满了超市的货架，它们被放置在主过道两侧醒目的货架末端，而且被特意摆放在和视线持平的位置，除此之外，这些食品所做的广告还不分昼夜地在电视上滚动播放。食品厂商也在众多杂志上投放了大量广告。而家乐氏仅仅只是众多食品公司中的一家。这些食品巨头还为很多营养学家的"研究"买单，在大学和高校捐赠了很多教职岗位，还对媒体的内容施加影响。总之，它们无处不在。

这些做法很有成效。绝大多数美国人在这样的营销手段下已经完全"上钩"了。当美国心脏学会和其他卫生组织认可了这些产品时，人们就更难以对它们视而不见。[例如，代表了美国心脏学会认可的心脏检查（heart-check）标志已经被授予了超过 800 种食物，其中包括蜂蜜坚果脆谷乐，以及最近的可可泡芙麦片球。]

而你现在却要尽力忽视它们、让它们闭嘴并且走自己的路。这可不是一件容易的事。

有一件事是可以确定的：当你停止食用小麦和其他加工食品时，你是不会出现营养不良的。不仅如此，你同时还会减少蔗糖、高果糖浆、人造食用色素和香料、玉米淀粉以及产品标签上一堆你连名字都叫不出来的添加剂的摄入。再重申一次，少了这些东西中的任何一样，都不会对你造成真正的营养不良。但是，纵然如此，这也无法阻止食品工业及其众多机构中的朋友提出建议，说这些食物对健康有某种必要的作用，而没有这些食物的话，人可能会不健康，这些机构包括美国农业部、美国心脏学会、美国饮食协会，以及美国糖尿病学会。一派胡言。完全的、不折不扣的、如假包换的全麦扯淡。

例如，有些人担心如果他们把饮食中的小麦剔除的话，就无法获得足够的膳食纤维。具有讽刺意味的是，如果你用蔬菜和生坚果的卡路里热量来代替小麦的卡路里热量，纤维摄入量反而会上升。假设两片全麦面包的热量为 138 卡路里热量，如果你用热量相同的一把（大约 24 粒）

生坚果（如扁桃仁或核桃）来代替的话，你获得的纤维甚至会超过 3.9 克（两片面包所含的纤维量）。与此相似的是，同等热量的沙拉（含有绿叶蔬菜、胡萝卜和甜椒）中所含的膳食纤维也会达到或超过面包中的量。毕竟，这就是原始的狩猎采集者（第一次教会我们膳食纤维重要性的文明）获得膳食纤维的方式：摄入足量的植物性食物，而非麸类谷物或其他经过加工的纤维来源。所以，如果在剔除小麦的同时增加健康食物的摄入，那么纤维摄入就不成问题。

饮食协会假设你生活在墨西哥炸玉米片和软心豆粒糖的世界，所以你需要各种经过维生素"强化"的食物。但是，如果你并不只靠吃当地便利店中的方便食品为生，还会摄入真正的食物的话，那么所有这些假设都会分崩离析。小麦加工产品中添加了 B 族维生素，如维生素 B_6、维生素 B_{12}、叶酸和硫胺素（即维生素 B_1），于是营养师就警告我们，放弃这些产品将会导致 B 族维生素缺乏症。这是错误的。B 族维生素在肉类、蔬菜以及坚果中的含量都非常高。虽然美国法律规定面包和其他小麦产品中必须添加叶酸，但只要你吃一把葵花籽或芦笋，你因此而获得的叶酸就会超过小麦产品的好多倍。1/4 杯的菠菜或四根芦笋所含的叶酸量就可以等同于大多数早餐麦片。（同样，天然的叶酸可能优于经过强化的加工食品中的叶酸。）总体上说，坚果和绿色蔬菜含有尤其多的叶酸，而这些食品所代表的正是人类本应获取叶酸的方式。（孕期或哺乳期女性是例外，为了防止胎儿或婴儿神经管畸形，她们可能仍然需要叶酸或叶酸补充剂来满足其对叶酸增长的需求。）与此相似的是，人们从 4 磅的小麦产品中所获得的维生素 B_6 和维生素 B_1 远远不及同等重量的鸡肉或猪肉、牛油果，或 1/4 杯的碎亚麻籽。

另外，从饮食中剔除小麦事实上还会增强 B 族维生素的吸收。这并不是个例，比如维生素 B_{12}、叶酸，以及铁、锌和镁的水平都会随着小麦的剔除而增加。胃肠道健康状况有了改善，自然也就有了更好的营养吸收能力。

剔除小麦可能会带来不便，但这件事肯定不会损害健康。

安排你的根治性"小麦切除术"

谢天谢地，从你的饮食中剔除所有小麦并不像只用镜子和手术刀在不用麻醉的情况下自己切除阑尾那么糟糕。对于某些人而言，这就像路过贝果店而不进或拒绝小甜面包一样简单。但对于其他人而言，这个过程可能会令人十分不快，就像是牙根管治疗术或是与你配偶的父母一起居住一个月一样。根据我的经验，最有效且最终也是最简单的剔除小麦的方法就是果决地斩草除根。由小麦所引发的胰岛素-葡萄糖过山车，再加上让大脑上瘾的外啡肽效应，会让某些人很难逐渐减少小麦，因此，快刀斩乱麻可能会是一种更好的方法。对于易受影响的人群来说，对小麦果决地斩草除根会引发戒断反应。但即使是伴随这种方法而来的戒断反应，相比于逐渐减量的方法来说，还是要好很多。因为逐渐减量会带来欲望上的起伏，而这对于普通人来说就是一种折磨——与酗酒者戒酒的过程差不多。尽管如此，相对于快刀斩乱麻，某些人还是更倾向于逐渐减量的方式。但是无论采取哪种方式，最终结果都是一样的。

到现在，我相信你已经认识到，小麦不仅仅是面包。小麦无处不在——存在于万事万物中。

很多人在刚开始打定主意去鉴别那些含有小麦的食物时，会发现小麦几乎存在于他们所食用的所有加工食品中，其中包括那些看起来最不可能的地方，例如罐装"奶油"汤和"健康"冷冻晚餐。小麦之所以会出现在那里有两个原因：①味道好；②小麦能引起食欲。当然了，后一点对你并没有什么好处，从中受益的其实是食品生产商。对于食品生产商来说，小麦就像香烟中的尼古丁：它们是鼓励持续消费的最佳保障。（顺便说一句，虽然不如小麦那么有效，但加工食品中其他能够增加摄入量的常见原料，包括高果糖浆、蔗糖、玉米淀粉和盐等，也是应该避免的。）

毫无疑问，剔除小麦的确需要一些预见性。含有小麦的食物具有毋庸置疑的方便性：例如自制三明治和卷饼，它们便于携带和储存，而且用手拿着就可以吃。所以回避小麦意味着你需要自己带食物上班，而且要用叉子或勺子来吃饭。这可能意味着你需要更频繁地购物，还要自己做饭。同时对于蔬菜和新鲜水果的更大依赖可能也意味着你每周要去几次商店、农贸市场或蔬菜水果店。

　　然而，不方便的因素远非不可战胜的。这可能意味着几分钟的预先准备，比如切好并包裹一大块奶酪，将其放在一个保鲜袋里去上班，同时还要带上几把生扁桃仁以及装在汤盒中的蔬菜汤。这可能意味着你要从晚餐中留出一些菠菜沙拉放到第二天早上当早餐吃。（是的，早餐吃晚饭是一种我们稍后就会讨论到的有效策略。）

　　习惯吃小麦制品的人在几小时没有食用小麦的情况下会变得脾气暴躁、精神恍惚，而且倍感疲惫，他们经常急切地渴望找到一星半点的面包来缓解痛苦……从我舒适的无小麦角度来看，这种现象简直不忍直视。但是，一旦你把小麦从饮食中剔除，你的食欲就不会再被饱腹感和饥饿感组成的葡萄糖－胰岛素过山车所驱动，而且你也不用再"注射"刺激大脑的外啡肽了。例如，在早上 7∶00 吃过搭配有蔬菜、甜椒和橄榄油的两个炒鸡蛋后，直到中午或下午 1∶00，你很有可能也不会饿。再来看看早上 7∶00 吃一碗高纤维早餐麦片的情况，在大多数人都会体验到的 90 ～ 120 分钟饥饿周期作用下，你 9∶00 就需要吃一顿零食，另外在 11∶00 时需要再吃一顿零食或是提前吃午餐。你会发现剔除小麦后，每天从总摄入量中减少 350 ～ 400 卡路里是多么简单，而且一切是悄无声息、自然而然地发生的。同时你还能避免许多人在下午 2∶00 或 3∶00 时所感受到的疲惫感，这种精神恍惚的感觉产生于一顿由全麦面包三明治所组成的午餐，而这种精神上的疲惫是由于紧跟高血糖之后的低血糖所造成的。然而，另外一种午餐却完全不会引发这种葡萄糖－胰岛素的高低变化，例如混合有蛋黄酱或橄榄油沙拉调味料的金枪鱼（没有面包），再加上西葫芦片和一把（或几把）核桃，这样一餐的结果只会是连贯的正常血糖，不会引发睡意或让人迷糊。

　　大多数人很难相信从长远来看，剔除小麦是一件会让他们的生活更轻松而非更艰难的事情。不吃小麦的人不会每隔两小时就受到觅食循环的影响，而且他们也能坦然面对长时间的不进食。当他们终于坐下来开始吃饭时，即使少吃一些也能满足。生活……简单了。

实际上，很多人都被小麦、日程表以及习惯所奴役，而小麦之所以有这样的力量，是因为它极易获得。因此，根治性小麦切除术并不仅仅剔除了饮食中的一种成分，它还剔除了经常会在你的生活中无情地控制行为和冲动的一种强力食欲兴奋剂。剔除小麦你就自由了。

断食：比你想的更简单

断食可以成为重获健康（例如减重、降血压、改善胰岛素反应、延年益寿，同时还能改善无数健康问题）最有效的工具之一。[1]虽然断食经常被视作宗教行为（例如伊斯兰教中的斋月、希腊东正教基督教会中的耶稣诞生节斋戒、大斋节和圣母升天节），但断食也是最被低估的健康策略之一。

然而对于吃着典型美式饮食（包含小麦）的普通人来说，断食却可能会是一种需要巨大意志力的痛苦磨难。经常食用小麦制品的人很少能够成功断食哪怕几小时，他们经常会中途放弃，进而把眼前的食物一扫而光。

有趣的是，剔除小麦会让断食变得简单得多，几乎毫不费力。

断食意味着在 18 小时到几天不等的时间内不进食，只喝水（积极补水同样也是安全断食的关键）。不吃小麦的人可以断食 18 小时、24 小时、36 小时、72 小时或更多，而几乎不会引起任何不适。断食的能力模拟的当然是猎人采集者的自然情境，当狩猎失败或出现其他自然觅食障碍时，这些狩猎采集者可能会在数天甚至数周内不进食。

能够舒适地断食是一种与生俱来的能力；无法忍受几小时的不进食，进而疯狂寻求食物带来的热量，这反而是不自然的。

小麦恐惧症与小麦戒断综合征

突然把小麦从饮食中移除的人中大约有 30% 会感受到一种戒断效应。与戒断鸦片或酒精不同的是，戒断小麦并不会导致癫痫或幻觉、晕厥或其他危险现象。

与小麦戒断最接近的莫过于因戒烟而产生的尼古丁戒断了；对于某些人来说，这种感觉几乎同样强烈。就像尼古丁戒断一样，小麦戒断也会导致疲劳、精神恍惚以及易怒。它还可能会伴随有轻微的烦躁不安——情绪低落而且悲从中来。小麦戒断通常会造成一种独特的影响：通常持续 2 ～ 5 天的运动能力减弱。小麦戒断往往是短暂的；虽然以前吸烟的人通常在戒烟的三四个星期后仍会倍感煎熬，但大部分以前食用小麦的人在戒断一周之后就会感觉好转（我所见过的最长的小麦戒断症状持续了 4 个星期，但这并不常见）。

在戒断过程中感到痛苦的人，通常正是那些原来对小麦制品渴求最为强烈的人。这些人每天习惯吃椒盐脆饼、咸饼干和面包，而之所以会这样，正是因为小麦勾起了他们强大的欲望。这种欲望大约每两小时会重现一次，而这种现象所反映出的就是小麦制品所造成的葡萄糖－胰岛素波动。少吃一顿零食或是一顿饭会让这些人倍感痛苦：颤抖、紧张、头痛、疲劳以及强烈的欲望，而所有这些症状都可能会在戒断期间持续存在。

是什么原因导致了小麦戒断综合征呢？很有可能是成年累月的高碳水化合物饮食让新陈代谢依赖于易吸收的糖类（比如小麦中的糖）的稳定供应。剔除糖源会迫使身体调动和燃烧脂肪酸而非消耗更易获取的糖类，这个过程需要花费几天的时间才能启动。但是，对于从脂肪堆积到脂肪调动的转变以及甩掉小麦肚的内脏脂肪来说，这一步是不可或缺的。小麦戒断与限制碳水化合物的饮食有相同的生理效果。（阿特金斯饮食的狂热粉丝称之为"入门流"，该饮食计划入门阶段的无碳水化合物饮食也会让人产生这种疲劳而痛苦的感觉。）剥夺大脑的外啡肽（由小麦麸质所产生）同样会增强戒断效应，很有可能正是这种现象导致了人对小麦的渴望以及心慌意乱。

有两种方法可以减轻小麦戒断的冲击。第一种是在一周内逐渐减少小麦，这种方法只对一部分人有效。但是请注意，一些人是如此沉迷于小麦，以至于他们发现即使是这样的渐减流程可能也太过强烈，因为每一口贝果或小圆面包都会重复性地唤醒成瘾现象。对于小麦严重上瘾的人来说，突然完全"戒毒"（小麦）可能是唯一打破这种循环的方法。这很像酗酒的情况。如果你的朋友每天要喝小半瓶波本威士忌，而你鼓励他减少到每天两杯，他肯定能更健康而且活得更久——但是要他这么做几乎是不可能的。

第二种，如果你认为自己属于那种会有戒断综合征的人，那么选择合适的时间来过渡也很重要。选择一段不需要你发挥最佳状态的时间，例如不上班的一周或者一个长周末。一些人感受到的精神恍惚和反应迟钝可能会很严重，以至注意力和工作表现很难在长时间内保持高水平。（绝对不要期待你的老板和同事会对你有同情，他们很有可能会对你的解释嗤之以鼻，并说出"汤姆害怕贝果"这样的话。）

虽然小麦戒断综合征可能会令人烦恼，甚至会让你对家人和同事发火，但这种过程是无害的。我从未见过任何真正的不良反应或读到任何类似的报告和报道，可能有的只是上面描述的那些反应。回避吐司面包和玛芬蛋糕对于某些人来说很难，会造成很大的情绪问题，长期的渴望可能会成年累月地纠缠你，但是戒断小麦对你的健康有益，而非有害。

幸运的是，不是每个人都会体验完整的戒断综合征。有些人完全不会体验到，还纳闷这点事有什么大不了的呢。有些人就是能突然彻底戒烟，然后永不回头。对于小麦来说也是一样。

永不回头

还有一种奇怪的现象：如果你已经坚持了几个月的无小麦饮食，

你可能会发现重新引入小麦会引起不适，从关节疼到哮喘再到肠胃不适。无论一开始是否发生了戒断综合征，都是如此。因再次接触小麦而引发的最常见的"综合症状"包括持续6～48小时的放屁、胀肚、腹痛，以及腹泻。事实上，因再次接触小麦而引发的肠胃反应在很多方面都很像急性食物中毒，也很像吃了不好的鸡肉或被粪便污染的香肠。

第二种常见的现象是关节疼，这种类似关节炎的隐痛通常会影响多个关节，比如手肘、肩膀，以及膝盖，这种疼痛可以持续几天之久。其他人会感到哮喘的加剧，使人不得不在接下来的几天内使用吸入剂。行为或情绪影响也很常见，从情绪低落到疲劳再到焦虑和愤怒（通常出现在男性之中）。

我们现在仍不清楚为什么会发生这些现象，因为没有人深入研究过。我推测，这些现象的原因在于食用小麦时，低水平的炎症很有可能已经存在于各种各样的器官中。在移除小麦后，炎症消失，而重新接触小麦后，炎症又会死灰复燃。我推测，行为和情绪影响很可能是外啡肽造成的，就像那些精神分裂症患者在费城实验中所体验过的那样。

回避这种影响的最好方法是：一旦把小麦从饮食中剔除后，就再也不接触小麦了。

我吃了一块饼干就长了30磅！

上面的标题不是"纽约女子收养外星人"这样的《国家询问报》（*National Enquirer*）头条。但是对于那些已经远离小麦的人来说，这可能会是真的。

对于那些容易受到小麦成瘾效应影响的人来说，只要一时放纵吃下一块甜饼干、咸饼干或者椒盐脆饼，一切就会发生。办公室聚会上的一片蒜香面包或者酒吧优惠时段的几片椒盐脆饼就会打开冲动的水闸。一旦开始，你就停不下来：更多的甜饼干、咸饼干，接下来就是早餐的小麦片、午餐的三明治、零食中更多的咸饼干、晚餐的意大利面和卷饼，依此类推。就像任何瘾君子一样，你会把自己的行为合理化："不可能有那么糟糕。这份食谱来自一篇关于健康饮食的杂志文章。"或者"今天就先这样吧，但是我明天会停下来。"还没等你意识到，你减掉的所有体重就会在几周内长回来。我可见过有人重新长回了 30 磅、40 磅，甚至 70 磅体重后才最终停下来。

令人遗憾的是，那些在戒断小麦过程中受苦最多的人，也正是最容易发生这种情况的人。紧随在一次最"无害"的放纵后的，可能是毫无节制的狂吃。不容易产生这种反应的人可能会对此持怀疑态度，但是我确实在几百名患者身上目睹了这种现象。容易受到影响的人对此心知肚明。

除了服用鸦片阻断药物（如纳曲酮）外，没有任何健康且简单的方法可以绕过这种令人不快但又必不可少的阶段。容易发生这种情况的人只需要保持警惕，不让小麦魔鬼站在自己的肩膀上细语："来吧，只是一块小饼干而已。"

其他碳水化合物又是怎么样的

在你把小麦从饮食中剔除之后，还剩下什么？

去掉了小麦，你就去掉了不健康饮食中影响最为恶劣的问题源头。小麦真的是坏到不能再坏的一种碳水化合物。但是其他碳水化合物也会成为问题，虽然其影响力可能不及小麦。

我相信我们已经熬过了长达 40 年的碳水化合物食用过剩时期。从 20 世纪 70 年代开始，我们就徜徉于新鲜上架的新型加工食品之中，我们沉浸在富含碳水化合物的早餐食品、午餐、晚餐，以及零食中。结果就是，数十年来，我们一直都处于血糖和糖化的巨大波动中，对胰岛素的抵抗越来越强，长了越来越多的内脏脂肪，并且有了越来越严重的炎症反应，所有这些都让我们的胰腺越来越疲惫、消耗殆尽，从而无法生产出足以满足需要的胰岛素。施加在衰弱的胰腺功能上的持续碳水化合物挑战让我们走上了忍受疾病的道路，这些疾病包括前驱糖尿病和糖尿病、高血压、血脂异常（HDL 低、甘油三酯高、LDL 粒子小）、关节炎、心脏病、中风，以及所有过量食用碳水化合物的其他后果。

正因为如此，我相信除了要剔除小麦，在总体上减少碳水化合物摄入也是有益健康的。这样做会进一步帮助我们改掉所有我们在这些年中养成的过度摄入碳水化合物的习惯。

如果你希望击退小麦以外的食物所造成的食欲刺激、胰岛素紊乱，以及 LDL 小型化，或者如果大幅度减肥是你的健康目标之一，那么你就需要在剔除小麦的基础上考虑减少或剔除下列食物。

- ⊙玉米淀粉和玉米面——玉米面产品，比如炸玉米饼、墨西哥面饼、玉米片，以及玉米面包、早餐玉米片以及用玉米淀粉增稠的酱汁和肉汁。
- ⊙零食——薯片、米糕、爆米花。这些食物就像用玉米淀粉做的食物一样，会让血糖一飞冲天。
- ⊙甜品——派、蛋糕、纸杯蛋糕、冰激凌、冰冻果子露，以及其他含糖甜品都含有太多的糖。
- ⊙大米——精白米或糙米；野生稻米。可以适量食用，但是大量食用（超过 1/2 杯）就会出现有害的血糖影响。
- ⊙土豆——土豆、红薯、番薯以及山药都会出现与大米类似的影响。
- ⊙豆类——黑豆、菜豆、芸豆、青豆、鹰嘴豆、扁豆。就像土豆和大米一样，这些豆类也有可能对血糖造成影响，特别是分量超过 1/2 杯时。

⊙ 无麸质食品——因为用玉米淀粉、大米淀粉、土豆淀粉以及木薯淀粉来取代小麦麸质会导致严重的血糖飙升，所以这类食品也应该回避。

⊙ 果汁、软饮——即使它们都是"天然"的，果汁对你也没有那么好。虽然果汁含有健康成分，如类黄酮和维生素 C，但是果汁的糖含量过高导致弊大于利。像 60～120 毫升这样的量总体来说还好，但是更多的话就会出现血糖反应。软饮，特别是碳酸饮料，则极不健康，主要因为添加了糖、高果糖浆、着色剂，而且碳酸的碳化效应也会造成极酸挑战。

⊙ 果干——蔓越莓干、葡萄干、无花果干、大枣、杏干。

⊙ 其他谷物——非小麦谷物，如藜麦、高粱、荞麦、小米，可能还有燕麦，都没有小麦的免疫系统和外啡肽效应。但是它们含有大量的碳水化合物，足以产生高血糖。我相信这些谷物比小麦健康，但是要想尽量减小它们对血糖的影响，就一定要限量食用（少于 1/2 杯）。

从减少小麦的有害影响角度上说，没有必要限制脂肪的摄入，但是有些脂肪和油腻的食物却是任何人都不应该吃的。这些食物包括加工食品中的氢化（反式）脂肪、煎炸油（含有氧化和晚期糖基化终末产物的过量副产品），以及腌肉，比如香肠、培根、热狗、意大利香肠等（亚硝酸钠和晚期糖基化终末产物）。

好消息

那么你能吃什么呢？

在你执行无小麦计划的过程中，有几条基本原则可以帮到你。

吃蔬菜。你已经知道了。虽然我不是传统智慧的拥护者，但是在这一点上，传统智慧绝对正确：种类繁多的蔬菜是地球上最好的食物。富含各种营养（包括类黄酮和纤维）的蔬菜应该成为每个人饮食的焦点。在农业革命之前，人类狩猎和采集自己的食物。收集来的食物指的是植物，比如野生洋葱、蒜芥、蘑菇、蒲公英、马齿苋，以及数不胜数的其他植物。任何声称自己"不喜欢蔬菜"的人都是因为尝试的种类有限，他们以为蔬菜世界只有奶油玉米和罐装青豆。如果你没有尝试过，就不能说"我不喜欢"。蔬菜包罗万象的口味、质感，以及功效意味着无论你是谁，总有一款蔬菜适合你，从用橄榄油烤制的茄子片到口感肉肉的大褐菇，到由番茄片和马苏里拉奶酪片、新鲜罗勒及橄榄油组成的卡普里沙拉，再到搭配鱼肉的白萝卜和腌姜。请在你日常习惯的基础上拓展蔬菜的种类。探索像香菇和牛肝菌这样的蘑菇。用葱属植物（如大葱、蒜、韭菜、小葱，以及韭黄）装饰热菜。蔬菜不应该只出现在晚餐中；想想如何把蔬菜加入一天中的任何时刻，包括早餐。

吃一些水果。请注意，我没有说"吃水果和蔬菜"。因为这两者不是一回事，即使营养学家和其他人口中经常说的这个短语与传统理念一拍即合。虽然蔬菜可以随便吃，但是水果应该有节制地食用。没错，水果确实含有健康成分，比如类黄酮、维生素C，以及纤维。但是水果，特别是用过除草剂、加过化肥、杂种培育、经过催熟以及杂交的水果，含的糖都太多了。成年累月地食用高糖水果会让你摄入过量的糖，足以增加罹患糖尿病的风险。我告诉患者可以限量食用水果，比如8～10颗蓝莓、两颗草莓、几瓣苹果或橙子；因为如果吃更多的话就会过分刺激血糖。浆果（蓝莓、黑莓、草莓、蔓越莓、樱桃）是水果中的首选，因为这些水果含有最丰富的营养和最少的糖，但是香蕉、菠萝、芒果，以及木瓜则因为其较高的含糖量而需要特别限制。

吃坚果。生扁桃仁、核桃、碧根果、开心果、榛子、鲍鱼果（巴西果），以及腰果都是很棒的。你想吃多少都可以。坚果能让人产生饱足感，而且富含纤维、单一不饱和油脂，以及蛋白质。坚果能降低血压、减少低密度脂蛋白胆固醇（包括小型LDL粒子），而且每周吃几次坚果可以让你延寿两年。[2]

坚果吃多少都没有关系，只要它们是生的。（生坚果意味着它们不是用氢化棉籽油或豆油烤制过的，不是用蜂蜜烤的，不是啤酒坚果或任何各式各样的加工坚果，不是健康生坚果以外那些会导致增重、高血压，以及增加 LDL 的各种口味的坚果。）这绝对不是营养师出于对于脂肪摄入的恐惧而给出的"每天不要吃超过 14 颗坚果"的建议或提倡的"百卡"包。很多人都不知道你可以购买甚至食用生坚果。这样的产品在食品超市的散装区和健康食品店随处可见，你可以在山姆会员店和好市多这样的大卖场买到 3 磅装的此类产品。当然，花生并不是坚果，而是豆类，所以你不能生食豆类。花生应该经过煮或者干烤，产品标签上不应该含有氢化豆油、小麦粉、麦芽糖、玉米淀粉、蔗糖这样的成分，也就是只有花生。

大方用油。减少油脂是完全没有必要的，限制用油是营养饮食理论在过去 40 年中犯下的重大错误之一。你可以随意使用健康油脂，比如特级初榨橄榄油、椰子油、牛油果油，以及可可油，并且避免多不饱和油脂，如葵花籽油、红花籽油、玉米油，以及蔬菜油（会导致氧化和炎症）。尽量少加热并且低温烹饪；不要用油煎，因为油炸是氧化的终极形式，是导致晚期糖基化终末产物生成的原因之一。

吃肉和蛋。过去 40 年对肥胖的恐惧让我们远离了像鸡蛋、牛里脊肉，以及猪肉这样的食品，因为这些食品含有饱和脂肪——但是饱和脂肪从来都不是问题。然而，碳水化合物和饱和脂肪在一起却会导致 LDL 粒子的测量值一飞冲天。事实上，最新研究已经证明，饱和脂肪不是心脏病发作和中风的潜在原因。[3] 伴随着动物类产品的外生式晚期糖基化终末产物也是一个问题；晚期糖基化终末产物是肉类的不健康成分，存在于动物制品中，而不是存在于饱和脂肪的潜在不健康成分中。要想减少与动物制品中的外生式晚期糖基化终末产物的接触，就要尽可能在更短的时间内低温烹调。

尽量购买草饲牲畜的肉（这种肉含有更高的 ω–3 脂肪酸成分，而且不容易饱含抗生素和生长激素），并且最好购买那些在人道环境中饲养而非在奥斯维辛式的工厂农场中生产的肉。不要炸肉（高温会使油氧化并且制造晚期糖基化终末产物），并且彻底回避腌制肉类。你也应该吃蛋。不要接受"每周一颗蛋"的建议或者某些非生理性的限制。吃你的身体想让你吃的东西，因为你一旦摆脱了非自然的食欲刺激（如小麦粉），食欲信号就会让你知道你需要什么。

吃乳制品。享受奶酪这种变化多样的食物吧。回想一下，脂肪不是问题，所以你尽可以享受你熟悉的全脂奶酪（比如瑞士奶酪、切达奶酪）或充满异国风情的奶酪（比如 Stilton 奶酪、Edam 奶酪、Crotin du Chavignol 干酪，或 Comté 奶酪）。奶酪可以作为很棒的零食或者一顿饭的主菜。

其他乳制品，如茅屋芝士、酸奶、牛奶，以及黄油应该限量食用，每天不超过 1 份或 2 份。我认为成人应该限制奶酪以外的乳制品摄入，因为乳制品中的蛋白质会产生促胰岛素效应，也就是乳蛋白容易增加胰腺分泌的胰岛素。[4]（奶酪制作过程中的发酵工艺能减少造成这种影响的氨基酸。）乳制品的加工流程应该尽量少。例如，选择全脂、原味、不加糖的酸奶，而非含糖、用高果糖浆增甜的酸奶。

大部分乳糖不耐受的人至少可以食用一些奶酪，只要是经过发酵处理的真正奶酪就可以。（你可以通过配料表中的"培养菌"或"活培养菌"来识别真正的奶酪，这意味着为了发酵牛奶，产品中添加了活微生物。）发酵过程会减少奶酪成品中的乳糖成分。乳糖不耐受的人也可以选择添加有乳糖酶的乳制品或以片剂形式服用乳糖酶。

令人意外的是，关于豆制品的话题充满了感情色彩。我认为这主要是因为四处泛滥的大豆就像小麦一样，以各种形式出现在加工食品中，而大豆在很大程度上也是转基因问题的焦点。因为现在几乎无法分辨什么食品含有转基因大豆，所以我建议患者适量食用大豆，而且最好是经过发酵的形式，例如豆腐、丹贝、味噌，以及纳豆，因为发酵过程会降低大豆中的凝集素和植酸，而这两种物质可能会对肠胃产生有害影响。对于乳糖不耐受的人来说，豆奶可以成为一种有效的牛奶替代品，但是我认为鉴于以上原因，最好还是限量食用。同样的警告也适用于黄豆和毛豆。

零食。橄榄（绿橄榄、卡拉马塔橄榄、酿橄榄、醋泡橄榄、油泡橄榄）、牛油果、泡菜（芦笋、甜椒、水萝卜、番茄），以及生种子（南瓜、葵花、芝麻）都是异彩纷呈的营养边角料。把你的食物选择延伸到日常习惯之外是非常重要的，因为多样性是成功饮食的组成部分，只有多样的食物才能为人体提供丰富的维生素、矿物质、纤维，以及植物营养素。［相反的是，很多现代商业饮食之所以失败，有一部分原因就在于它们缺乏多样性。把热量来源集中在一种食物（例如小麦）上的现代习惯，意味着人会缺失很多营养，这也就是需要加强营养的原因。］

调味品之于食物，就像机敏的个性之于对话：恰到好处地让你感受到情绪的起伏，而且会让你会心微笑。长期储备辣根、山葵，以及芥末（第戎芥末、黑芥末、中式芥末、克里奥尔芥末、烟味辣椒芥末、山葵芥末、辣根芥末，以及各式各样的地区性特产芥末），并且发誓永远不再用番茄酱（特别是那些用高果糖浆做的番茄酱）。你可以买到现成的橄榄酱（用橄榄糊、酸豆、洋蓟、大褐菇，以及烤蒜制成的涂抹酱），如此你不必花费任何精力就能用这种很棒的涂抹酱来搭配茄子、蛋或鱼。你可能已经知道能在很多地方找到种类繁多的萨尔萨辣酱，或者在几分钟内用食物料理机轻松搞定。

调味品不应该只有盐和胡椒。药草和香料不仅仅是食物多样性的源泉，同时也能增添一餐的营养覆盖面。任何琳琅满目的超市都会提供新鲜或干的罗勒、牛至、肉桂、小茴香、肉豆蔻，以及数十种其他药草和香料。

焦干碎麦、卡姆小麦、大麦、黑小麦，以及黑麦都和小麦有着相同的基因传承，所以它们也拥有小麦的一部分潜在影响，因此我们也要回避这些谷物。其他非小麦谷物，如燕麦（但是对于一些麸质不耐受人群，特别是那些患有类似乳糜泻等免疫介导性疾病的人来说，即使是燕麦也要进入"不能碰"清单）、藜麦、小米、苋菜籽、苔麸、野鼠尾草籽，以及高粱基本上都是碳水化合物，并不具有小麦对免疫系统的影响或对大脑的影响。虽然这些谷物不像小麦那样糟糕，但是它们也会造成新陈代谢负担。所以，这些谷物最好在小麦戒断过程结束后再食用，等到新陈代谢目标和减重目的已经达成后，你可以允许自己在饮食上放松一下。如果你属于极易对小麦上瘾的人群，那么你对这些谷物也应该加以提防。

因为这些谷物富含碳水化合物，所以它们对某些人（虽然不是所有人）来说也会引起血糖飙升。例如燕麦，无论是细磨的、粗切的，还是慢煮的，都会让血糖一飞冲天。任何饮食都不应该由这些谷物主宰，而且你也不需要这些食物。但是大多数人都可以毫无压力地消化适量的这些谷物（例如 1/4 ～ 1/2 杯）。例外情况是：如果你已被证实麸质过敏，那么就必须小心地回避黑麦、大麦、焦干碎麦、黑小麦、卡姆小麦，甚至所有燕麦。

在谷物世界中，有一种谷物一枝独秀，因为这种谷物所含的完全是蛋白、纤维，以及油脂，它就是亚麻籽。因为亚麻籽基本上不含有能够增加血糖的碳水化合物，所以磨碎的亚麻籽（未磨碎的是不可消化的）可以很好地契合我们这种营养方案。你可以把碎亚麻籽当作冲饮麦片（例如，和牛奶一起加热，再加入核桃、椰奶或椰子水，或和豆奶一起加热，再加入核桃或蓝莓），也可以将其加入茅屋芝士或辣椒中。你还可以把碎亚麻籽当作面包屑的替代品来裹鸡肉和鱼肉。

与针对非小麦谷物的警告类似的另一条警告也适用于豆类（除了花生）。虽然芸豆、黑豆、青豆，以及其他富含淀粉的豆子也有诸如蛋白质和纤维这样的健康成分，但是如果大量食用的话，这些豆子的碳水化合物含量也会超标。1 杯豆子通常含有 30 ～ 50 克碳水化合物，这个量足以大幅度影响很多人的血糖。因此，就像非小麦谷物一样，小分量（1/2 杯）是更好的选择。

饮料。可能看起来很无趣，但水应该是你的首选。你可以饮用少量百分之百的果汁，但果汁饮料和软饮是很糟糕的选择。你可以尽情享受茶和咖啡、植物精华饮品，无论是否加奶、奶油、椰奶，或者全脂豆奶。对于酒精饮料来说有一点是肯定的，对健康最有益的肯定是红酒，因为红酒富含类黄酮、花青素，以及现今流行的白藜芦醇。从另一个角度说，啤酒在大多数情况下都是用小麦酿造的，所以我们必须回避或尽量少喝。啤酒也容易含有大量碳水化合物，特别是麦芽酒和黑啤。如果你的乳糜泻标记呈阳性，那么你不应该喝任何含有小麦或麸质的啤酒。

有些人需要小麦食品带来的舒适口感，但又不想引发令人头疼的健康问题。在从第219页开始的食谱示例中，我给出了不含小麦的替代品的一些选择，比如无小麦比萨以及无小麦面包和玛芬蛋糕（你在附录B中可以找到这些精选食谱）。

必须要承认，素食者的任务更加艰难，特别是不吃蛋奶制品以及鱼的严格素食者和素食主义者。但这并不是不可能完成的。严格素食者需要更加倚重坚果、坚果粉、种子、坚果酱和种子酱，以及油脂、牛油果和橄榄，而且可能可以吃更多含有碳水化合物的豆子、扁豆、鹰嘴豆、野生稻米、野鼠尾草籽、番薯，以及山药。如果你能找到非转基因豆制品，那么豆腐、丹贝，以及纳豆就能提供另一个丰富的蛋白质来源。

实现最佳健康状态的小麦肚营养方案

拜碳水化合物所赐，大多数成年人的新陈代谢都是一团糟。剔除最糟糕的碳水化合物来源——小麦，就能解决很多问题。但是，如果想要彻底整治代谢紊乱并且解决体重问题，那么其他碳水化合物来源也应该被尽量减少或剔除。下面就是概要。

无限量食用

⊙ 蔬菜（除了土豆和玉米），包括蘑菇、香草、南瓜
⊙ 生坚果和种子——扁桃仁、核桃、碧根果、榛子、鲍鱼果、开心

果、腰果、夏威夷果；花生（煮或干烤）；葵花籽、南瓜子、芝麻籽；坚果粉

⊙油脂——特级初榨橄榄油、牛油果油、核桃油、椰子油、可可油、亚麻籽油、夏威夷果油、芝麻油

⊙肉类和蛋类——最好是散养的有机鸡肉、火鸡肉、牛肉、猪肉，水牛肉，鸵鸟肉，野味，鱼，贝类，蛋类（包括蛋黄）

⊙奶酪

⊙不含糖的调味料——芥末、辣根、橄榄酱、萨尔萨辣酱、蛋黄酱、醋类（白醋、红酒醋、苹果醋、香醋）、辣酱油、酱油、辣椒酱

⊙其他：亚麻籽（磨碎的）、牛油果、橄榄、椰子、香料、可可粉（不加糖）或可可果

限量食用

⊙非奶酪乳制品——奶、茅屋芝士、酸奶、黄油

⊙水果——浆果类最佳，例如蓝莓、覆盆子、黑莓、草莓、蔓越莓，以及樱桃。小心含糖量最高的水果，包括菠萝、木瓜、芒果，以及香蕉。回避果干，特别是无花果和枣子，因为它们含糖量过高

⊙整粒玉米（不要将其与玉米粉或玉米淀粉混为一谈，这些食物是要彻底回避的）

⊙果汁

⊙非小麦、无麸质谷物——藜麦、小米、高粱、画眉草、苋菜、荞麦、大米（糙米和白米）、燕麦、野生稻米

⊙豆类——黑豆、芸豆、菜豆、青豆；扁豆；鹰嘴豆；马铃薯（白薯和红薯）、山药、番薯

⊙豆制品——豆腐、丹贝、味噌、纳豆，以及毛豆、大豆

很少或永不食用

⊙小麦制品——基于小麦的面包、意大利面、面条、饼干、蛋糕、

派、纸杯蛋糕、早餐麦片、煎饼、华夫饼、皮塔饼、古斯米、黑麦、焦干碎麦、黑小麦、卡姆小麦、大麦

⊙不健康油脂——煎炸油、氢化油、多元不饱和油（特别是玉米油、葵花油、红花籽油、葡萄籽油、棉籽油、大豆油）

⊙无麸质食品——特别是那些用玉米淀粉、米淀粉、土豆粉或木薯粉制成的食物

⊙果干——无花果、大枣、西梅干、葡萄干、蔓越莓干

⊙油炸食品

⊙含糖零食——糖果、冰激凌、冰冻果子露、水果卷、能量棒

⊙富含果糖的含糖甜味剂——龙舌兰糖浆或花蜜、蜂蜜、枫糖、高果糖浆、蔗糖

⊙含糖调味料——果胶、果酱、蜜饯、番茄酱（如果含有蔗糖或高果糖浆的话）、酸辣酱

启程：一周无小麦生活

因为小麦在"安慰食物"世界和方便食品宇宙中的地位举足轻重，而且总体来看，在早餐、午餐及晚餐中也占据了傲人的比重，所以对于一些人来说，他们很难想象没有小麦的生活。不吃小麦可能会令人十分恐惧。

特别是早餐，难倒了很多人。毕竟，如果我们剔除了饮食中的小麦，就相当于拒绝了早餐麦片、吐司面包、英式玛芬、贝果、煎饼、华夫饼、甜甜圈，以及玛芬蛋糕——还剩下什么呢？很多。但这些食物不一定是人们所熟悉的早餐食品。如果你仅仅把早餐看作普通的一餐，与午餐或晚餐没有分别，那么早餐的可能性就是无穷无尽的。

磨碎的亚麻籽和坚果（扁桃仁、榛子、碧根果、核桃）都可以成为很好的早餐冲饮麦片，用牛奶、椰奶或水、不加糖的杏仁奶或豆奶加热，

再加上核桃、生葵花籽，以及蓝莓或其他浆果。蛋类带着过往的荣光重装上阵：煎的、两面煎的、水煮的、溏心的、炒的，都可以。在你的炒蛋上加上罗勒松仁酱、橄榄酱、碎蔬菜、蘑菇、山羊奶酪、橄榄油、肉块（不包括腌制过的培根、香肠或意大利香肠）就能搭配出无穷无尽的菜式。用橙汁取代一碗麦片，吃一份用番茄片和马苏里拉奶酪片拌成的卡普里沙拉，辅以新鲜的罗勒叶和特级初榨橄榄油。或者用前一天晚餐剩下的沙拉来当早餐。如果赶时间，你可以抓一块奶酪、一颗新鲜的牛油果、一袋碧根果，或者一把树莓。

或者你可以尝试被我称为"早餐吃晚饭"的方法，把你通常认为是午餐或晚餐的食物移到早餐中。虽然对于不明事理的旁观者来说，这种做法可能有点奇怪，但是这个简单的策略可以异常有效地保证一顿健康的每日第一餐。

下面就是一周无小麦饮食方案的一个样本。请注意，一旦你把饮食中的小麦剔除并用另一种健康的饮食方式取代（即一系列富含真正食物而非被加工食品工业所掌控的食品），那么也就没有必要再计算热量，或坚持某些要求脂肪或蛋白必须为最佳配比的配方了。很简单，问题会自己消失（除非你的身体状况需要特殊的饮食限制，比如痛风、肾结石或肾病患者）。所以在"小麦肚"饮食中，你不会找到喝低脂、脱脂牛奶或每天只吃4盎司肉这样的建议，因为新产代谢恢复到正常水平后，这样的限制毫无意义——一旦没有了小麦对新陈代谢产生的破坏作用，新陈代谢一般就会恢复正常。

这种方法中唯一的常见饮食变量就是碳水化合物含量。因为大部分成年人在多年过量碳水化合物摄入中所产生的过度碳水化合物敏感性，我发现大多数人至多能够维持每天 50 ～ 100 克的碳水化合物摄入。如果你想要治愈前驱糖尿病或糖尿病，那么实行更加严格的碳水化合物限制偶尔也是有必要的（例如少于每天 30 克），而需要长时间运动的人（例如马拉松运动员、铁人三项选手、远距离自行车手）在训练期间将需要增加碳水化合物摄入。

　　请注意，食谱所标明的分量只是建议，并非要求。所有附录 B 中附带食谱的菜肴我都标记出并打上了星号（*）。附录 B 中也有其他食谱。另外请注意，任何乳糜泻患者或抗体呈阳性的小麦和麸质不耐受者必须检查菜单和食谱中使用的所有原料，找到包装袋上的"无麸质"标志。我后面使用的所有原料的无麸质版本都很容易找到。

一周菜单

第一天

早餐

⊙ **椰子亚麻籽冲饮麦片 ***

午餐

⊙ 塞满蛋黄酱金枪鱼或蟹肉拌洋葱碎或青葱的大番茄

⊙ 精选混合橄榄、奶酪、泡菜

晚餐

⊙ **无小麦比萨 ***

⊙ 混合沙拉（或混合红叶和绿叶莜麦菜）配菊苣、碎黄瓜、水萝卜片、

　　无忧牧场调味汁 *

⊙ **胡萝卜蛋糕 ***

第二天

早餐

⊙ 炒蛋，配 2 汤匙特级初榨橄榄油、番茄干、罗勒松仁酱，以及菲达奶酪

⊙ 一把生扁桃仁、核桃、碧根果或开心果

午餐

⊙ 塞满蟹肉和山羊奶酪的烤大褐菇

晚餐

⊙ 烤野生三文鱼或灼金枪鱼排配**山葵酱** *

⊙ 菠菜沙拉配核桃、松子、红洋葱碎、蓝纹奶酪、**油醋汁** *

⊙ **姜味饼干** *

第三天

早餐

⊙ 鹰嘴豆泥配切片的青椒、芹菜、豆薯、水萝卜

⊙ **苹果核桃"面包"** * 撒上奶油干酪、天然花生酱、杏仁酱、腰果酱，
　 或葵花籽酱

午餐

⊙ 希腊沙拉配黑橄榄、碎黄瓜、番茄角、菲达奶酪块；特级初榨橄榄油
　 配新鲜柠檬汁或**油醋汁** *

晚餐

⊙ 烤鸡或**三乳酪烤茄子** *

⊙ **西葫芦"意面"配贝拉蘑菇** *

⊙ **黑巧克力豆腐慕斯** *

第四天

早餐

⊙ **经典芝士蛋糕配无小麦外皮** *（没错，早餐就吃芝士蛋糕。还能比这
　 更棒吗？）

⊙ 一把生扁桃仁、核桃、碧根果或开心果

午餐

⊙ **烤火鸡肉牛油果卷** *（用亚麻籽卷饼 *）

⊙ **格兰诺拉** *

晚餐

⊙ **碧根果裹鸡肉配橄榄酱** *

⊙ 野生稻米

⊙ **芦笋配烤大蒜和橄榄油** *

⊙ **巧克力花生酱软糖** *

第五天

早餐

⊙ 卡普雷沙拉（番茄片、马苏里拉奶酪片、罗勒叶、特级初榨橄榄油）

⊙ **苹果核桃"面包"** *，撒上奶油、天然花生酱、杏仁酱、腰果酱或葵
　花籽酱

午餐

⊙ **金枪鱼牛油果沙拉** *

⊙ **姜味饼干** *

晚餐

⊙ **煸炒魔芋面** *

⊙ **浆果椰子沙冰** *

第六天

早餐

⊙ **鸡蛋和香蒜早餐卷** *

⊙ 一把生扁桃仁、核桃、碧根果或开心果

午餐

⊙ 混合蔬菜汤配亚麻籽油或橄榄油

晚餐

⊙ **裹帕玛森干酪的带骨猪排配香醋烤蔬菜** *

⊙ 苹果核桃"面包"*配奶油干酪或南瓜酱

第七天

早餐

⊙ 格兰诺拉*

⊙ 苹果核桃"面包"*，撒上天然花生酱、杏仁酱、腰果酱，或葵花籽酱

午餐

⊙ 菠菜和蘑菇沙拉*配无忧农场调味汁*

晚餐

⊙ 亚麻煎饼：**亚麻籽卷饼***配黑豆；碎牛肉、鸡肉、猪肉、火鸡肉，或豆腐；青椒；墨西哥胡椒；切达奶酪；萨尔萨辣酱

⊙ **墨西哥玉米饼汤***

⊙ 豆薯蘸牛油果酱

⊙ **经典芝士蛋糕配无小麦外皮***

　　这份一周菜单涉及的食谱比较多，为的是向你展示一些标准食谱改良的可能性，这些改良后的菜肴很健康而且不依赖于小麦。你也可以采用那些几乎不需要事前计划或准备的简单菜品，例如把炒蛋以及一把蓝莓和碧根果作为早餐，把烤鱼配简单的蔬菜沙拉作为晚餐。

　　准备没有小麦的一餐真的比你想象的简单。需要你付出的努力不比熨一件衬衫更多，你可以一天准备好几顿以真正食物为中心的餐食，提供真正健康所必不可少的多样性，并且从此摆脱小麦。

间　　食

　　执行了小麦肚饮食计划后，你会很快摆脱"吃零食"，也就是少吃多餐或经常吃餐间零食的习惯。这种荒唐的理念将很快变成过去——食用小麦的生活方式的遗迹，因为你的食欲将不会再被 90 ～ 120 分钟的葡萄

糖－胰岛素过山车所支配。但是偶尔吃一顿零食还是不错的。在无小麦养生法中，健康的零食包括以下这些。

⊙ 生坚果——再说一次，优先选择生坚果，而非烧烤味、烟熏味、蜂蜜烧烤味，或任何有糖包裹的口味。（回想一下，花生是一种豆类而非坚果，应该烤后再吃，不能生吃。）

⊙ 奶酪——奶酪不只有切达奶酪。一盘奶酪、生坚果，以及橄榄可以构成一份更加充实的零食。奶酪在不冷藏的情况下至少可以保存几小时，所以奶酪是一种很棒的方便零食。奶酪的世界就像葡萄酒一样博大精深，有着各种各样不同的美妙味道、气味，以及质感，可以和各种其他食物搭配。

⊙ 黑巧克力——恰到好处的糖分让你垂涎的可可美味可口。大部分在售的巧克力都是巧克力味的糖果。最好选择可可含量在 85% 以上的巧克力。瑞士莲（Lindt）和吉尔德利（Ghirardelli）是两种销售范围很广的品牌，这两个品牌能做出含有 85% ～ 90% 可可的美味巧克力。一些人需要逐渐适应这种微苦、不太甜的高可可含量巧克力。货比三家寻找你最喜爱的品牌，有一些有酒味，其他味道则比较质朴。瑞士莲 90% 可可含量的巧克力是我的最爱，因为它的含糖量很低，所以我可以稍微多吃一点。两小块通常不会让大多数人的血糖升高；有些人吃 4 小块也没事（40 克，约 5 厘米见方）。

⊙ 你可以把天然花生酱、杏仁酱、腰果酱或葵花籽酱涂在黑巧克力上吃，这是一种比较健康的花生酱杯。你也可以把可可粉加入食谱中；最健康的莫过于天然的可可粉，即没有经过碱处理的可可粉，因为这个过程会除去很多有益健康的类黄酮，而类黄酮具有降血压、提高 HDL 以及舒缓动脉的作用。用可可粉和奶／豆奶／椰奶、肉桂，以及无营养甜味剂（如甜叶菊、三氯蔗糖、木糖醇以及赤藓糖醇）混合，可以做出很棒的热可可。

⊙ 低碳水饼干——总的来说，我相信我们最好坚持食用"真正"的食物，而非仿制品或人造的版本。但是，如果你要偶尔放纵一下，还是有一些美味的低碳水饼干可供选择，你可以用这些饼干蘸鹰嘴豆泥、牛油果酱、黄瓜酱（请注意，我们并不限制油脂或脂肪）或萨尔萨辣酱。Mary's Gone Crackers 是一个生产无小麦饼干（香菜味、香草味、黑胡椒味以及洋葱味）和 Sticks & Twigs 牌"椒盐脆饼"（辣椒番茄味、海盐味以及咖喱味）的厂家，它的产品用糙米、藜麦以及亚麻籽制成。每块咸饼干或椒盐脆饼的"净"碳水含量（总碳水化合物量减去不可消化纤维）都略微高于 1 克，所以吃几块这样的饼干通常不会造成不理想的血糖升高。现在有更多生产商在引入主要原料为亚麻籽的咸饼干，比如 Minneapolis' Doctor in the Kitchen 生产的 Flackers 牌饼干。或者，如果你有食物脱水机的话，干蔬菜（比如西葫芦和胡萝卜）会成为很不错的可以用来蘸酱的蔬果干。

⊙ 蘸酱蔬菜——你需要的只是一些预先切好的蔬菜，比如甜椒、生青豆、萝卜、切片西葫芦或青葱，以及一些有趣的酱，比如黑豆酱、鹰嘴豆泥、蔬菜酱、山葵酱、芥末（比如第戎或辣根），或者以奶油干酪为基础的酱，所有这些都比较容易找到现成的。

虽然把饮食中的小麦和其他"垃圾"碳水化合物移除会留下很大的空白，但是可以填补空白的食物种类确实广泛而繁多。你可能需要跳出平时的购物和烹饪习惯，但是你会找到大量食物来挑逗味蕾。

随着无小麦体验的进行，人们会感到味觉再度觉醒，冲动进食减少，以及热量摄入减少，很多人还会感觉自己对食物更加欣赏了。于是，大多数选择这条路的人会比他们在吃小麦时更加享受食物带来的乐趣。

麦后余生

执行了无小麦饮食计划之后，你会发现你花在农产品货架、农贸市场或蔬菜摊的时间变多了，你还会经常光顾肉铺和奶制品货架。你将很少甚至根本不会去薯片、麦片、面包或冷冻食品货架。

你可能也会发现自己不再能坦然接受大型食品生产厂及其"新时代"[⊖]并购或品牌宣传。带有"新时代"感觉的名字或"有机"这样看起来"天然"的标签会让跨过食品巨头，突然之间看起来就像前嬉皮士为了拯救世界而组成了具有环保意识的小团体。

就像很多乳糜泻患者所见证的那样，社会集会也可以成为放纵的小麦节，小麦制品在其中无孔不入。如果想要避免任何你所知道的小麦菜肴炸弹，最老练的做法就是声称自己患有小麦过敏症。大多数人都会尊重你的健康顾虑，倾向于认为这是你的损失而非节日中大煞风景的尴尬事件。如果你已经进行了几周的无小麦饮食，那么拒绝蒜香面包、蘑菇酿（塞满面包屑），或者什锦饼干应该不是什么难事，因为使你的嘴里塞满小麦制品的不正常冲动（因渴望外啡肽）应该已经停止了。你将会彻底满足于鸡尾酒虾、橄榄，以及法式蔬菜沙拉。

在外吃饭，可以说是小麦、玉米淀粉、糖、高果糖浆，以及其他不健康原料的雷区。首先，外面有诱惑。如果服务员为你拿来了一篮温暖而芳香的面包卷，你就必须拒绝这些面包。除非你的晚餐伙伴非要吃面包，否则最好还是不要把面包放在你面前的餐桌上并容许它在那儿挑逗你并瓦解你的决心。其次，保持简单。烤三文鱼配姜汁很有可能是一个安全的选择，而一道精细制作、原料繁多的法国菜更有可能含有你不想要的原料。在这种场合多问问准没错。但是，如果你患有免疫介导性小麦不耐受（如乳糜泻或其他严重的小麦过敏症），那么你甚至不能相信服务员告诉你的话。正如任何乳糜泻患者都能证实的那样，几乎所有乳糜泻患者都有过因为接触"无麸质"菜品而不小心引发病情发作的经历。

越来越多的餐馆现在开始宣传一种无麸质菜单。但是，即使这样也不能保证完全没有问题，比如菜品所使用的玉米淀粉或其他无麸质原料

⊖　New Age，指非西方传统的健康生活方式。——译者注

会导致血糖问题。最终，在外用餐所涉及的危害，从我的经验上看，只能被尽量减少，不能被完全消除。在可能的情况下，尽量吃你或你的家人所准备的食物。这样的话，你就能确定餐食中到底包含了什么。

对于很多人来说，实际情况是，抵御小麦的最好方法就是远离小麦一段时间，因为重新接触小麦会引发各种各样的奇特现象。虽然拒绝一块生日蛋糕可能很难，但是如果你为这次放纵付出了几小时胃痉挛和腹泻的代价，那么你也就很难再放纵自己了。（当然，如果你患有乳糜泻，或有任何不正常乳糜泻标记史，就永远都不应该放任自己食用任何含有小麦或麸质的食物。）

我们的社会确实变成了一个"全麦世界"，小麦制品填满了所有便利店、咖啡店、餐馆，以及超市的货架，甚至还有完全献身于小麦的店铺，比如面包店、贝果店、甜甜圈店。有时你甚至可能需要排除万难才能寻找和挖掘你所需要的东西。但是和睡觉、锻炼，以及记得结婚纪念日一样，剔除小麦也可以被看作长寿和健康的基本必需品。无小麦的生活可以像有小麦的生活一样令人满足、充满刺激，而且绝对更健康。

后　记
EPILOGUE

毫无疑问，1 万年前在新月沃土上开始的小麦栽培标志着文明发展历程中的一个转折点，为农业革命埋下了种子。在从游牧狩猎采集者到固定非迁移社会的转化中，小麦栽培起到了关键性的作用，而非迁移社会后来成长为村庄和城市，产出过剩的食物，并且孕育出职业分工。没有小麦，今天的生活肯定会大不相同。

所以在很多方面，我们都欠小麦一句"谢谢"，因为正是小麦，在人类发展的道路上把人类文明推动到了现代技术时代。但真的是这么回事吗？

加州大学洛杉矶分校的地理学和生理学教授、普利策奖获奖书籍《枪炮、病菌和钢铁》（Guns, Germs, and Steel）的作者贾雷德·戴蒙德（Jared Diamond）认为："接受农业，普遍被认为是我们通往更好生活的最具决定性的一步，但是这件事在很多方面都是一场灾难，而我们从未从中恢复过来。"[1]戴蒙德博士指出，根据我们从现代古病理学中得出的经验来看，从狩猎采集到农业社会的转变伴随着人类身材的缩小、传染病的快速传播（例如肺结核和黑死病），以及从农民到贵族的阶级结构形成，而且这也为性别不平等埋下了伏笔。

《农业起源的古病理学》（*Paleopathology at the Origins of Agriculture*）和《健康和文明的崛起》（*Health and the Rise of Civilization*）的作者、纽约州立大学的人类学家马克·科恩（Mark Cohen）在他的书中强调，虽然农业产生了盈余并孕育出劳动分工，但农业也造成了更长、更辛苦的工作时间。农业意味着我们要把种类繁多的采集食物缩减为几种可以被栽培的农作物。农业还引出了一系列前所未有的全新疾病。"我认为除非万不得已，否则狩猎采集者绝不会从事农耕，而开始转头从事农耕时，他们用质量换取了数量。"他写道。

现代人对农业社会前的狩猎采集生活的标准印象（短暂、粗野、绝望，以及营养不良）可能是错的。从修正主义思想的角度来看，对农业的采纳可以被看作一种妥协，在这场妥协中，人类用健康换取了方便性、社会演化，以及食物的充裕。

我们已经把这种模式发挥到了极致，把饮食多样性局限到了"多吃健康全谷物"这样的流行口号上。现代食物的方便性、充裕性以及获取成本都已经达到了人类在 100 年前无法想象的程度。拥有 14 条染色体的野草已经被转变成了具有 42 条染色体、需要硝酸盐施肥，并且头重脚轻的超高产品种，正是这种小麦品种让我们可以一口气购买一打打的贝果、一堆堆的煎饼，以及"家庭装"的椒盐脆饼。

与这种极低的获取成本相伴而来的是极大的健康牺牲——肥胖、关节炎、神经缺陷，甚至死亡，这些健康问题都是由一些越来越常见的疾病（比如乳糜泻）所致。我们在不知情的情况下和自然做了一个浮士德式的交易，用健康换取了食物的充裕。

小麦不仅让人生病，还会杀死我们中的一些人（有些人快一些，其他人则慢一些），这种观点引发了一些让人不安的问题：我们要对身处第三世界的千百万人说什么（如果被夺去了高产小麦，他们所患的慢性病将会更少，但他们更有可能遭受短期内的饥荒）？我们是否应该为达目的（降低净死亡率）而不择手段？

如果小麦的需求量衰退而其他谷物和食物来源的需求量上涨，那么颤颤巍巍的美国经济是否能在这样巨大的调整下幸免于难？现在依赖于高产小麦（5美元的比萨和1.29美元的长面包）的几千万人是否仍然可以获得廉价且大量的食物？

我们是否要用单粒小麦或二粒小麦这类出现在几千种杂交品种以前的原始小麦来取代后来的现代小麦并且接受产量减少、成本增加的代价？

我不会假装自己知道答案。事实上，要想为这些问题找到适当的答案可能需要上百年时间。我相信复活埃及谷物（就像艾丽西瓦·罗格撒在马萨诸塞州西部所做的那样）可能会给出解决方案的小部分，而其影响会随着时间推移而变得越来越重要，就像土鸡蛋已经产生了经济拉动一样。对于很多人来说，原始小麦代表了一种合理的解决方案，虽然这种小麦也并未完全摆脱对人类健康的影响，但是至少要比现代小麦安全得多。而且，在一个最终由需求来驱动供应的社会中，对现代转基因小麦产品的消费兴趣减弱会促使农业生产为了适应变化而逐渐转变。

喂饱第三世界的棘手难题又该如何解决？我只能期望在未来，条件的改善将会引入更加广阔的食物选择，从而使"聊胜于无"这样的心态不再处于现今这样的主流地位。

与此同时，你可以通过行使消费者的权利来宣扬你的"小麦肚"解放宣言。

"多吃健康全谷物"的口号应该和其他迷惑、误导且催肥美国公众的错误一起，进入错误营养建议的坟墓，这些建议包括用氢化脂肪和多元不饱和脂肪来代替饱和脂肪、用人造黄油来代替黄油，以及用高果糖浆来代替蔗糖。

小麦并不只是另一种碳水化合物，就像核裂变并不只是一种化学反应一样。

因为现代人类的极端自负，我们才认为可以为了满足自己的需要而改变并操纵其他物种的遗传密码。可能再过一百年真的会变成这样，到那时遗传密码可能会像你的存款账户一样任你摆布。但是在今天，植物（我们所谓的"食用作物"）的基因改造和基因杂交仍然是一门浅陋的科学，仍然会有大量始料未及的结果出现在植物本身以及食用植物的动物身上。

地球上的植物和动物现在的存在形态是成百上千万年进化的结果。我们在极其短暂的半个世纪中介入进来，并且改变了一种和人类共生共荣了几千年的植物的进化轨迹，现在轮到我们来承受自己短视行为的后果了。

从无辜、低产、不太适合于烘焙的单粒小麦禾草，到高产、由实验室创造、无法在野外生存、符合现代口味的矮秆小麦，在这 1 万年的旅程中，我们见证了一场由人类设计的转化，这种做法并不比在牲畜身体中塞满抗生素和激素并把它们囚禁在工厂仓库中更好。也许我们可以从这场名为"农业"的灾难中恢复过来，但最重要的第一步就是认识到我们对这种叫作"小麦"的物种所做的事。

咱们农产品区见！

小麦躲在意想不到的地方

　　虽然下面的清单有些令人望而生畏，但是坚持无小麦和无麸质的饮食并不难，就像限制自己只吃不需要标签的食物一样简单。

　　像黄瓜、羽衣甘蓝、鳕鱼、鲑鱼、橄榄油、核桃、鸡蛋，以及牛油果这样的食物，和小麦或麸质毫无关系。它们天然就与这些东西无缘，就算没有"无麸质"标签，它们也是自然而健康的食物。

　　但是如果你要吃不熟悉的非天然健康食品，比如在社交场合吃饭、下馆子，或者旅行，那么你就有可能不小心吃到小麦和麸质。

　　对某些人来说，这可不是开玩笑的。比如对于乳糜泻患者来说，如果他们不小心吃到裹了面包屑（混有小麦麸质）的鸡肉，可能就要经受几天甚至几周的腹痛、腹泻，甚至肠道出血。即使当疱疹样皮疹造成的可怕疹子好了之后，这种病还是会因为一点带有小麦的酱油而死灰复燃。或者有炎症性神经症状的人可能会因为喝了假的无麸质啤酒而协调性突然下降。对于其他没有免疫或炎症介导麸质敏感症的人来说，偶尔接触小麦可能会造成腹泻、哮喘、精神模糊、关节痛，或出现多动症、自闭症、躁郁症，以及精神分裂症。

所以很多人都需要对小麦保持警觉。那些有自体免疫状况（比如乳糜泻、疱疹样皮疹，以及小脑共济失调）的人也需要回避含有麸质的谷物：黑麦、大麦、斯佩尔特小麦、黑小麦、卡姆小麦，以及焦干碎麦。

小麦和麸质的形态多到令人眼花缭乱。古斯米、无酵饼、粒粒面（orzo）、全麦面粉，以及麸皮的本质都是小麦。法罗（faro）、日式面包屑，以及甜面包干的本质也都是小麦。外表可能会欺骗你。比如，大部分早餐麦片都含有小麦粉、来自小麦的原料，或者麸质，即使它们的名字叫作玉米片或者卜卜米。

关于燕麦，人们仍然存有争议，特别是燕麦产品和小麦产品还经常会用相同的设备进行处理。所以大部分乳糜泻患者也会回避燕麦。要想符合FDA的无麸质定义，加工产品（并非餐馆生产的产品）必须既不能含有麸质，也要在无麸质的设备中生产，从而避免交叉感染。（一些人的麸质敏感性很高，即使因为共享切割设备而接触到很少量的麸质也会引发症状。）也就是说，严重过敏的人需要注意，即使原料表中没有小麦或"食品用改性淀粉"这样的小麦产品，该食品却仍然可能含有一定量的麸质。如果存有疑问，你可能需要给厂商的客户服务部打电话或发邮件来询问他们是否使用了无麸质的设备。同时，更多的生产商都开始在自己的网站上标注产品是不是无麸质的。

请注意，无小麦并不等于食品标签上的无麸质。无小麦的意思可能是，生产者用大麦芽或黑麦来代替小麦，但两者还是含有麸质。严重麸质过敏的人（比如乳糜泻患者）不要以为无小麦就是无麸质。

你已经知道，小麦和麸质明显地大量存在于一些食物中，比如面包、意大利面，以及甜点。但还是有一些不那么明显的含有小麦的食物，如下所示。

法棍面包	奶油糕点
大麦	焦干碎麦
油炸煎饼（贝奈特饼）	玉米煎饼、墨西哥饼卷
麸皮	蒸粗麦粉、古斯米、库斯库斯

可丽饼

油炸面包丁

硬质小麦、杜兰小麦

单粒小麦

二粒小麦

淀粉

法罗（Faro，在意大利还有几个小麦品种也被笼统地称为"法罗"）

佛卡夏

玉棋、意大利团子

粗面粉

水解植物蛋白

卡姆小麦

无酵饼

食品用改性淀粉

粒粒面

日式面包屑（日本料理中常用的一种面包屑混合料）

日式拉面

乳酪面粉糊（以小麦为基础的酱汁或增稠剂）

甜面包干

黑麦、裸麦

面筋（用以代替肉的几乎纯粹的麸质）

粗粒麦粉

荞麦面（大部分为荞麦但是通常也含有小麦）

斯佩尔特小麦

果馅奶酪卷、卷心饼

果馅饼

植物组织蛋白

黑小麦

乌冬面

小麦胚芽

卷饼

含有小麦的产品

小麦反映了人类无与伦比的创造力，因为我们把这种谷物转变成多到令人发指的形状和形态。除了上面列举的小麦所存在的形态之外，含有少量小麦或麸质的食物种类甚至要更多。我把这些食物列在了下面。

请记住，因为市场上产品的数量和种类实在过于惊人，这个列表无法囊括所有可能含有小麦和麸质的产品。关键在于，你要保持警惕并且在有疑问时立即询问（或走开）。

很多下面列出的食物还有无麸质版本。有些无麸质版本的食物好吃又健康，例如不含水解植物蛋白的油醋沙拉酱汁。但是请记住，越来越多的无麸质面包、早餐麦片，以及粉类（通常由大米淀粉、玉米淀粉、土豆淀粉或木薯淀粉制成）并不是健康的替代品。任何能够产生糖尿病级血糖反应的食物都不应该被说成是"健康的"，无论它是不是无麸质的。这些东西只能在偶尔放纵时食用，不能作为主食。

还有一大类隐秘的小麦和麸质来源是从标签上无法解读出来的。如果原料表里有一些不具体的名词，比如"淀粉""乳化剂"，或者"膨松剂"，那么不出意料这种食物必定含有麸质。

人们对一些食物和原料（如焦糖色）所含有的麸质还存有疑问。焦糖色是糖类加热后的焦化产品，它几乎完全是由玉米糖浆制成的，但有一些生产商把小麦产品作为原料。我在下面列表中用问号来体现这些不确定性。

不是所有人都需要对最细微的麸质接触保持特别警惕。下面的清单只是为了提高你的认识，让你意识到小麦和麸质是多么无处不在，另外也为那些真正需要对麸质保持极端警觉的人提供一个认知起点。

下面罗列的就是你意想不到的小麦和麸质来源。

饮料

麦芽酒／艾尔啤酒、啤酒、贮藏啤酒（但是现在已经开始有越来越多的无麸质啤酒）

血腥玛丽鸡尾酒

各种口味的咖啡

带有小麦、大麦或者麦芽的花草茶

麦芽酒

各种口味的茶饮料

小麦蒸馏制成的伏特加（绝对伏特加、灰雁伏特加、红牌伏特加）

清爽酒（含有大麦芽）

小麦或大麦蒸馏制成的威士忌

早餐谷物　我相信你能看出来脆谷乐和麦脆片包含有小麦，但是有一些看起来不含有小麦的食物实际上完全不是那么回事。

麸皮谷物（全麦维、麸皮芽、葡萄麦维）

玉米片（玉米片、糖霜玉米片、脆玉米糠）

水果麦片粒粒脆（Muesli）

格兰诺拉麦片

燕麦谷物（脆谷乐、香脆燕麦麸、蜂蜜燕麦片）

"健康"谷物（香脆麦米片、谷维滋、混合坚果脆）

爆玉米谷物（玉米球）

爆米谷物（卜卜米）

奶酪　因为用来发酵奶酪的培养基要与面包（面包酶）接触，所以奶酪也可能造成接触麸质的风险。

蓝纹奶酪

戈尔根朱勒干酪

茅屋芝士、白干酪（不是所有）

罗克福干酪

着色剂 / 填充剂 / 纹理剂 / 增稠剂　这些隐藏的源头可能是最成问题的，因为它们经常被深埋在原料表中，或者听起来好像与小麦或麸质毫无关系。不幸的是，通常我们从标签上无从看出，生产商也没法告诉你，因为这些原料一般都是由供应商生产的。

人工色素

乳化剂

人工香料

麦芽糊精（？）

焦糖色（？）

食品用改性淀粉

焦糖调味（？）

稳定剂

糊精麦芽糖

植物组织蛋白

能量棒、蛋白棒，以及代餐棒

Clif 棒

GoLean 棒

佳得乐（Gatorade）赛前能量营养棒

能量棒

Slim-Fast 餐棒

健安喜（GNC）运动表现棒

快餐　在很多快餐厅，用来炸薯条的油可能也曾用来炸裹有面包屑的鸡肉饼。与此类似，两者的烹饪台可能也是共用的。你通常认为不含有小麦的食物经常会含有小麦，比如用煎饼面糊或塔可钟玉米片和土豆块一起做的炒鸡蛋。酱汁、香肠，以及墨西哥卷通常都含有小麦或来自小麦的原料。

事实上，不含有小麦或麸质的食物在快餐店属于异类。所以在这些地方要想找到不含小麦或麸质的食物很困难，甚至几近不可能。（你根本就不应该在那里吃饭！）但是某些连锁餐厅，比如赛百味、Arby's、Wendy's，以及 Chipotle Mexican Grill 都自信地宣称它们的很多产品都是无麸质的，或是能提供一份无麸质菜单。

热麦片粥	美多麦
麦乳	燕麦粥
淀粉	燕麦麸

肉类

沾面包屑的肉	人造培根
罐装肉	人造蟹肉
肉类熟食（午餐肉、意大利腊肠）	牛肉饼（如果加了面包屑的话）
	香肠
热狗	涂油烤火鸡

杂类 这类可能会产生真正的问题，因为确实含有小麦或麸质的原料可能不会出现在产品标签上。在必要时你可能需要致电生产商。

处方药和非处方药（你可以在 www. glutenfreedrugs.com 上找到有用的线上资源，这个列表是一位药剂师维护的）	信封（有胶） 唇彩 培乐多彩泥 唇膏
营养补充品（很多生产商会在标签上明确标注出"无麸质"）	邮票（有胶）

酱汁、色拉调味汁、调味品

面粉勾芡过的肉汁	味噌
番茄酱	含有小麦的芥末酱
麦芽糖浆	色拉调味汁
麦芽醋	酱油
腌泡汁	照烧酱

调味品

咖喱粉调味料   墨西哥卷饼调味料

小食和甜品 曲奇、咸饼干，以及椒盐脆饼都是明显含有小麦的零食。但是还有很多不那么明显的食品。

蛋糕糖霜   饼干、饼干面团、奶酪蛋糕、

巧克力棒   麦芽巧克力）

口香糖（外敷粉末）   甜筒

谷脆格   甘草糖

玉米片   坚果棒

干果（薄敷面粉）   派

干烤花生   薯片（包括品客）

带有增稠剂的水果馅   烤坚果

果冻豆（不包括吉力贝和星爆）   提拉米苏

格兰诺拉燕麦棒   各种品味的墨西哥粟米片

冰激凌（奶油曲奇、奥利奥   什锦杂果

汤

浓汤   汤粉

肉汁清汤   高汤粉和锅底

罐装汤

豆类和素食产品

蔬菜汉堡（Boca Burgers 牌、   素食辣椒

Gardenburgers 牌、Morningstar   素食热狗和香肠

Farms 牌）   素食"扇贝"

素食"鸡"条   素食"牛排"

甜味剂

大麦芽、大麦精华   麦芽、麦芽糖浆、麦芽佐料

糊精和麦芽糊精（？）

附录 B

Appendix B

减掉小麦肚的健康食谱

把小麦从你的饮食中剔除并不是不可能完成的任务，但是的确需要你在厨房里发挥一点创造力，因为很多你的储备和你家人的最爱都将出现在禁止清单中。我设计了一些相对简单而且健康的食谱，其中有一些甚至能替代人们喜闻乐见的含有小麦的菜品。

本书食谱建立在以下基本法则基础之上。

小麦被健康的替代品所取代。看起来可能很明显，但是市场上大多数无小麦食物或无麸质食谱并不会产生真正的健康食品。用玉米淀粉、糙米淀粉、土豆淀粉或木薯淀粉代替小麦（就像无麸质食谱中经常出现的情况）会让你变得肥胖并且患上糖尿病。在这里罗列的食谱中，我用坚果仁、亚麻籽，以及椰子粉来代替小麦面粉，这些食物不仅有营养，而且不会引发任何由小麦或其他普通小麦替代品所引发的非正常反应。

避免了像氢化脂肪、多不饱和脂肪，以及氧化脂肪这样的不健康脂肪。本书食谱中的油脂含有更丰富的单一不饱和脂肪以及饱和脂肪，特别是橄榄油和含有丰富中性月桂酸的椰子油。

保持低碳水化合物摄入。因为低碳饮食拥有不胜枚举的健康理由（比如减少内脏脂肪、抑制炎症、减少小型低密度脂蛋白粒子的表达，以及将普通糖尿病倾向尽量降低甚至偶尔逆转），所以，本书食谱中的碳水化合物含量都很低。下列食谱中唯一一个含有较多碳水化合物的食物就是格兰诺拉，但是你也可以根据需要轻松修改格兰诺拉食谱。

使用了人造甜味剂。为了在不用糖的情况下改造几款人们喜闻乐见的菜品，我做出了使用人造甜味剂或非营养性甜味剂的妥协，我相信这些甜味剂对于大多数人来说都是良性而且可以接受的。赤藓糖醇、木糖醇、三氯蔗糖，以及甜菊糖都是不会影响血糖水平而且不会导致肠胃压力（不像甘露醇和山梨醇）的甜味剂。由于不具有阿斯巴甜和糖精那样的潜在健康副作用，所以这些甜味剂也是安全的。我用一种常用的赤藓糖醇／甜菊糖混合物（实际上含有一种叫作润贝安娜的甜叶菊）甜味剂测试了下面的大部分食谱。

我标注的甜味剂用量可能有些低，你可能需要根据自己的喜好来调整。因为大部分在饮食中剔除小麦的人都再度唤醒了对甜度的敏感，他们会发现大部分传统甜味食品都甜得发苦。你可以通过减少食谱中的甜味剂用量来解决这个问题。但是，如果你刚刚开始无小麦之旅并且仍然渴望甜味，那么你尽可以使用高于食谱所标注的人造甜味剂用量。

同时你也要注意各种甜味剂的效力，特别是甜度各不相同的甜叶菊提取物，因为有一些结合了像麦芽糊精或菊粉这样的填充剂。查阅你购买的甜味剂标签或者用下面的转换式来确定你的甜味剂相对于蔗糖的甜度。

1 杯蔗糖 =

1 杯未加工的甜叶菊提取物（其他掺有麦芽糊精的甜叶菊提取物甜度等同于蔗糖）

1 杯颗粒状三氯蔗糖

1/4 杯甜叶菊粉（例如 Trader Joe's 牌的）；但是，甜叶菊

粉的甜度跨度比其他任何甜味剂都要大。最好查询一下你所购
买品牌的标签来确定它相对于蔗糖的甜度。

1/3 杯 +$1\frac{1}{2}$ 汤匙（或者约为 7 汤匙）Truvia 牌甜菊糖

2 汤匙液体甜叶菊提取物

$1\frac{1}{3}$ 杯赤藓糖醇

1 杯木糖醇

最后说明一下，本书食谱都是为繁忙的日程和有限的时间而设计的，
所以这些菜品都相当容易准备。食谱中所使用的原料大部分都很常见。

为了安全起见，请注意任何乳糜泻患者或类似人群（肠道未被影响）
都应该选择无麸质的原料。食谱中的所有原料我都选用了可以直接找到
无麸质版本的食物，但是很明显，你永远不可能控制所有食物生产商的
行为以及他们放进产品里的东西。所以请一定要先检查一下。

浆果椰子冰沙
1人份

说明

这款冰沙很适合作为仓促的早餐和速食零食。你会发现多亏了椰奶，它的饱足感比大部分冰沙都要强。浆果是唯一的甜味剂，为的是把含糖量降到最低。

材料

1/2 杯椰奶

1/2 杯低脂原味酸奶

1/4 杯蓝莓、黑莓、草莓，或者其他浆果

1/2 杯原味或香草乳清蛋白粉

1 汤匙亚麻籽粉（可购买已磨好的）

1/2 茶匙椰子提取物

4 块冰

制作方法

把椰奶、酸奶、浆果、乳清蛋白粉、亚麻籽粉、椰子提取物以及冰块放在一起。搅拌直至呈冰沙状。立即食用。

格兰诺拉
6人份

说明

虽然这款格兰诺拉的口味和卖相不同于传统格兰诺拉，但它能满足大部分人对于又甜又脆的零食的渴望。你也可以把格兰诺拉作为泡在牛奶、椰奶、豆奶或者不加糖杏仁奶里的麦片。这种混合物中的燕麦（或藜麦片）和干果虽然会对血糖造成影响，但是由于总量适中，所以对大

部分人造成的血糖影响都有限。

材料

1/2 杯藜麦片或老式燕麦片

1/2 杯亚麻籽粉（可购买已磨好的）

1/4 杯未加工的南瓜子

1 杯未加工的碎腰果

1/2 杯无糖香草糖浆（例如 Torani 牌或 DaVinci 牌）

1/4 杯核桃油

1 杯碎碧根果

1/2 杯杏仁片

1/4 杯葡萄干、干樱桃，或不加糖的干蔓越莓

制作方法

1. 预加热烤箱到 325 ℉（约 162℃）。

2. 把藜麦或燕麦、亚麻籽粉、南瓜子、1/2 杯腰果、香草糖浆，以及核桃油放进一只大碗中，翻搅均匀。把混合物平铺在一个 8 英寸 ×8 英寸的烤盘中，通过挤压让厚度均匀，大约 1/2 英寸左右。烤 30 分钟，使其几乎达到又干又脆的程度。让混合物在盘中至少冷却 1 小时。

3. 与此同时，在一只大碗中混合碧根果、杏仁片、干果，以及剩下的 1/2 杯腰果。

4. 把冷却后的藜麦 – 亚麻籽混合物打碎成小块，放入坚果 – 水果碗中搅拌。

椰子亚麻籽冲饮麦片

1～2 人份

说明

你将会惊讶地发现这款简单的热麦片竟然如此简单，特别是在使用了椰奶的情况下。

材料

1/2 杯椰奶、全脂奶、全脂豆奶，或未加糖的杏仁奶

1/2 杯亚麻籽粉（可购买已磨好的）

1/4 杯不加糖的椰子片

1/4 杯碎核桃、核桃片，或生葵花籽

肉桂粉

1/4 杯草莓薄片、蓝莓，或其他浆果（可选）

制作方法

把奶、亚麻籽粉、椰子片，以及碎核桃或葵花籽混合放在一个微波碗中，用微波炉加热 1 分钟。如果喜欢的话，可以在吃之前撒一点肉桂粉和几个浆果。

鸡蛋和香蒜早餐卷
1 人份

说明

这款美味的早餐卷可以在前一晚准备好后保存在冰箱里，第二天作为方便又充实的早餐。

材料

1 个亚麻籽卷饼（见下一个菜谱）

1 汤匙罗勒香蒜酱或风干番茄酱

1 颗全熟煮蛋，剥皮后切成细片

2 薄片番茄

一把嫩菠菜或切碎的莴苣

制作方法

如果亚麻籽卷是新鲜制作出来的，先晾 5 分钟。然后在距离卷饼中心 2 英寸的位置把罗勒香蒜酱抹成一条。把切片的蛋放在香蒜酱上，随后是番茄片。上面加上嫩菠菜或莴苣。卷起来。

亚麻籽卷饼

1人份

说明

用亚麻籽和鸡蛋做成的卷饼竟然惊人地好吃。一旦你熟练起来，就能在几分钟的时间里做出一两张卷饼。如果你有两口烙馅饼平锅，就能加快速度，同时做两张卷饼（虽然它们需要分开用微波炉加热）。亚麻籽卷饼可以放在冰箱里保存几天。只要用各种蔬菜汁（比如菠菜汁或胡萝卜汁）代替本食谱中的水就能做出其他口味的健康卷饼。

材料

3汤匙亚麻籽粉（可购买已磨好的）

1/4茶匙发酵粉

1/4茶匙洋葱粉

1/4茶匙辣椒粉

少量细海盐或食盐

1汤匙液态椰子油，还需要一些油来润滑锅底

1汤匙水

1颗大鸡蛋

制作方法

1. 把亚麻籽粉、发酵粉、洋葱粉、辣椒粉，以及盐放进一只小碗中。搅入1汤匙椰子油。打进一颗蛋，加1汤匙水，搅拌均匀。

2. 在微波炉玻璃平锅或塑料平锅中涂上椰子油。倒进糊状物然后使其铺平。微波炉高温加热2～3分钟，直到烤熟。冷却5分钟。

3. 揭起饼过程中，用小铲抬起一边。如果粘锅，就轻轻用锅铲使其脱离平锅。把饼反过来，然后放上你想要的配料。

烤火鸡肉牛油果卷
1人份

说明

通过这种方法你就可以用亚麻籽卷饼做出一顿美味又充实的早餐、午餐或者晚餐，当然，这只是几百种方法中的一种。如果你想用其他方式加入调味酱，可以尝试在加入其他配料之前在卷饼上涂一层薄薄的鹰嘴豆泥或香蒜酱。

材料

亚麻籽卷饼，刚做好需要冷却

3或4片烤火鸡肉

2薄片瑞士奶酪

1/4杯豆芽

1/2颗黑牛油果，切薄片

一把嫩菠菜叶或切碎的莴苣

1汤匙蛋黄酱、芥末酱、芥末蛋黄酱，或无糖沙拉酱调料

制作方法

把烤火鸡肉和瑞士奶酪放在卷饼中央。把豆芽、牛油果、菠菜或莴苣分散放在上面。再洒上蛋黄酱、芥末酱或其他你喜欢的调味品。卷起来。

墨西哥玉米饼汤
4人份

说明

这款墨西哥玉米饼汤中没有玉米饼，它只是借鉴了通常用来搭配玉

米饼的食物。我为家人做了这道菜后很后悔没有做双份的，因为所有人都想来第二碗。

材料

4 杯低钠鸡汤

1/4 杯特级初榨橄榄油

1 磅无骨去皮鸡胸肉，切成 1/2 英寸左右的鸡块

2～3 个大蒜瓣，切碎

1 颗白洋葱，切成小丁

1 个红色甜椒，切成小块

2 个番茄，切成小块

3～4 个墨西哥胡椒，去籽并切成小块

细海盐和磨碎的黑胡椒

2 颗黑牛油果

1 杯切碎的蒙特里杰克干酪或切达干酪（4 盎司）

1/2 杯切碎的新鲜香菜

4 汤匙酸奶油

制作方法

1. 把炖锅里的鸡汤用中火加热到沸腾；保温。

2. 与此同时，在大煎锅中用温火加热橄榄油。把鸡肉和大蒜放进去，炒 5～6 分钟，直到鸡肉颜色微微呈棕色。

3. 把熟鸡肉、洋葱、甜椒、番茄，以及墨西哥胡椒加入原汤中。把肉汤重新加热到沸腾。然后把火减小到慢炖状态，盖上盖，再炖 30 分钟。加入盐和黑胡椒调味。

4. 纵向把牛油果切成两半，去核并剥皮。把牛油果块切成 1/4 英寸厚的片。

5. 用长柄勺把汤盛入浅汤碗中。在每碗汤上都放上牛油果片、干酪、香菜，以及一满勺酸奶油。

金枪鱼牛油果沙拉
2人份

说明

很少有任何组合能像这款配有青柠和新鲜香菜的牛油果沙拉那样富有风味。如果需要稍后食用的话,牛油果和青柠最好在上菜前再添加。这款沙拉可以直接上桌,也可以添加沙拉调味汁。牛油果沙拉调味汁尤其合适。

材料

4杯混合绿叶蔬菜或嫩菠菜

1根胡萝卜,切碎

4盎司金枪鱼(袋装或罐装)

1茶匙切碎的新鲜香菜

1颗牛油果,去核剥皮,切成方块

2瓣青柠檬

制作方法

把绿叶蔬菜和胡萝卜放进一只沙拉碗(或保鲜盒)中。加入金枪鱼和香菜,搅拌,使原料混合。在上菜前,加上牛油果并在沙拉上挤入青柠檬汁。搅拌后马上上桌。

无小麦比萨
4～6人份

说明

这款无小麦比萨的"饼"在你手中不会很结实,但它绝对能满足你对比萨的怀念,而且不会造成任何不理想的后果。一两块就会让你吃得饱饱的，而且孩子们也喜欢。选一款不含高果糖浆或蔗糖的比萨酱。

材料

1颗花椰菜，切成1～2英寸小块

约3/4杯特级初榨橄榄油

2颗大鸡蛋

3杯碎马苏里拉奶酪（12盎司）

肉类馅料选择：1/2磅香肠（最好未熏制）、切片意大利辣香肠（最好未熏制）、碎牛肉、火鸡肉或猪肉

12盎司比萨酱或2罐（每罐6盎司）番茄酱

蔬菜馅料选择：切碎的甜椒（绿色、红色或黄色）、番茄干、切碎的洋葱或青葱、蒜泥、新鲜菠菜、切片橄榄、切碎或切片褐蘑菇、切成小块的花椰菜或芦笋

新鲜或干罗勒

新鲜或干牛至

黑胡椒

1/4杯帕玛森干酪

制作方法

1. 在一大盆沸水或一口蔬菜蒸锅中把花椰菜煮20分钟左右，直到变软。沥干花椰菜并将其放到大碗中。捣碎，直到达到土豆泥的黏度，使其尽量不含"块"。加入1/4杯橄榄油、鸡蛋，以及1杯马苏里拉奶酪并搅拌均匀。

2. 把烤箱预加热到350℉（约176℃）。把1汤匙橄榄油轻轻涂在比萨平底锅或有边的大烤盘上。

3. 把花椰菜混合物倒进比萨平底锅上，然后把"面团"压平，使"比萨饼"不超过1/2英寸厚，但把边缘堆高。烤制20分钟。

4. 如果用碎肉的话，在煎锅中加热直到变成金黄色并全熟。

5. 把"比萨饼"从烤箱中拿出来（烤箱不要关）并涂抹上比萨酱或番茄酱，洒上剩下的2杯马苏里拉奶酪、蔬菜和肉类馅饼、罗勒、牛至，以及黑胡椒。均匀撒上剩下的半勺橄榄油和帕玛森干酪。继续烘烤10～15分钟，直到马苏里拉奶酪熔化。

6. 把比萨切成块并用铲子转移到盘中。

西葫芦"意面"配贝拉蘑菇

2人份

说明

用西葫芦来代替传统的小麦意面会创造一种不同的口味和质感，但是其本身非常美味。因为西葫芦在味道上没有小麦意面那么霸道，所以酱汁和浇头越是有趣，这款"意面"就会越有趣。

材料

1磅西葫芦

8盎司未熏制（无亚硝酸盐）香肠、碎牛肉、火鸡肉、鸡肉或猪肉（可选）

3～4汤匙特级初榨橄榄油

8～10个贝拉蘑菇，切片

2～3个蒜瓣，切碎

2汤匙切碎的新鲜罗勒

盐和磨碎的黑胡椒

1杯番茄酱或4盎司香蒜酱

1/4杯磨碎的帕玛森干酪

制作方法

1. 用蔬菜削皮器把西葫芦削皮。把西葫芦纵向削成条状。

2. 如果使用肉，在一口大煎锅中加热1汤匙橄榄油。煎肉，将肉用勺子分开，直到煮熟。倒掉油脂。加入2汤匙橄榄油以及贝拉蘑菇和蒜瓣到煎锅中。煎 2～3 分钟，直至蘑菇软化。

3. 如果不使用肉类，用中火在大煎锅中加热 2 汤匙橄榄油。加入蘑菇和蒜瓣，煎 2～3 分钟。

4. 无论哪种情况，都将西葫芦条加到煎锅中，烹饪不超过 5 分钟，直到西葫芦软化。加入切碎的罗勒、盐和黑胡椒调味。

5. 上菜前加上番茄酱或香蒜酱，撒上帕玛森干酪。

煸炒魔芋面
2 人份

说明

魔芋面是万能的意面和面条替代品，它当然不含小麦，是由魔芋根制成的。魔芋几乎不会对血糖造成任何影响，因为魔芋面是一种低碳水化合物食品（一包 8 盎司左右的魔芋中碳水化合物含量低于 3 克）。一些魔芋面中加入了豆腐，所以不太耐嚼，但是这样使得魔芋面更像小麦意面的质感。对于我而言，魔芋面竟然和我小时候吃的拉面神奇地相似。就像豆腐一样，魔芋面会吸收配料的风味，因为其本身几乎没有味道。

虽然这份菜谱是简单的亚洲风味，但是魔芋面也可以随时用来替代传统小麦意面，被改造为意大利菜或其他菜肴。（一个生产商还把这种面条做成了意大利宽面条、直通粉，以及天使面形状。）

材料

3 汤匙芝麻油

1/2 磅无骨鸡胸肉、猪大排，或老豆腐，切成 3/4 英寸的小块

2～3 个蒜瓣，切碎

1/4 磅新鲜香菇，菇茎丢弃，菇顶切片

2～3 汤匙酱油（无小麦）

1/2 磅新鲜或冷冻西蓝花，切碎

4 盎司切片的竹笋

1 汤匙磨碎的鲜姜

2 茶匙芝麻

1/2 茶匙红辣椒粉

2 包（每包 8 盎司）魔芋面

制作方法

1.在炒锅或大煎锅中加热 2 汤匙芝麻油。加入肉或豆腐、蒜瓣、香菇和酱油，煮至肉完全煮熟或豆腐微微变褐色。（如果锅太干，就加一点水。）

2.把西蓝花、竹笋、鲜姜、芝麻、红辣椒粉，以及剩下的 1 汤匙芝麻油加入到炒锅中，用火翻炒 4 ～ 5 分钟，直至西蓝花变得脆嫩。

3.当准备西蓝花时，将 4 杯水放入大锅中煮沸。在漏勺中用冷水冲洗魔芋面约 15 秒，沥水。将面条倒入沸水中煮 3 分钟。沥干面条，将其与蔬菜一起放到锅中。用中高热火翻炒 2 分钟直到全部热透即可出锅食用。

蟹肉饼
4 人份

说明

这些裹了"面包屑"的无小麦蟹肉饼准备起来极其简单。如果配上塔塔酱或其他合适的酱料以及菠菜或绿叶莴苣，这道菜可以轻松成为一道主菜。

材料

2 汤匙特级初榨橄榄油

1/2 颗红甜椒，切成小块

1/4 颗黄洋葱，切成小块

2 汤匙切成小块的绿辣椒（酌量）

1/4 杯碎核桃

1 颗大鸡蛋

1½ 茶匙咖喱粉

1/2 茶匙孜然粉

细海盐

1 罐 6 盎司的蟹肉，沥水并切碎

1/4 杯亚麻籽粉（可购买已磨好的）

1 茶匙洋葱粉

1/2 茶匙大蒜粉

嫩菠菜或什锦绿叶沙拉

塔塔酱（可选）

制作方法

1. 将烤箱预热至 325 ℉（约 162 ℃）。在烤盘上铺好锡纸。

2. 用中火将大煎锅中的油加热。加入甜椒、洋葱和辣椒，煎 4 ～ 5 分钟。放在一边晾凉。

3. 将蔬菜盛到大碗中。加入核桃、鸡蛋、咖喱粉、孜然和海盐搅拌。加入蟹肉并搅拌均匀。做成四个馅饼并放到烤盘中。

4. 将磨碎的亚麻籽、洋葱粉和大蒜粉放在一只小碗里一起搅拌。在蟹肉饼上撒上"面包屑"。烤 25 分钟左右，直到蟹肉饼变为金黄色并熟透。

5. 如果需要的话，可以把蟹肉饼放在菠菜或蔬菜沙拉上，配上一勺塔塔酱。

碧根果裹鸡肉配橄榄酱
2 人份

说明

这道菜可以成为一道很棒的晚餐主菜、一份午餐便当。而且你也可以在赶时间时准备这道菜，特别是当你有剩下的鸡肉时——只需从前一夜的晚餐中留出一两块鸡胸肉。如果你喜欢的话，可以在鸡肉中加香蒜酱（罗勒或番茄干），或用茄丁酱来代替橄榄酱。

材料

2块4盎司重的鸡胸肉，无骨去皮

1颗大鸡蛋

1/4杯椰奶或牛奶

1/2杯碧根果粉（可购买已磨好的）

3汤匙磨碎的帕玛森干酪

2茶匙洋葱粉

1茶匙干牛至

细海盐和磨碎的黑胡椒

4汤匙买来的橄榄酱、意式茄丁酱或香蒜酱

制作方法

1.将烤箱预热至350 ℉（约176℃）。烘烤鸡肉约30分钟，直到全熟。

2.用叉子在浅碗里轻轻把蛋打散。加入牛奶。

3.一起搅拌碧根果粉、帕玛森干酪、洋葱粉、牛至、盐和黑胡椒调味。

4.让鸡肉在鸡蛋中滚一圈，然后再在碧根果混合物中滚一圈。放在微波炉烤盘上并在微波炉中用高火加热2分钟。

5.放上橄榄酱、茄丁酱或香蒜酱，趁热上菜。

裹帕玛森干酪的带骨猪排配香醋烤蔬菜

4人份

说明

碎坚果可以作为面包屑的替代品，从而创造出一种可以按照你的喜好来调味的美味"面包"皮。

材料

1 颗白洋葱，切成细丝

1 颗小茄子，不剥皮，切成 1/2 英寸大小的小块

1 颗绿甜椒，切片

1 颗黄甜椒或红甜椒，切片

2 个蒜瓣，粗切

1/4 杯特级初榨橄榄油或按需增加

1/4 杯香醋

海盐（精细或粗糙）和磨碎的黑胡椒

1 颗大鸡蛋

1 汤匙椰奶

1/2 杯扁桃仁粉或碧根果粉（可购买已磨好的）

1/4 杯磨碎的帕玛森干酪

1 茶匙大蒜粉

1 茶匙洋葱粉

4 块带骨猪排（每块约 6 盎司）

1 颗柠檬，切成薄片

制作方法

1. 将烤箱预热至 350 ℉（约 176℃）。

2. 将洋葱、茄子、甜椒和大蒜混合在一个大烤盘中。淋上 2 汤匙的油和醋。撒上盐和黑胡椒来调味，搅拌均匀。用锡纸盖上烤盘，烤 30 分钟。

3. 同时，把蛋和椰奶在一只浅碗里一起搅拌。将扁桃仁粉或碧根果粉、帕玛森干酪、大蒜粉和洋葱粉混合在另一只浅碗中。加黑胡椒和盐调味。将每片猪排都浸入鸡蛋中，使两面都裹上蛋液。然后在两面都撒上磨碎的扁桃仁和帕玛森干酪的混合物。

4. 用中高火在大煎锅中加热 2 汤匙橄榄油。加入猪排，每面煎

2～3分钟，直到变成漂亮的金黄色。

5.蔬菜烤30分钟后取出烤盘，将猪排放在上面。在猪排上放上柠檬片。

6.在没有覆盖的情况下重新放回烤箱烤制30分钟左右，直到猪排刚好烤熟（中间应该微微呈现粉红色）、蔬菜变得很软。

菠菜和蘑菇沙拉

2人份

说明

这款沙拉可以轻易加大制作量（用几倍于标注的原料量）或预先准备用于以后食用（例如作为第二天的早餐）。调味汁最好在上桌前添加。如果你选择用买来的沙拉调味汁，别忘了看一看标签：它们经常都是用高果糖浆或蔗糖制成的。尤其是低脂或脱脂沙拉调味汁，你应该对此回避。如果从商店买来的调味汁由健康的油脂制成，并且不含有或者几乎不含有糖，那么使用多少都没关系：轻洒、猛倒，或者把你的沙拉泡在调味汁里，直到你满意为止。

材料

8杯嫩菠菜叶

2杯蘑菇片，种类自选

1/2个红甜椒或黄甜椒，切块

1/2杯切碎的青葱或红洋葱

2个白煮蛋，切片

1/2杯核桃碎

6盎司切块菲达奶酪

自制油醋汁（特级初榨橄榄油加上自选醋）或买来的调味汁

制作方法

1.在一只大碗里一起翻搅菠菜叶、蘑菇、甜椒、青葱、鸡蛋、核桃碎和菲达奶酪。添加调味汁，然后再次搅拌，或把没放调味汁的沙拉分出来放进两个密封容器中冷藏。在上菜之前用调味汁搅拌。

2. 其他口味：你可以通过添加香草（如罗勒或香菜）来玩转这种沙拉配方；用山羊奶酪、Gouda乳酪或瑞士奶酪来替代菲达奶酪；加入整个去皮的卡拉马塔橄榄，或使用奶油调味汁（不含糖或高果糖浆），如之后食谱中的无忧牧场调味汁。

芦笋配烤大蒜和橄榄油
2人份

说明

小小的芦笋含有大大的健康功效。为了烤大蒜而额外付出的一点努力会让整道菜增色不少。

材料

1头大蒜

特级初榨橄榄油

1/2磅芦笋，切成2英寸大小长短均匀的段

1汤匙碧根果粉或扁桃仁粉

1/2茶匙洋葱粉

制作方法

1. 将烤箱预热至400℉（约204℃）。

2. 给大蒜头剥皮，然后切掉最上面的1/4英寸，露出蒜瓣。将之放于一片正方形锡纸的中心并在其上轻洒橄榄油。把大蒜密封在锡纸中，放在浅盘里。烤30分钟。从锡纸中取出并晾凉。

3. 在一口大煎锅中用中火加热1汤匙橄榄油。加入芦笋，煎3～4分钟，不停翻炒，直到芦笋变成鲜绿色。撒上碧根果粉或扁桃仁粉，然后撒上洋葱粉。

4.把烤好的大蒜从皮中挤出，放到锅中。继续煎芦笋，翻炒 1 ～ 2 分钟，直到芦笋变得脆嫩。

三乳酪烤茄子
6 人份

说明

如果你喜欢乳酪的话，就一定会喜欢这道菜的混合风味。这道菜足以成为主菜，或者少量作为小菜配上简单的烤牛排或鱼排。剩下后也很适合当早餐吃。

材料

1 个茄子，横向切成 1/2 英寸的厚片

1/2 杯特级初榨橄榄油

1 颗白洋葱或紫洋葱，切碎

2 ～ 3 个蒜瓣，切碎

3 ～ 4 汤匙番茄干

4 ～ 6 杯菠菜叶

2 个番茄，切菱形块

2 杯番茄酱

1 杯意大利乳清干酪

1 杯切碎的全脂奶马苏里拉奶酪（4 盎司）

1/2 杯磨碎的帕玛森干酪（2 盎司）

4 ～ 5 片新鲜罗勒叶，切碎

制作方法

1.将烤箱预热至 325 ℉（约 162℃）。

2.将茄子片放入烤盘中。把大部分橄榄油刷到茄子片的两面上，保留约 2 汤匙油。烘烤 20 分钟。取出茄子，不要关闭烤箱。

3. 用中火在大煎锅中加热剩余的 2 汤匙橄榄油。加入洋葱、大蒜、番茄干和菠菜叶，煎至洋葱软化。

4. 把番茄块分散放在茄子上。将菠菜混合物撒在上面。把番茄酱放在菠菜上面。

5. 在一个碗里混合乳清干酪和马苏里拉奶酪。将奶酪混合物撒在番茄酱上，再撒上一些罗勒。将帕玛森干酪撒在顶部。

6. 不遮盖烤制大约 30 分钟后，直至奶酪冒泡且熔化。

苹果核桃"面包"
10 ～ 12 人份

说明

很多人在踏上无小麦旅程之时，偶尔需要用面包让自己放纵一下，而这款香气四溢又富含蛋白质的替代品恰好可以满足这种需要。苹果核桃面包在涂满奶油干酪的时候绝对美妙；也可以用花生酱、葵花籽酱、腰果酱或杏仁酱；或者用常规的老式乳脂黄油（如果你对盐敏感的话，就不要加盐）。但是它不太适合用于做成三明治，因为无麸质面包容易碎。

虽然这道菜加入了像苹果酱这样的碳水化合物源，但是一两片面包的总碳水化合物含量还算适中，大概是每片 5 克。选择不加苹果酱的话也不会损害面包的品质。

材料

2 杯扁桃仁粉（可购买已磨好的）

1 杯碎核桃仁

2 汤匙亚麻籽粉（可购买已磨好的）

1 汤匙肉桂粉

2 茶匙发酵粉

1/2 茶匙细海盐

2 颗大鸡蛋

1 杯不加糖的苹果酱

1/2 杯核桃油、低脂橄榄油、液态椰子油或奶油

1/4 杯酸奶油或椰奶

制作方法

1.将烤箱预热至 325 ℉（约 162℃）。把橄榄油充分涂抹在 9 英寸 × 5 英寸的烤盘上（这是椰子油的理想用途）。

2.将扁桃仁粉、碎核桃仁、亚麻籽粉、肉桂粉、发酵粉和海盐混合在一起在碗中搅拌，至充分均匀。

3.将鸡蛋、苹果酱、橄榄油和酸奶油或椰奶混合放在量杯中。将混合物倒入步骤 2 的原料中搅拌，直到完全融合。如果混合物很干，就加 1 ～ 2 汤匙椰奶。将"面团"按入烤盘，烤约 45 分钟直到表皮出来时是干的。在盘中冷却 20 分钟，然后关闭烤箱。切片后上桌。

4.其他口味：你可以把这份食谱当作简易面包和糕点的模板，可以将其改成香蕉面包、西葫芦胡萝卜面包等。例如，你可以用 1½ 杯罐装南瓜泥代替苹果酱再加上 1½ 茶匙肉豆蔻就可以制作出南瓜面包，这可是冬季假期的不二之选。

香蕉蓝莓玛芬

10 ～ 12 块玛芬

说明

正像由无小麦原料组成的大多数食谱那样，这些玛芬的质地会比小麦粉制成的玛芬更粗糙。香蕉，作为一种以高碳水化合物含量著称的水果，为这款玛芬增添了一些香甜，但是由于这些甜味分散在 10 块玛芬中，所以你接触到的碳水化合物可谓少之又少。你可以用等量的覆盆子、蔓越莓或其他浆果来代替蓝莓。

材料

2 杯扁桃仁粉（可购买已磨好的）

1/4 杯亚麻籽粉（可购买已磨好的）

等同于 3/4 杯蔗糖的甜味剂，比如 Truvia 牌甜菊糖、甜叶菊提取物或三氯蔗糖

1 茶匙发酵粉

少许细海盐

1 个熟香蕉

2 颗大鸡蛋

1/2 杯酸奶油或椰奶

1/4 杯核桃油、椰子油或低脂橄榄油

1 杯蓝莓，新鲜或冷冻均可

制作方法

1. 将烤箱预热至 325 ℉（约 162℃）。用橄榄油润滑玛芬锡纸模具（12 杯装）。

2. 将扁桃仁粉、亚麻籽粉、甜味剂、发酵粉和海盐在碗中混合并用勺子搅拌。

3. 在另一只碗中捣碎香蕉直至顺滑。加入鸡蛋、酸奶油或椰奶，以及橄榄油搅拌。将香蕉混合物加入扁桃仁混合物中充分混合。拌入蓝莓。

4. 将面糊舀入玛芬杯，装满一半。烘烤约 45 分钟，直到插入玛芬中心的牙签出来时是干的。在盘中冷却 10～15 分钟，然后从盘中拿出，放在架子上冷却。

南瓜味玛芬
12 块玛芬

说明

我喜欢在秋季和冬季把这些玛芬当作早餐。抹上奶油干酪后，这款

玛芬足以帮你抵抗寒冷的早晨。

材料

2 杯扁桃仁粉（可购买已磨好的）

1 杯核桃碎

1/4 杯亚麻籽粉（可购买已磨好的）

等同于 3/4 杯蔗糖的甜味剂，比如 Truvia 牌甜菊糖、甜叶菊提取物，或三氯蔗糖

2 茶匙肉桂粉

1 茶匙甜胡椒粉

1 茶匙肉豆蔻粉

1 茶匙发酵粉

少许细海盐

1 罐（15 盎司）不加糖的南瓜浓汤

1/2 杯酸奶油或椰奶

2 颗大鸡蛋

1/4 杯核桃油、液态椰子油，或低脂橄榄油

制作方法

1. 将烤箱预热至 325 ℉（约 162 ℃）。用橄榄油润滑玛芬锡纸模具（12 杯装）。

2. 把扁桃仁粉、核桃碎、亚麻籽粉、甜味剂、肉桂粉、甜胡椒粉、肉豆蔻粉、发酵粉和海盐放在一只大碗里搅拌。将南瓜浓汤、酸奶油或椰奶、鸡蛋和橄榄油一起放在另一只大碗中搅拌。

3. 将南瓜混合物放进扁桃仁粉混合物中搅拌并彻底混合。烘烤约 45 分钟，直到插入玛芬中心的牙签取出来时是干燥的。

4. 在盘中冷却 10 ～ 15 分钟，然后从盘中拿出，放在架子上冷却。

黑巧克力豆腐慕斯
4 人份

说明

你很难把这款甜点和传统慕斯区别开来，而且这道甜品能提供大量健康的类黄酮（可可产品正以此而闻名）。如果你对大豆过敏，可以用 2 杯（16 盎司）原味希腊酸奶来代替豆腐和豆奶。

材料

450 克老豆腐

1/2 杯不加糖的可可粉

1/4 杯不加糖的杏仁奶、全脂豆奶，或全脂牛奶

等同于 1/2 杯蔗糖的甜味剂，比如 Truvia 牌甜菊糖、甜叶菊提取物，或三氯蔗糖

2 茶匙纯香草提取物

1 茶匙纯杏仁提取物

鲜奶油

3 ～ 4 颗草莓，切片，或 10 ～ 12 颗树莓

制作方法

1. 将豆腐、可可粉、杏仁奶、甜味剂、香草提取物和杏仁提取物混合并搅拌，直至润滑香糯。将混合物舀入盘中。

2. 在顶部装饰上鲜奶油和浆果。

姜味饼干
约 25 块饼干（每块 $2\frac{1}{2}$ 英寸见方）

说明

这些无小麦饼干会满足你偶尔的渴望。用椰子粉来替代小麦粉会制

造出稍微重一些、松散一些的饼干。但是一旦你的朋友和家人习惯了这种有些不同寻常的质地，他们就会欲罢不能了。正像这里的一些其他食谱一样，这是一种基本的饼干食谱，你可以用无数种方式使其变得更加美味。例如，爱好巧克力的人可以用一些半甜的巧克力片来替代甜胡椒、肉豆蔻以及姜，从而做出一种健康的无小麦巧克力片饼干。

材料

2 杯椰子粉

1 杯切碎的核桃

3 汤匙椰蓉

2 汤匙 Truvia 牌甜菊糖、1/2 茶匙甜叶菊粉，或 1/2 杯颗粒状的三氯蔗糖

2 茶匙肉桂粉

1 茶匙甜胡椒粉

1 茶匙姜粉

1 茶匙肉豆蔻粉

1 茶匙小苏打

1 杯酸奶油或椰奶

1 杯核桃油、低脂橄榄油、液态椰子油或奶油

1/2 杯无糖香草糖浆（DaVinci 牌或 Torani 牌都不错）

3 颗大鸡蛋，轻轻打散蛋液

1 汤匙磨碎的柠檬皮

1 茶匙纯杏仁提取物

牛奶、不加糖的杏仁奶或豆奶（可选）

制作方法

1. 将烤箱预热至 325 °F（约 162℃）。用橄榄油润滑烤盘或将烘焙硅油纸平铺在烤盘上。

2. 把椰子粉、碎核桃、椰蓉、甜味剂、肉桂粉、甜胡椒粉、姜粉、肉豆蔻粉和小苏打放在一只大碗里一起搅拌。

3. 在量杯（4 杯装）中加入酸奶油或椰奶、油或黄油、香草糖浆、鸡蛋、柠檬皮和杏仁提取物一起搅拌。将鸡蛋混合物加入椰子粉混合物中，搅拌直到融合。（如果混合物太稠，不易搅拌，就加入牛奶、不加糖的杏仁奶，或豆浆，一次加 1 汤匙，直到蛋糕"面糊"黏稠度适宜。）

4. 将 1 英寸见方的一团团"面块"放在烤盘上摊平。烤 20 分钟，或直到插入饼干中心的牙签取出来时是干燥的。放在架子上冷却。

胡萝卜蛋糕
8 ～ 10 人份

说明

在本书所有食谱中，这款菜品在口味上和含有小麦的原版菜品最为接近，可以满足最为苛刻的小麦爱好者的渴望。

材料

蛋糕

1 杯椰子粉

等同于 1 杯蔗糖的甜味剂，比如 Truvia 牌甜菊糖、甜叶菊提取物，或三氯蔗糖

2 汤匙磨碎的橙皮

1 汤匙亚麻籽粉

2 茶匙肉桂粉

1 茶匙甜胡椒粉

1 茶匙肉豆蔻粉

1 茶匙发酵粉

少许细海盐

4 颗大鸡蛋

1/2 杯液态椰子油

1 杯酸奶油

1/2 杯椰奶

2 茶匙纯香草提取物

2 杯切碎的胡萝卜

1 杯切碎的碧根果

糖衣

8 盎司低于 1/3 脂肪的奶油干酪（如 Neufchâtel 干酪），常温放置

1 茶匙新鲜柠檬汁

等同于 1 杯蔗糖的甜味剂，比如 Truvia 牌甜菊糖、甜叶菊提取物，或三氯蔗糖

制作方法

1. 将烤箱预热至 325 ℉（约 162℃）。用橄榄油润滑 9 英寸 ×9 英寸或 10 英寸 ×10 英寸的烤盘。

2. 蛋糕：在大碗中混合椰子粉、甜味剂、橙皮、亚麻籽粉、肉桂粉、甜胡椒粉、肉豆蔻粉、发酵粉和海盐，并用手搅拌。

3. 在中碗中打入鸡蛋、液态黄油或椰子油、酸奶油、椰奶和香草提取物。将鸡蛋混合物倒入椰子粉混合物中。使用电动搅拌机搅拌直到彻底混合。用手拌入胡萝卜碎和碧根果碎。将混合物倒入烤盘。

4. 烘烤 1 小时，或直到插入蛋糕中心的牙签出来时是干燥的。放凉。

5. 糖衣：将奶油干酪、柠檬汁和甜味剂放在碗中混合均匀。

6. 将糖衣涂抹在冷却的蛋糕上。

经典芝士蛋糕配无小麦外皮

6 ～ 8 人份

说明

这是一道用于庆祝的菜肴：没有不良健康后果或体重后果的芝士蛋

糕！碧根果粉被用作这块堕落的蛋糕的无小麦蛋糕胚，你也可以用核桃粉或扁桃仁粉来替代。

材料

外皮

1½ 杯碧根果粉

等同于 1/2 杯蔗糖的甜味剂，比如 Truvia 牌甜菊糖、甜叶菊提取物，或三氯蔗糖

1½ 茶匙肉桂粉

6 汤匙无盐黄油，熔化后冷却

1 颗大鸡蛋，轻轻打散蛋液

1 茶匙香草提取物

填料

16 盎司低于 1/3 脂肪的奶油干酪，常温放置

3/4 杯酸奶油

等同于 1/2 杯蔗糖的甜味剂，比如 Truvia 牌甜菊糖、甜叶菊提取物，或三氯蔗糖

少许细海盐

3 颗大鸡蛋

1 颗小柠檬的果汁和 1 汤匙磨碎的柠檬皮

2 茶匙纯香草提取物

制作方法

1. 将烤箱预热至 325 ℉（约 162℃）。

2. 外皮：将碧根果粉、甜味剂和肉桂放进一只大碗。放入熔化的黄油、鸡蛋和香草提取物并充分搅拌。

3. 将外皮混合物压入 10 英寸的馅饼平锅的底部，并让边缘高约 1½～2 英寸。

4. 填料：将奶油干酪、酸奶油、甜味剂和海盐在一只碗中混合。使

用电动搅拌机，以低速搅拌。打入鸡蛋、柠檬汁、柠檬皮和香草提取物。用中速搅拌 1 分钟。

5. 将填料倒入外皮。放入烤箱烘烤约 50 分钟，直到中心接近坚固。把芝士蛋糕放在架子上，冷却。

6. 其他口味：填料可以用数十种方式改造。试试加入 1/2 杯可可粉，并在顶部撒上黑巧克力粉；或用橙汁代替柠檬汁；或者放上浆果、薄荷叶和奶油。

巧克力花生酱软糖
12 人份

说明

这世界上可能压根就不存在健康的软糖，但是这款甜品已经十分接近了。准备一些这种堕落的甜品以满足你偶尔对巧克力或糖果的渴望。

材料

软糖

2 茶匙液态椰子油

8 盎司不加糖的巧克力

1 杯天然花生酱，常温放置

4 盎司低于 1/3 脂肪的奶油干酪，常温放置

等同于 1 杯蔗糖的甜味剂，比如 Truvia 牌甜菊糖、甜叶菊提取物，或三氯蔗糖

1 茶匙纯香草提取物

少许盐

1/2 杯切碎的不加盐干烤花生或核桃

装饰配料（可选）

1/2 杯天然花生酱，常温放置

1/2 杯切碎的不加盐干烤花生

制作方法

1. 用液态椰子油涂抹 8 英寸 ×8 英寸的平锅。

2. 巧克力：将巧克力放进微波炉碗中，并用微波炉加热 1.5 ～ 2 分钟，以 30 秒为间隔，直到熔化。（1 分钟后通过搅拌来检查，因为巧克力即使熔化也会保持形状。）

3. 在另一只微波炉碗中，将花生酱、奶油干酪、甜味剂、香草提取物和盐混合在一起。用微波炉加热约 1 分钟使其软化，然后搅拌均匀。将花生酱混合物拌入熔化的巧克力中，搅拌均匀。（如果混合物变得过于僵硬，用微波炉另外加热 30 ～ 40 秒。）

4. 将软糖放入准备好的平底锅中，放在一边冷却。如果需要，用一层花生酱包裹软糖并撒上一些切碎的花生。

山葵酱

2 人份

说明

如果你还没有吃过山葵，要注意，它可能会很刺激，但这种感觉是独一无二且不可描述的。你可以通过减少所用的山葵粉来调整这种酱的"热力"。（宁可出于谨慎先用 1 茶匙，直到你有机会衡量你买的山葵的辣度以及自己的忍耐度。）山葵酱很适合搭配鱼和鸡。它也可以出现在无小麦卷饼中。如果想尝试更具亚洲风味的版本，就用 2 汤匙芝麻油和 1 汤匙（无小麦）酱油来代替蛋黄酱。

材料

3 汤匙蛋黄酱

1 ～ 2 茶匙山葵粉

1 茶匙切碎的新姜或干姜

1 茶匙米醋或水

制作方法

把所有原料放进一只小碗中搅拌均匀。在冰箱中密封保存可以存放
5 天。

油醋汁
1 杯份

说明

这款简单油醋汁的菜谱极其万能，可以通过添加原料用数十种方式
改造，这些原料包括：第戎芥末、碎香草（罗勒、牛至、欧芹），或切碎
的番茄干。如果你在这里选择的是意大利香醋，就要仔细阅读标签，因
为很多这类香醋都添加了糖。白醋、米醋、白葡萄酒醋、红葡萄酒醋，
以及苹果醋也是不错的选择。

材料

3/4 杯特级初榨橄榄油

1/4 杯自选醋

1 个蒜瓣，切碎

1 茶匙洋葱粉

1/2 茶匙新鲜白胡椒粉或黑胡椒粉

少许海盐

制作方法

在 350 毫升的有盖罐子中混合这些原料。把罐子密封好，摇晃均
匀。在冰箱中可以冷藏 1 周；在食用前先摇晃均匀。

无忧牧场调味汁

约 2 杯份

说明

当你自己制作沙拉调味汁，甚至使用了准备好的原料（如蛋黄酱）时，你对其中的成分会更有掌控。下面就是一种不含不健康原料的调味汁，前提是你选择了一种不含有小麦、玉米淀粉、高果糖浆、蔗糖，或氢化油的蛋黄酱。（大部分蛋黄酱都含有以上成分。）

材料

1 杯酸奶油

1/2 杯蛋黄酱

1 汤匙浓缩白醋

1/2 杯磨碎的帕玛森干酪（60 克）

1 茶匙大蒜粉或蒜末

1½ 茶匙洋葱粉

少许海盐

制作方法

将酸奶油、蛋黄酱、醋和 1 汤匙水混合在碗中。拌入帕玛森干酪、大蒜粉、洋葱粉和海盐。如果你想要口味更淡的调味汁，再加一汤匙水进来。在冰箱中保存。

致　谢

　　我所走的无小麦启蒙之路绝不是一条康庄大道。事实上，这是一场跌宕起伏的斗争，面对的是国际上最大的营养误区之一。有许多人在此过程中帮助我明白了这些问题，并协助我向更多人传达这一重要信息。

　　我很感激我的代理兼好友里克·布罗德黑德（Rick Broadhead），因为我从一开始就知道这听起来是个古怪的主意。但里克刚听了几分钟，就百分之百地支持了这个项目。他把我的提议从推测变成羽翼丰满、全速前进的计划。里克不仅是一位敬业的代理人，他还就如何设计信息和如何最有效地传递信息提出了建议，更不用说他所给予的坚定不移的精神支持了。

　　我在罗代尔出版社的编辑帕姆·克劳斯（Pam Krauss）让我全身心地投入，把我闲聊式的散文变成了本书现在的形式。我敢肯定，帕姆为了我的所思所想投入了好几个长夜，她肯定一边弄乱自己的头发一边再泡一壶深夜咖啡，在我的草稿上挥舞着她的绿色墨水笔。我欠你一年的祝酒词，帕姆！

　　有一些值得感谢的人为本书提供了独特的见解。艾丽西瓦·罗格撒的传统小麦保护协会不仅帮助我理解了古代小麦在近一万年中的角色，也提供了实实在在的单粒小麦，使我能够亲身体验到纳图夫狩猎采集者的食物，而这些食物正是现代谷物的直系祖先。堪萨斯州立大学小麦育种教授艾伦·弗利茨博士、美国农业部农业统计学家和首席小麦分析师盖里·福克（Gary Vocke）博士，都为他们有关现代小麦现象的观点提供了数据支持。

纽约市哥伦比亚大学腹腔疾病中心主任彼得·格林博士，通过他开创性的临床研究以及与我的交流为我提供了思想基础，使我理解了乳糜泻是如何与更严重的小麦不耐受问题建立起联系的。梅奥诊所的约瑟夫·默里博士不仅向我提供了非常成熟的临床研究，帮我提出了谴责现代农业所产小麦的有力证据，而且帮助我理解了一些问题，我相信这些原因将会证明这种渗透到美国文化各个方面的弗兰肯斯坦谷物终将毁灭。

我的患者和我网上心脏病预防计划（"追踪斑块"，www.trackyour-plaque.com）的关注者们，虽然由于人数众多无法一一提及，但他们在精神上和我亲密无间。这些出现在我真实生活中的人在我塑造和完善这些思想的过程中给了我很多启发。正是这些人，一次又一次地向我证明，剔除小麦会对健康产生多么大的影响。

我的好友兼 IT 大师克里斯·克里斯麦特（Chris Kliesmet）见证了我的努力，他的那种"没人像我这样思考"的思维方式，激发我产生了很多新想法。

当然，我有无数个理由感谢我那了不起的妻子，道恩（Dawn），在我为这一努力牺牲了许多家庭活动和聚会之后，我要好好补偿她，和她一起享受生活。亲爱的，我爱你，我很感激你让我进行这个极其重要的项目。

多亏了我刚上大学一年级的儿子，比尔（Bill），正是他耐心地聆听我在这个问题上的喋喋不休。你与教授们讨论这些想法的勇气给我留下了深刻的印象！我的女儿劳伦（Lauren）在我忙着写这本书的时候宣布她成了职业网球选手，现在我肯定会在你更多的比赛中站在球场边。3 : 0 ！最后，我要向我的继子雅各布（Jacob）提出一个温和的建议，他忍受了我没完没了的告诫："放下那条面包！"我希望看到你成功、越来越好，在享受当下的同时，不要因为刚才吃的火腿三明治而继续你经历了几十年的麻木、困倦和情绪混乱。克制自己，然后砥砺前行。

注　释

第 2 章　不同于祖母时代的玛芬：现代小麦的产生

1. Rollo F, Ubaldi M, Ermini L, Marota I. Ötzi's last meals: DNA analysis of the intestinal content of the Neolithic glacier mummy from the Alps. *Proc Nat Acad Sci* 2002 Oct 1;99(20):12594–9.

2. Shewry PR. Wheat. *J Exp Botany* 2009;60(6):1537–53.

3. Ibid.

4. Ibid.

5. Song X, Ni Z. Yao Y et al. Identification of differentially expressed proteins between hybrid and parents in wheat (*Triticum aestivum L.*) seedling leaves. *Theor Appl Genet* 2009 Jan;118(2):213–25.

6. Gao X, Liu SW, Sun Q, Xia GM. High frequency of HMW-GS sequence variation through somatic hybridization between *Agropyron elongatum* and common wheat. *Planta* 2010 Jan;23(2):245–50.

7. Van den Broeck HC, de Jong HC, Salentijn EM et al. Presence of celiac disease epitopes in modern and old hexaploid wheat varieties: wheat breeding may have contributed to increased prevalence of celiac disease. *Theor Appl Genet* 2010 Jul 28.

8. Shewry. *J Exp Botany* 2009;60(6):1537–53.

9. Magaña-Gómez JA, Calderón de la Barca AM. Risk assessment of genetically modified crops for nutrition and health. *Nutr Rev* 2009;67(1):1–16.

10. Dubcovsky J, Dvorak J. Genome plasticity a key factor in the success of polyploidy wheat under domestication. *Science* 2007 June 29;316:1862–6.

第 3 章　解构小麦

1. Raeker RÖ, Gaines CS, Finney PL, Donelson T. Granule size distribution and chemical composition of starches from 12 soft wheat cultivars. *Cereal Chem* 1998 75(5):721–8.

2. Avivi L. High grain protein content in wild tetraploid wheat, *Triticum dicoccoides*. In Fifth International Wheat Genetics Symposium, New Delhi, India 1978, Feb 23–28;372–80.

3. Cummings JH, Englyst HN. Gastrointestinal effects of food carbohydrate. *Am J Clin Nutr* 1995; 61:938S–45S.

4. Foster-Powell, Holt SHA, Brand-Miller JC. International table of glycemic index and glycemic load values: 2002. *Am J Clin Nutr* 2002;76(1):5–56.

5. Jenkins DJH, Wolever TM, Taylor RH et al. Glycemic index of foods: a physiological basis for carbohydrate exchange. *Am J Clin Nutr* 1981 Mar;34(3):362–6.

6. Juntunen KS, Niskanen LK, Liukkonen KH et al. Postprandial glucose, insulin, and incretin responses to grain products in healthy subjects. *Am J Clin Nutr* 2002 Feb;75(2):254–62.

7. Järvi AE, Karlström BE, Granfeldt YE et al. The influence of food structure on postprandial metabolism in patients with non-insulin-dependent diabetes mellitus. *Am J Clin Nutr* 1995 Apr;61(4):837–42.

8. Juntunen et al. *Am J Clin Nutr* 2002 Feb;75(2):254–62.

9. Järvi et al. *Am J Clin Nutr* 1995 Apr;61(4):837–42.

10. Yoshimoto Y, Tashiro J, Takenouchi T, Takeda Y. Molecular structure and some physiochemical properties of high-amylose barley starches. *Cereal Chemistry* 2000;77:279–85.

11. Murray JA, Watson T, Clearman B, Mitros F. Effect of a gluten-free diet on gastrointestinal symptoms in celiac disease. *Am J Clin Nutr* 2004 Apr;79(4):669–73.

12. Cheng J, Brar PS, Lee AR, Green PH. Body mass index in celiac disease: beneficial effect of a gluten-free diet. *J Clin Gastroenterol* 2010 Apr;44(4):267–71.

13. Shewry PR, Jones HD. Transgenic wheat: Where do we stand after the first 12 years? *Ann App Biol* 2005;147:1–14.

14. Van Herpen T, Goryunova SV, van der Schoot J et al. Alpha-gliadin genes from the A, B, and D genomes of wheat contain different sets of celiac disease epitopes. *BMC Genomics* 2006 Jan 10;7:1.

15. Molberg Ø, Uhlen AK, Jensen T et al. Mapping of gluten T-cell epitopes in the bread wheat ancestors: implications for celiac disease. *Gastroenterol* 2005;128:393–401.

16. Shewry PR, Halford NG, Belton PS, Tatham AS. The structure and properties of gluten: an elastic protein from wheat grain. *Phil Trans Roy Soc London* 2002;357:133–42.

17. Molberg et al. *Gastroenterol* 2005;128:393–401.

18. Tatham AS, Shewry PR. Allergens in wheat and related cereals. *Clin Exp Allergy* 2008;38:1712–26.

第 4 章　嘿，来点外啡肽吗？小麦的成瘾特性

1. Dohan FC. Wheat "consumption" and hospital admissions for schizophrenia during World War II. A preliminary report. 1966 Jan;18(1):7–10.

2. Dohan FC. Coeliac disease and schizophrenia. *Brit Med J* 1973 July 7; 51–52.

3. Dohan, F.C. Hypothesis: Genes and neuroactive peptides from food as cause of schizophrenia. In: Costa E and Trabucchi M, eds. *Advances in Biochemical Psychopharmacology*, New York: Raven Press 1980;22:535–48.

4. Vlissides DN, Venulet A, Jenner FA. A double-blind gluten-free/gluten-load controlled trial in a secure ward population. *Br J Psych* 1986;148:447–52.

5. Kraft BD, West EC. Schizophrenia, gluten, and low-carbohydrate, ketogenic diets: a case report and review of the literature. *Nutr Metab* 2009;6:10.

6. Cermak SA, Curtin C, Bandini LG. Food selectivity and sensory sensitivity in children with autism spectrum disorders. *J Am Diet Assoc* 2010 Feb;110(2):238–46.

7. Knivsberg AM, Reichelt KL, Hoien T, Nodland M. A randomized, controlled study of dietary intervention in autistic syndromes. *Nutr Neurosci* 2002;5:251–61.

8. Millward C, Ferriter M, Calver S et al. Gluten- and casein-free diets for autistic spectrum disorder. *Cochrane Database Syst Rev* 2008 Apr 16;(2):CD003498.

9. Whiteley P, Haracopos D, Knivsberg AM et al. The ScanBrit randomised, controlled, single-blind study of a gluten- and casein-free dietary intervention for children with autism spectrum disorders. *Nutr Neurosci* 2010 Apr;13(2):87–100.

10. Niederhofer H, Pittschieler K. A preliminary investigation of ADHD symptoms in persons with celiac disease. *J Atten Disord* 2006 Nov;10(2):200–4.

11. Zioudrou C, Streaty RA, Klee WA. Opioid peptides derived from food proteins. The exorphins. *J Biol Chem* 1979 Apr 10;254(7):2446–9.

12. Pickar D, Vartanian F, Bunney WE Jr et al. Short-term naloxone administration in schizophrenic and manic patients. A World Health Organization Collaborative Study. *Arch Gen Psychiatry* 1982 Mar;39(3):313–9.

13. Cohen MR, Cohen RM, Pickar D, Murphy DL. Naloxone reduces food intake in humans. *Psychosomatic Med* 1985 March/April;47(2):132–8.

14. Drewnowski A, Krahn DD, Demitrack MA et al. Naloxone, an opiate blocker, reduces the consumption of sweet high-fat foods in obese and lean female binge eaters. *Am J Clin Nutr* 1995;61:1206–12.

第 5 章　你的小麦肚露出来了：小麦和肥胖之间的关系

1. Flegal KM, Carroll MD, Ogden CL, Curtin LR. Prevalence and trends in obesity among US adults, 1999–2008. *JAMA* 2010;303(3):235–41.

2. Flegal KM, Carroll MD, Kuczmarski RJ, Johnson CL. Overweight and obesity in the United States: prevalence and trends, 1960–1994. *Int J Obes Relat Metab Disord* 1998;22(1):39–47.

3. Costa D, Steckel RH. Long-term trends in health, welfare, and economic growth in the United States, in Steckel RH, Floud R (eds): *Health and Welfare during Industrialization*. Univ Chicago Press 1997: 47–90.

4. Klöting N, Fasshauer M, Dietrich A et al. Insulin sensitive obesity. *Am J Physiol Endocrinol Metab* 2010 Jun 22. [Epub ahead of print]

5. DeMarco VG, Johnson MS, Whaley-Connell AT, Sowers JR. Cytokine abnormalities in the etiology of the cardiometabolic syndrome. *Curr Hypertens Rep* 2010 Apr;12(2):93–8.

6. Matsuzawa Y. Establishment of a concept of visceral fat syndrome and discovery of adiponectin. *Proc Jpn Acad Ser B Phys Biol Sci* 2010;86(2):131–41.

7. Ibid.

8. Funahashi T, Matsuzawa Y. Hypoadiponectinemia: a common basis for diseases associated with overnutrition. *Curr Atheroscler Rep* 2006 Sep;8(5):433–8.

9. Després J, Lemieux I, Bergeron J et al. Abdominal obesity and the metabolic syndrome: contributions to global cardiometabolic risk. *Arterioscl Thromb Vasc Biol* 2008;28:1039–49.

10. Lee Y, Pratley RE. Abdominal obesity and cardiovascular disease risk: the emerging role of the adipocyte. *J Cardiopulm Rehab Prev* 2007;27:2–10.

11. Lautenbach A, Budde A, Wrann CD. Obesity and the associated mediators leptin, estrogen and IGF-I enhance the cell proliferation and early tumorigenesis of breast cancer cells. *Nutr Cancer* 2009;61(4):484–91.

12. Endogenous Hormones and Breast Cancer Collaborative Group. Endogenous sex hormones and breast cancer in postmenopausal women: reanalysis of nine prospective studies. *J Natl Cancer Inst* 2002;94:606–16.

13. Johnson RE, Murah MH. Gynecomastia: pathophysiology, evaluation, and management. *Mayo Clin Proc* 2009 Nov;84(11):1010–5.

14. Pynnönen PA, Isometsä ET, Verkasalo MA et al. Gluten-free diet may alleviate depressive and behavioural symptoms in adolescents with celiac disease: a prospective follow-up case-series study. *BMC Psychiatry* 2005;5:14.

15. Green P, Stavropoulos S, Panagi S et al. Characteristics of adult celiac disease in the USA: results of a national survey. *Am J Gastroenterol* 2001;96:126–31.

16. Cranney A, Zarkadas M, Graham ID et al. The Canadian Celiac Health Survey. *Dig Dis Sci* 2007 Apr; (5294):1087–95.

17. Barera G, Mora S, Brambill a P et al. Body composition in children with celiac disease and the effects of a gluten-free diet: a prospective case-control study. *Am J Clin Nutr* 2000 Jul;72(1):71–5.

18. Cheng J, Brar PS, Lee AR, Green PH. Body mass index in celiac disease: beneficial effect of a gluten-free diet. *J Clin Gastroenterol* 2010 Apr;44(4):267–71.

19. Dickey W, Kearney N. Overweight in celiac disease: prevalence, clinical characteristics, and effect of a gluten-free diet. *Am J Gastroenterol* 2006 Oct;101(10):2356–9.

20. Murray JA, Watson T, Clearman B, Mitros F. Effect of a gluten-free diet on gastrointestinal symptoms in celiac disease. *Am J Clin Nutr* 2004 Apr;79(4):669–73.

21. Cheng et al. *J Clin Gastroenterol* 2010 Apr;44(4):267–71.

22. Barera G et al. *Am J Clin Nutr* 2000 Jul;72(1):71–5.

23. Venkatasubramani N, Telega G, Werlin SL. Obesity in pediatric celiac disease. *J Pediat Gastrolenterol Nutr* 2010 May 12 [Epub ahead of print].

24. Bardella MT, Fredella C, Prampolini L et al. Body composition and dietary intakes in adult celiac disease patients consuming a strict gluten-free diet. *Am J Clin Nutr* 2000 Oct;72(4):937–9.

25. Smecuol E, Gonzalez D, Mautalen C et al. Longitudinal study on the effect of treatment on body composition and anthropometry of celiac disease patients. *Am J Gastroenterol* 1997 April;92(4):639–43.

26. Green P, Cellier C. Celiac disease. *New Engl J Med* 2007 October 25;357:1731–43.

27. Foster GD, Wyatt HR, Hill JO et al. A randomized trial of a low–carbohydrate diet for obesity. *N Engl J Med* 2003;348:2082–90.

28. Samaha FF, Iqbal N, Seshadri P et al. A low-carbohydrate as compared with a low-fat diet in severe obesity. *N Engl J Med* 2003;348:2074–81.

第 6 章　"你好，肠道。是我，小麦。"小麦与乳糜泻

1. Paveley WF. From Aretaeus to Crosby: a history of coeliac disease. *Brit Med J* 1988 Dec 24–31;297:1646–9.

2. Van Berge-Henegouwen, Mulder C. Pioneer in the gluten free diet: Willem-Karel Dicke 1905-1962, over 50 years of gluten free diet. *Gut* 1993;34:1473–5.

3. Barton SH, Kelly DG, Murray JA. Nutritional deficiencies in celiac disease. *Gastroenterol Clin N Am* 2007;36:93–108.

4. Fasano A. Systemic autoimmune disorders in celiac disease. *Curr Opin Gastroenterol* 2006;22(6):674–9.

5. Fasano A, Berti I, Gerarduzzi T et al. Prevalence of celiac disease in at-risk and not-at-risk groups in the United States: a large multicenter study. *Arch Intern Med* 2003 Feb 10;163(3):286–92.

6. Farrell RJ, Kelly CP. Celiac sprue. *N Engl J Med* 2002;346(3):180–8.

7. Garampazzi A, Rapa A, Mura S et al. Clinical pattern of celiac disease is still changing. *J Ped Gastroenterol Nutr* 2007;45:611–4.

8. Steens R, Csizmadia C, George E et al. A national prospective study on childhood celiac disease in the Netherlands 1993–2000: An increasing recognition and a changing clinical picture. *J Pediatr* 2005;147–239–43.

9. McGowan KE, Castiglione DA, Butzner JD. The changing face of childhood celiac disease in North America: impact of serological testing. *Pediatrics* 2009 Dec;124(6):1572–8.

10. Rajani S, Huynh HQ, Turner J. The changing frequency of celiac disease diagnosed at the Stollery Children's Hospital. *Can J Gastrolenterol* 2010 Feb;24(2):109–12.

11. Bottaro G, Cataldo F, Rotolo N et al. The clinical pattern of subclinical/silent celiac disease: an analysis on 1026 consecutive cases. *Am J Gastrolenterol* 1999 Mar;94(3):691–6.

12. Rubio-Tapia A, Kyle RA, Kaplan E et al. Increased prevalence and mortality in undiagnosed celiac disease. *Gastroenterol* 2009 July;137(1):88–93.

13. Lohi S, Mustalahti K, Kaukinen K et al. Increasing prevalence of celiac disease over time. *Aliment Pharmacol Ther* 2007;26:1217–25.

14. Van der Windt D, Jellema P, Mulder CJ et al. Diagnostic testing for celiac disease among patients with abdominal symptoms: a systematic review. *J Am Med Assoc* 2010;303(17):1738–46.

15. Johnston SD, McMillan SA, Collins JS et al. A comparison of antibodies to tissue transglutaminase with conventional serological tests in the diagnosis of coeliac disease. *Eur J Gastroenterol Hepatol* 2003 Sep;15(9):1001–4.

16. Van der Windt et al. *J Am Med Assoc* 2010;303(17):1738–46.

17. Johnston SD et al. *Eur J Gastroenterol Hepatol* 2003 Sep;15(9):1001–4.

18. Van der Windt et al. *J Am Med Assoc* 2010;303(17):1738–46.

19. NIH Consensus Development Conference on Celiac Disease. *NIH Consens State Sci Statements* 2004 Jun 28–30;21(1):1–23.

20. Mustalahti K, Lohiniemi S, Collin P et al. Gluten-free diet and quality of life in patients with screen-detected celiac disease. *Eff Clin Pract* 202 May–Jun;5(3):105–13.

21. Ensari A, Marsh MN, Morgan S et al. Diagnosing coeliac disease by rectal gluten challenge: a prospective study based on immunopathology, computerized image analysis and logistic regression analysis. *Clin Sci* (Lond) 2001 Aug; 101(2):199–207.

22. Bach JF. The effect of infections on susceptibility to autoimmune and allergic disease. *N Engl J Med* 2002;347:911–20.

23. Van den Broeck HC, de Jong HC, Salentijn EM et al. Presence of celiac disease epitopes in modern and old hexaploid wheat varieties: Wheat breeding may have contributed to increased prevalence of celiac disease. *Theor Appl Genet* 2010 July 28 [Epub ahead of print].

24. Drago S, El Asmar R, Di Pierro M et al. Gliadin, zonulin and gut permeability: effects on celiac and nonceliac intestinal mucosa and intestinal cell lines. *Scand J Gastroenterol* 2006;41:408–19.

25. Guttman JA, Finlay BB. Tight junctions as targets of infectious agents. *Biochim Biophys Acta* 2009 Apr;1788(4):832–41.

26. Parnell N, Ciclitira PJ. Celiac disease. *Curr Opin Gastroenterol* 1999 Mar;15(2):120–4.

27. Peters U, Askling J, Gridley G et al. Causes of death in patients with celiac disease in a population-based Swedish cohort. *Arch Intern Med* 2003;163:1566–72.

28. Hafström I, Ringertz B, Spängberg A et al. A vegan diet free of gluten improves the signs and symptoms of rheumatoid arthritis: the effects on arthritis correlate with a reduction in antibodies to food antigens. *Rheumatology* (Oxford) 2001 Oct;40(10):1175–9.

29. Peters et al. *Arch Intern Med* 2003;163:1566–72.

30. Barera G, Bonfanti R, Viscardi M et al. Occurrence of celiac disease after onset of type 1 diabetes: a 6-year prospective longitudinal study. *Pediatrics* 2002;109:833–8.

31. Ascher H. Coeliac disease and type 1 diabetes: an affair still with much hidden behind the veil. *Acta Paediatr* 2001;90;1217–25.

32. Hadjivassiliou M, Sanders DS, Grünewald RA et al. Gluten sensitivity: from gut to brain. *Lancet* 2010 March;9:318–30.

33. Hadjivassiliou M, Grünewald RA, Lawden M et al. Headache and CNS white matter abnormalities associated with gluten sensitivity. *Neurology* 2001 Feb 13;56(3):385–8.

34. Barton SH, Kelly DG, Murray JA. *Gastroenterol* Clin N Am 2007;36:93–108.

35. Ludvigsson JF, Montgomery SM, Ekbom A et al. Small-intestinal histopathology and mortality risk in celiac disease. *J Am Med Assoc* 2009;302(11):1171–8.

36. West J, Logan R, Smith C et al. Malignancy and mortality in people with celiac disease: population based cohort study. *Brit Med J* 2004 July 21;doi:10.1136/bmj.38169.486701.7C.

37. Askling J, Linet M, Gridley G et al. Cancer incidence in a population-based cohort of individuals hospitalized with celiac disease or dermatitis herpetiformis. *Gastroenterol* 2002 Nov;123(5):1428–35.

38. Peters et al. *Arch Intern Med* 2003;163:1566–72.

39. Ludvigsson et al. *J Am Med Assoc* 2009;302(11):1171–8.

40. Holmes GKT, Prior P, Lane MR et al. Malignancy in celiac disease—effect of a gluten free diet. *Gut* 1989;30:333–8.
41. Ford AC, Chey WD, Talley NJ et al. Yield of diagnostic tests for celiac disease in individuals with symptoms suggestive of irritable bowel syndrome: systematic review and meta-analysis. *Arch Intern Med* 2009 April 13;169(7):651–8.
42. Ibid.
43. Bagci S, Ercin CN, Yesilova Z et al. Levels of serologic markers of celiac disease in patients with reflux esophagitis. *World J Gastrolenterol* 2006 Nov 7;12(41):6707–10.
44. Usai P, Manca R, Cuomo R et al. Effect of gluten-free diet and co-morbidity of irritable bowel syndrome-type symptoms on health-related quality of life in adult coeliac patients. *Dig Liver Dis* 2007 Sep;39(9):824–8.
45. Collin P, Mustalahti K, Kyrönpalo S et al. Should we screen reflux oesophagitis patients for coeliac disease? *Eur J Gastroenterol Hepatol* 2004 Sep;16(9):917–20.
46. Cuomo A, Romano M, Rocco A et al. Reflux oesophagitis in adult coeliac disease: beneficial effect of a gluten free diet. *Gut* 2003 Apr;52(4):514–7.
47. Ibid.
48. Verdu EF, Armstrong D, Murray JA. Between celiac disease and irritable bowel syndrome: the "no man's land" of gluten sensitivity. *Am J Gastroenterol* 2009 Jun;104(6):1587–94.

第 7 章　糖尿病的国度：小麦和胰岛素抵抗

1. Zhao X. 434-PP. Presented at the American Diabetes Association 70th Scientific Sessions; June 25, 2010.
2. Franco OH, Steyerberg EW, Hu FB et al. Associations of diabetes mellitus with total life expectancy and life expectancy with and without cardiovascular disease. *Arch Intern Med* 2007 Jun 11;167(11):1145–51.
3. Daniel M, Rowley KG, McDermott R et al. Diabetes incidence in an Australian aboriginal population: an 8-year follow-up study. *Diabetes Care* 1999;22:1993–8.
4. Ebbesson SO, Schraer CD, Risica PM et al. Diabetes and impaired glucose tolerance in three Alaskan Eskimo populations: the Alaska-Siberia Project. *Diabetes Care* 1998;21:563–9.
5. Cordain L. Cereal grains: Humanity's double-edged sword. In Simopoulous AP (ed), Evolutionary aspects of nutrition and health. *World Rev Nutr Diet* 1999;84:19–73.
6. Reaven GM. Banting Lecture 1988: Role of insulin resistance in human disease. *Diabetes* 1988;37:1595–607.
7. Crawford EM. Death rates from diabetes mellitus in Ireland 1833–1983: a historical commentary. *Ulster Med J* 1987 Oct;56(2):109–15.
8. Ginsberg HN, MacCallum PR. The obesity, metabolic syndrome, and type 2 diabetes mellitus pandemic: Part I. Increased cardiovascular disease risk and the importance of atherogenic dyslipidemia in persons with the metabolic syndrome and type 2 diabetes mellitus. *J Cardiometab Syndr* 2009;4(2):113–9.

9. Centers fpr Disease Control. National diabetes fact sheet 2011, at http://apps. nccd.cdc.gov/DDTSTRS/FactSheet.aspx.

10. Ginsberg et al. *J Cardiometab Syndr* 2009;4(2):113–9.

11. Centers for Disease Control. Overweight and obesity trends among adults 2011, at http://www.cdc.gov/obesity/data/index.html.

12. Wang Y, Beydoun MA, Liang L et al. Will all Americans become overweight or obese? Estimating the progression and cost of the US obesity epidemic. *Obesity* (Silver Spring) 2008 Oct;16(10):2323–30.

13. USDA. U.S. Per capita wheat use, at http://www.ers.usda.gov/amberwaves/ september08/findings/wheatflour.htm.

14. Macor C, Ruggeri A, Mazzonetto P et al. Visceral adipose tissue impairs insulin secretion and insulin sensitivity but not energy expenditure in obesity. *Metabolism* 1997 Feb;46(2):123–9.

15. Marchetti P, Lupi R, Del Guerra S et al. The beta-cell in human type 2 diabetes. *Adv Exp Med Biol* 2010;654:501–14.

16. Ibid.

17. Wajchenberg BL. Beta-cell failure in diabetes and preservation by clinical treatment. *Endocr Rev* 2007 Apr;28(2):187–218.

18. Banting FG, Best CH, Collip JB et al. Pancreatic extracts in the treatment of diabetes mellitus: preliminary report. *Can Med Assoc J* 1922 March;12(3): 141–6.

19. Westman EC, Vernon MC. Has carbohydrate-restriction been forgotten as a treatment for diabetes mellitus? A perspective on the ACCORD study design. *Nutr Metab* 2008;5:10.

20. Volek JS, Sharman M, Gómez A et al. Comparison of energy-restricted very low-carbohydrate and low-fat diets on weight loss and body composition in overweight men and women. *Nutr Metab* (Lond); 2004 Nov 8;1(1):13.

21. Volek JS, Phinney SD, Forsythe CE et al. Carbohydrate restriction has a more favorable impact on the metabolic syndrome than a low fat diet. *Lipids* 2009 Apr;44(4):297–309.

22. Stern L, Iqbal N, Seshadri P et al. The effects of a low-carbohydrate versus conventional weight loss diets in severely obese adults: one-year follow-up of a randomized trial. *Ann Intern Med* 2004;140:778–85.

23. Samaha FF, Iqbal N, Seshadri P et al. A low-carbohydrate as compared with a low-fat diet in severe obesity. *N Engl J Med* 2003;348:2074–81.

24. Gannon MC, Nuttall FQ. Effect of a high-protein, low-carbohydrate diet on blood glucose control in people with type 2 diabetes. *Diabetes* 2004;53:2375–82.

25. Stern et al. *Ann Intern Med* 2004;140:778–85.

26. Boden G, Sargrad K, Homko C et al. Effect of a low-carbohydrate diet on appetite, blood glucose levels and insulin resistance in obese patients with type 2 diabetes. *Ann Intern Med* 2005;142:403–11.

27. Ventura A, Neri E, Ughi C et al. Gluten-dependent diabetes-related and thyroid related autoantibodies in patients with celiac disease. *J Pediatr* 2000;137:263–5.

28. Vehik K, Hamman RF, Lezotte D et al. Increasing incidence of type 1 diabetes in 0- to 17-year-old Colorado youth. *Diabetes Care* 2007 Mar;30(3):503–9.

29. DIAMOND Project Group. Incidence and trends of childhood type 1 diabetes worldwide 1990-1999. *Diabet Med* 2006 Aug;23(8):857–66.
30. Hansen D, Bennedbaek FN, Hansen LK et al. High prevalence of coeliac disease in Danish children with type 1 diabetes mellitus. *Acta Paediatr* 2001 Nov;90(11):1238–43.
31. Barera G, Bonfanti R, Viscsrdi M et al. Occurrence of celiac disease after onset of type 1 diabetes: A 6-year prospective longitudinal study. *Pediatrics* 2002;109:833–8.
32. Ibid.
33. Funda DP, Kaas A, Bock T et al. Gluten-free diet prevents diabetes in NOD mice. *Diabetes Metab Res Rev* 1999;15:323–7.
34. Maurano F, Mazzarella G, Luongo D et al. Small intestinal enteropathy in non-obese diabetic mice fed a diet containing wheat. *Diabetologia* 2005 May;48(5):931–7.
35. Westman EC, Yancy WS, Mavropoulos JC et al. The effect of a low-carbohydrate, ketogenic diet versus a low-glycemic index diet on glycemic control in type 2 diabetes mellitus. *Nutr Metab* 2008 Dec 9;5:36.

第 8 章　小麦，大师级的 pH 值破坏者

1. Wyshak G. Teenaged girls, carbonated beverage consumption, and bone fractures. *Arch Pediatr Adolesc Med* 2000 Jun;154(6):610–3.
2. Remer T, Manz F. Potential renal acid load of foods and its influence on urine pH. *J Am Diet Assoc* 1995;95:791–7.
3. Alexy U, Remer T, Manz F et al. Long-term protein intake and dietary potential renal acid load are associated with bone modeling and remodeling at the proximal radius in healthy children. *Am J Clin Nutr* 2005 Nov;82(5):1107–14.
4. Sebastian A, Frassetto LA, Sellmeyer DE et al. Estimation of the net acid load of the diet of ancestral preagricultural *Homo sapiens* and their hominid ancestors. *Am J Clin Nutr* 2002;76:1308–16.
5. Kurtz I, Maher T, Hulter HN et al. Effect of diet on plasma acid-base composition in normal humans. *Kidney Int* 1983;24:670–80.
6. Frassetto L, Morris RC, Sellmeyer DE et al. Diet, evolution and aging. *Eur J Nutr* 2001;40:200–13.
7. Ibid.
8. Frassetto LA, Todd KM, Morris RC Jr, Sebastian A. Worldwide incidence of hip fracture in elderly women: relation to consumption of animal and vegetable foods. *J Gerontol A Biol Sci Med Sci* 2000;55:M585–92.
9. Van Staa TP, Dennison EM, Leufkens HG et al. Epidemiology of fractures in England and Wales. *Bone* 2001;29:517–22.
10. Grady D, Rubin SM, Petitti DB et al. Hormone therapy to prevent disease and prolong life in postmenopausal women. *Ann Intern Med* 1992;117:1016–37.
11. Dennison E, Mohamed MA, Cooper C. Epidemiology of osteoporosis. *Rheum Dis Clin N Am* 2006;32:617–29.
12. Berger C, Langsetmo L, Joseph L et al. Change in bone mineral density as a function of age in women and men and association with the use of antiresorptive agents. CMAJ 2008;178:1660–8.

13. Massey LK. Dietary animal and plant protein and human bone health: a whole foods approach. *J Nutr* 133:862S–5S.

14. Sebastian et al. *Am J Clin Nutr* 2002;76:1308–16.

15. Jenkins DJ, Kendall CW Vidgen E et al. Effect of high vegetable protein diets on urinary calcium loss in middle-aged men and women. *Eur J Clin Nutr* 2003 Feb;57(2):376–82.

16. Sebastian et al. *Am J Clin Nutr* 2002;76:1308–16.

17. Denton D. *The Hunger for Salt*. New York:Springer-Verlag, 1962.

18. Sebastian et al. *Am J Clin Nutr* 2002;76:1308–16.

19. American Association of Orthopedic Surgeons. Facts on Hip Replacements, at http://www.aaos.org/research/stats/Hip_Facts.pdf.

20. Sacks JJ, Luo YH, Helmick CG. Prevalence of specific types of arthritis and other rheumatic conditions in the ambulatory health care system in the United States, 2001–2005. *Arthr Care Res* 2010 Apr;62(4):460–4.

21. Katz JD, Agrawal S, Velasquez M. Getting to the heart of the matter: osteoarthritis takes its place as part of the metabolic syndrome. *Curr Opin Rheumatol* 2010 June 28. [Epub ahead of print]

22. Dumond H, Presle N, Terlain B et al. Evidence for a key role of leptin in osteoarthritis. *Arthr Rheum* 2003 Nov;48(11):3118–29.

23. Wang Y, Simpson JA, Wluka AE et al. Relationship between body adiposity measures and risk of primary knee and hip replacement for osteoarthritis: a prospective cohort study. *Arthr Res Ther* 2009;11:R31.

24. Toda Y, Toda T, Takemura S et al. Change in body fat, but not body weight or metabolic correlates of obesity, is related to symptomatic relief of obese patients with knee osteoarthritis after a weight control program. *J Rheumatol* 1998 Nov;25(11):2181–6.

25. Christensen R, Astrup A, Bliddal H et al. Weight loss: the treatment of choice for knee osteoarthritis? A randomized trial. *Osteoarthr Cart* 2005 Jan;13(1):20–7.

26. Anderson AS, Loeser RF. Why is osteoarthritis an age-related disease? *Best Prac Res Clin Rheum* 2010;24:15–26.

27. Meyer D, Stavropolous S, Diamond B et al. Osteoporosis in a North American adult population with celiac disease. *Am J Gastroenterol* 2001;96:112–9.

28. Mazure R, Vazquez H, Gonzalez D et al. Bone mineral affection in asymptomatic adult patients with celiac disease. *Am J Gastroenterol* 1994 Dec;89(12):2130–4.

29. Stenson WF, Newberry R, Lorenz R et al. Increased prevalence of celiac disease and need for routine screening among patients with osteoporosis. *Arch Intern Med* 2005 Feb 28;165(4):393–9.

30. Bianchi ML, Bardella MT. Bone in celiac disease. *Osteoporos Int* 2008;19:1705–16.

31. Fritzsch J, Hennicke G, Tannapfel A. Ten fractures in 21 years. *Unfallchirurg* 2005 Nov;108(11):994–7.

32. Vasquez H, Mazure R, Gonzalez D et al. Risk of fractures in celiac disease patients: a cross-sectional, case-control study. *Am J Gastroenterol* 2000 Jan;95(1):183–9.

33. Lindh E, Ljunghall S, Larsson K, Lavö B. Screening for antibodies against gliadin in patients with osteoporosis. *J Int Med* 1992;231:403–6.

34. Hafström I, Ringertz B, Spångberg A et al. A vegan diet free of gluten improves the signs and symptoms of rheumatoid arthritis: the effects on arthritis correlate with a reduction in antibodies to food antigens. *Rheumatol* 2001;1175–9.

第 9 章　白内障、皱纹，以及老妇的驼背：小麦和衰老过程

1. Bengmark S. Advanced glycation and lipoxidation end products—amplifiers of inflammation: The role of food. *J Parent Enter Nutr* 2007 Sept-Oct;31(5):430–40.

2. Uribarri J, Cai W, Peppa M et al. Circulating glycotoxins and dietary advanced glycation endproducts: Two links to inflammatory response, oxidative stress, and aging. *J Gerontol* 2007 Apr;62A:427–33.

3. Epidemiology of Diabetes Interventions and Complications (EDIC). Design, implementation, and preliminary results of a long-term follow-up of the Diabetes Control and Complications Trial cohort. *Diabetes Care* 1999 Jan;22(1):99–111.

4. Kilhovd BK, Giardino I, Torjesen PA et al. increased serum levels of the specific AGE-compound methylglyoxal-derived hydroimidazolone in patients with type 2 diabetes. *Metabolism* 1003;52:163–7.

5. Monnier VM, Battista O, Kenny D et al. Skin collagen glycation, glycoxidation, and crosslinking are lower in subjects with long-term intensive versus conventional therapy of type 1 diabetes: Relevance of glycated collagen products versus HbA1c as markers of diabetic complications. DCCT Skin Collagen Ancillary Study Group. Diabetes Control and Complications Trial. *Diabetes* 1999;48:870–80.

6. Goh S, Cooper ME. The role of advanced glycation end products in progression and complications of diabetes. *J Clin Endocrinol Metab* 2008;93:1143–52.

7. Uribarri J, Tuttle KR. Advanced glycation end products and nephrotoxicity of high-protein diets. *Clin J Am Soc Nephrol* 2006;1:1293–9.

8. Bucala R, Makita Z, Vega G et al. Modification of low density lipoprotein by advanced glycation end products contributes to the dyslipidemia of diabetes and renal insufficiency. *Proc Natl Acad Sci USA* 1994;91:9441–5.

9. Stitt AW, He C, Friedman S et al. Elevated AGE-modified Apo B in sera of euglycemic, normolipidemic patients with atherosclerosis: relationship to tissue AGEs. *Mol Med* 1997;3:617–27.

10. Moreira PI, Smith MA, Zhu X et al. Oxidative stress and neurodegeneration. *Ann NY Acad Sci* 2005;1043:543–52.

11. Nicolls MR. The clinical and biological relationship between type 2 diabetes mellitus and Alzheimer's disease. *Curr Alzheimer Res* 2004;1:47–54.

12. Bengmark. *J Parent Enter Nutr* 2007 Sept-Oct;31(5):430–40.

13. Seftel AD, Vaziri ND, Ni Z et al. Advanced glycation end products in human penis: elevation in diabetic tissue, site of deposition, and possible effect through iNOS or eNOS. *Urology* 1997;50:1016–26.

14. Stitt AW. Advanced glycation: an important pathological event in diabetic and age related ocular disease. *Br J Ophthalmol* 2001;85:746–53.

15. Uribarri. *J Gerontol* 2007 Apr;62A:427–33.

16. Vlassara H, Cai W, Crandall J et al. Inflammatory mediators are induced by dietary glycotoxins, a major risk for complications of diabetic angiopathy. *Proc Natl Acad Sci USA* 2002;99:15596–601.

17. Negrean M, Stirban A, Stratmann B et al. Effects of low- and high-advanced glycation endproduct meals on macro- and microvascular endothelial function and oxidative stress in patients with type 2 diabetes mellitus. *Am J Clin Nutr* 2007;85:1236–43.

18. Goh et al. *J Clin Endocrinol Metab* 2008;93:1143–52.

19. American Diabetes Association, at http://www.diabetes.org/diabetes-basics/ diabetes-statistics.

20. Sakai M, Oimomi M, Kasuga M. Experimental studies on the role of fructose in the development of diabetic complications. *Kobe J Med Sci* 2002;48(5):125–36.

21. Goldberg T, Cai W, Peppa M et al. Advanced glycoxidation end products in commonly consumed foods. *J Am Diet Assoc* 2004;104:1287–91.

22. Negrean et al. *Am J Clin Nutr* 2007;85:1236–43.

23. Sarwar N, Aspelund T, Eiriksdottir G et al. Markers of dysglycaemia and risk of coronary heart disease in people without diabetes: Reykjavik prospective study and systematic review. *PLos Med* 2010 May 25;7(5):e1000278.

24. International Expert Committee. International Expert Committee report on the role of the HbA1c assay in the diagnosis of diabetes. *Diabetes Care* 2009; 32:1327–44.

25. Khaw KT, Wareham N, Luben R et al. Glycated haemoglobin, diabetes, and mortality in men in Norfolk cohort of European Prospective Investi- gation of Cancer and Nutrition (EPIC-Norfolk). *Brit Med J* 2001 Jan 6;322(7277):15–8.

26. Gerstein HC, Swedberg K, Carlsson J et al. The hemoglobin A1c level as a progressive risk factor for cardiovascular death, hospitalization for heart failure, or death in patients with chronic heart failure: an analysis of the Candesartan in Heart failure: Assessment of Reduction in Mortality and Morbidity (CHARM) program. Arch Intern Med 2008 Aug 11;168(15):1699–704.

27. Khaw et al. *Brit Med J* 2001 Jan 6;322(7277):15–8.

28. Ishibashi T, Kawaguchi M, Sugimoto K et al. Advanced glycation end product-mediated matrix metalloproteinase-9 and apoptosis via renin- angiotensin system in type 2 diabetes. *J Atheroscler Thromb* 2010; 17(6):578–89.

29. Swami-Mruthinti S, Shaw SM, Zhao HR et al. Evidence of a glycemic threshold for the development of cataracts in diabetic rats. *Curr Eye Res* 1999 Jun;18(6):423–9.

30. Rowe NG, Mitchell PG, Cumming RG, Wans JJ. Diabetes, fasting blood glucose and age-related cataract: the Blue Mountains Eye Study. *Opththalmic Epidemiol* 2000 Jun;7(2):103–14.

31. Sperduto RD, Seigel D. Senile lens and senile macular changes in a population-based sample. *Am J Opththalmol* 1980 Jul;90(1):86–91.

32. Stitt et al. *Mol Med* 1997;3:617–27.

33. Vlassara H, Torreggiani M, Post JB et al. Role of oxidants/inflammation in declining renal function in chronic kidney disease and normal aging. *Kidney Int Suppl* 2009 Dec;(114):S3–11.

第 10 章　我的微粒比你大：小麦和心脏病

1. Stalenhoef AF, de Graaf J. Association of fasting and nonfasting serum triglycerides with cardiovascular disease and the role of remnant-like lipoproteins and small dense LDL. *Curr Opin Lipidol* 2008;19:355–61.

2. Lamarche B, Lemieux I, Després JP. The small, dense LDL phenotype and the risk of coronary heart disease: epidemiology, patho-physiology and therapeutic aspects. *Diabetes Metab* 1999 Sep;25(3):199–211.

3. Packard CJ. Triacylglycerol-rich lipoproteins and the generation of small, dense low-density lipoprotein. *Biochem Soc Trans* 2003;31:1066–9.

4. De Graaf J, Hak-Lemmers HL, Hectors MP et al. Enhanced susceptibility to in vitro oxidation of the dense low density lipoprotein subfraction in healthy subjects. *Arterioscler Thromb* 1991 Mar-Apr;11(2):298–306.

5. Younis N, Sharma R, Soran H et al. Glycation as an atherogenic modification of LDL. *Curr Opin Lipidol* 2008 Aug;19(4):378–84.

6. Zambon A, Hokanson JE, Brown BG, Brunzell JD. Evidence for a new pathophysiological mechanism for coronary artery disease regression: hepatic lipase-mediated changes in LDL density. *Circulation* 1999 Apr 20;99(15):1959–64.

7. Ginsberg HN. New perspectives on atherogenesis: role of abnormal triglyceride-rich lipoprotein metabolism. *Circulation* 2002;106:2137–42.

8. Stalenhoef et al. *Curr Opin Lipidol* 2008;19:355–61.

9. Ford ES, Li C, Zhgao G et al. Hypertriglyceridemia and its pharmacologic treatment among US adults. *Arch Intern Med* 2009 Mar 23;169(6):572–8.

10. Superko HR. Beyond LDL cholesterol reduction. *Circulation* 1996 Nov 15;94(10):2351–4.

11. Lemieux I, Couillard C, Pascot A et al.) The small, dense LDL phenotype as a correlate of postprandial lipemia in men. *Atherosclerosis* 2000;153:423–32.

12. Nordestgaard BG, Benn M, Schnohr P et al. Nonfasting triglycerides and risk of myocardial infarction, ischemic heart disease, and death in men and women. *JAMA* 2007 Jul 18;298(3):299–308.

13. Sniderman AD. How, when, and why to use apolipoprotein B in clinical practice. *Am J Cardiol* 2002 Oct 17;90(8A):48i–54i.

14. Otvos JD, Jeverajah EJ, Cromwell WC. Measurement issues related to lipoprotein heterogeneity. *Am J Cardiol* 2002 Oct 17;90(8A):22i–9i.

15. Parks EJ, Hellerstein MK. Carbohydrate-induced hypertriacylglycerolemia: Hisotrical perspective and review of biological mechanisms. *Am J Clin Nutr* 2000; 71:412–23.

16. Hudgins LC. Effect of high-carbohydrate feeding on triglyceride and saturated fatty acid synthesis. *Proc Soc Exp Biol Med* 2000;225:178–83.

17. Savage DB, Semple RK. Recent insights into fatty liver, metabolic dyslipidae-mia and their links to insulin resistance. *Curr Opin Lipidol* 2010 Aug;21(4):329–36.

18. Therond P. Catabolism of lipoproteins and metabolic syndrome. *Cur Opin Clin Nutr Metab Care* 2009;12:366–71.

19. Centers for Disease Control 2010, Dietary intake for adults 20 years of age and over, at http://www.cdc.gov/nchs/fastats/diet.htm.

20. Capeau J. Insulin resistance and steatosis in humans. *Diabetes Metab* 2008;34:649–57.

21. Adiels M, Olofsson S, Taskinen R, Borén J. Overproduction of very low-density lipoproteins is the hallmark of the dyslipidemia in the metabolic syndrome. *Arteroscler Thromb Vasc Biol* 2008;28:1225–36.

22. Westman EC, Yancy WS Jr, Mavropoulos JC et al. The effect of a low-carbohydrate, ketogenic diet versus a low-glycemic index diet on glycemic control in type 2 diabetes mellitus. *Nutr Metab (Lond)* 2008 Dec 19;5:36.

23. Temelkova-Kurktschiev T, Hanefeld M. The lipid triad in type 2 diabetes—prevalence and relevance of hypertriglyceridaemia/low high-density lipoprotein syndrome in type 2 diabetes. *Exp Clin Endocrinol Diabetes* 2004 Feb;112(2):75–9.

24. Krauss RM. Atherogenic lipoprotein phenotype and diet-gene interactions. *J Nutr* 2001 Feb;131(2):340S–3S.

25. Wood RJ, Volek JS, Liu Y et al. Carbohydrate restriction alters lipoprotein metabolism by modifying VLDL, LDL, and HDL subfraction distribution and size in overweight men. *J Nutr* 2006;136:384–9.

第 11 章　这一切都在你的脑袋里：小麦和你的脑

1. Hadjivassiliou M, Sanders DS, Grünewald RA et al. Gluten sensitivity: from gut to brain. *Lancet* 2010 March;9:318–30.

2. Holmes GK. Neurological and psychiatric complications in coeliac disease. In Gobbi G, Anderman F, Naccarato S et al., editors: *Epilepsy and other neurological disorders in coeliac disease*. London: John Libbey; 1997:251–64.

3. Hadjivassiliou M, Grünewald RA, Sharrack B et al. Gluten ataxia in perspective: epidemiology, genetic susceptibility and clinical characteristics. *Brain* 2003;126:685–91.

4. Cooke W, Smith W. Neurological disorders associated with adult coeliac disease. *Brain* 1966;89:683–722.

5. Hadjivassiliou M, Boscolo S, Davies-Jones GA et al. The humoral response in the pathogenesis of gluten ataxia. *Neurology* 2002 Apr 23;58(8):1221–6.

6. Bürk K Bösch S, Müller CA et al. Sporadic cerebellar ataxia associated with gluten sensitivity. *Brain* 2001;124:1013–9.

7. Wilkinson ID, Hadjivassiliou M, Dickson JM et al. Cerebellar abnormalities on proton MR spectroscopy in gluten ataxia. *J Neurol Neurosurg Psychiatry* 2005;76:1011–3.

8. Hadjivassiliou M, Davies-Jones G, Sanders DS, Grünewald RA. Dietary treatment of gluten ataxia. *J Neurol Neurosurg Psychiatry* 2003;74:1221–4.

9. Hadjivassiliou et al. *Brain* 2003;126:685–91.

10. Ibid.

11. Hadjivassiliou M, Kandler RH, Chattopadhyay AK et al. Dietary treatment of gluten neuropathy. *Muscle Nerve* 2006 Dec;34(6):762–6.

12. Bushara KO. Neurologic presentation of celiac disease. *Gastroenterol* 2005;128:S92–7.

13. Hadjivassiliou et al. *Lancet* 2010 March;9:318–30.

14. Hu WT, Murray JA, Greenway MC et al. Cognitive impairment and celiac disease. *Arch Neurol* 2006;63:1440–6.

15. Ibid.

16. Hadjivassiliou et al. *Lancet* 2010 March;9:318–30.

17. Peltola M, Kaukinen K, Dastidar P et al. Hippocampal sclerosis in refractory temporal lobe epilepsy is associated with gluten sensitivity. *J Neurol Neurosurg Psychiatry* 2009 Jun;80(6):626–30.

18. Cronin CC, Jackson LM, Feighery C et al. Coeliac disease and epilepsy. *QJM* 1998;91:303–8.

19. Chapman RW, Laidlow JM, Colin-Jones D et al. Increased prevalence of epilepsy in celiac disease. *Brit Med J* 1978;2:250–1.

20. Mavroudi A, Karatza E, Papastravrou T et al. Successful treatment of epilepsy and celiac disease with a gluten-free diet. *Pediatr Neurol* 2005;33:292–5.

21. Harper E, Moses H, Lagrange A. Occult celiac disease presenting as epilepsy and MRI changes that responded to gluten-free diet. *Neurology* 2007;68:533.

22. Ranua J, Luoma K, Auvinen A et al. Celiac disease-related antibodies in an epilepsy cohort and matched reference population. *Epilepsy Behav* 2005 May;6(3):388–92.

第 12 章　贝果脸：小麦对皮肤的破坏

1. Smith RN, Mann NJ, Braue A et al. A low-glycemic-load diet improves symptoms in acne vulgaris patients: a randomized controlled trial. *Am J Clin Nutr* 2007 Jul;86(1):107–15.

2. Cordain L, Lindeberg S, Hurtado M et al. Acne vulgaris: A disease of Western civilization. *Arch Dermatol* 2002 Dec;138:1584–90.

3. Miyagi S, Iwama N, Kawabata T, Hasegawa K. Longevity and diet in Okinawa, Japan: the past, present and future. *Asia Pac J Public Health* 2003;15 Suppl:S3–9.

4. Cordain. *Arch Dermatol* 2002 Dec;138:1584–90.

5. Bendiner E. Disastrous trade-off: Eskimo health for white civilization. *Hosp Pract* 1974;9:156–89.

6. Steiner PE. Necropsies on Okinawans: anatomic and pathologic observations. *Arch Pathol* 1946;42:359–80.

7. Schaefer O. When the Eskimo comes to town. *Nutr Today* 1971;6:8–16.

8. Fulton JE, Plewig G, Kligman AM. Effect of chocolate on acne vulgaris. *JAMA* 1969 Dec 15;210(11):2071–4.

9. Rudman SM, Philpott MP, Thomas G, Kealey T. The role of IGF-I in human skin and its appendages: morphogen as well as mitogen? *J Invest Dermatol* 1997 Dec;109(6):770–7.

10. Cordain. *Arch Dermatol* 2002 Dec;138:1584–90.

11. Franks S. Polycystic ovary syndrome. *N Engl J Med* 2003;13:853–61.

12. Tan S, Hahn S, Benson S et al. Metformin improves polycystic ovary syndrome symptoms irrespective of pre-treatment insulin resistance. *Eur J Endocrinol* 2007 Nov;157(5):669–76.
13. Cordain L. Implications for the role of diet in acne. *Semin Cutan Med Surg* 2005 Jun;24(2):84–91.
14. Frid H, Nilsson M, Holst JJ, Björck IM. Effect of whey on blood glucose and insulin responses to composite breakfast and lunch meals in type 2 diabetic subjects. *Am J Clin Nutr* 2005 Jul;82(1):69–75.
15. Adebamowo CA, Spiegelman D, Danby FW et al. High school dietary dairy intake and teenage acne. *J Am Acad Dermatol* 2005 Feb;52(2):207–14.
16. Abulnaja KO. Changes in the hormone and lipid profile of obese adolescent Saudi females with acne vulgaris. *Braz J Med Biol Res* 2009 Jun;42(6):501–5.
17. Smith RN, Mann NJ, Braue A et al. A low-glycemic-load diet improves symptoms in acne vulgaris patients: a randomized controlled trial. *Am J Clin Nutr* 2007 Jul;86(1):107–15.
18. Abenavoli L, Leggio L, Ferrulli A et al. Cutaneous manifestations in celiac disease. *World J Gastrolenterol* 2006 Feb 16;12(6):843–52.
19. Junkins-Hopkins J. Dermatitis herpetiformis: Pearls and pitfalls in diagnosis and management. *J Am Acad Dermatol* 2001;63:526–8.
20. Abenavoli et al. *World J Gastrolenterol* 2006 Feb 16;12(6):843–52.
21. Kong AS, Williams RL, Rhyne R et al. Acanthosis nigricans: high prevalence and association with diabetes in a practice-based research network consortium—a PRImary care Multi-Ethnic network (PRIME Net) study. *J Am Board Fam Med* 2010 Jul-Aug;23(4):476–85.
22. Corazza GR, Andreani ML, Venturo N et al. Celiac disease and alopecia areata: report of a new association. *Gastroenterol* 1995 Oct;109(4):1333–7.
23. Gregoriou S, Papafragkaki D, Kontochristopoulos G et a. Cytokines and other mediators in alopecia areata. *Mediators Inflamm* 2010;928030.

第 13 章　再见小麦：创造一种健康美味的无小麦生活

1. Trepanowski JF, Bloomer RJ. The impact of religious fasting on human health. *Nutr J* 2010 Nov 22;9:57.
2. Kendall CW, Josse AR, Esfahani A, Jenkins DJ. Nuts, metabolic syndrome and diabetes. *Br J Nutr* 2010 Aug;104(4):465–73.
3. Astrup A, Dyerberg J, Elwood P et al. The role of reducing intakes of saturated fat in the prevention of cardiovascular disease: where does the evidence stand in 2010? *Am J Clin Nutr* 2011 Apr;93(4):684–8.
4. Ostman EM, Liljeberg Elmstähl HG, Björck IM. Inconsistency between glycemic and insulinemic responses to regular and fermented milk products. *Am J Clin Nutr* 2001 Jul;74(1):96–100.

后记

1. Diamond J. The worst mistake in the history of the human race. *Discover* 1987 May;64–6.